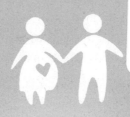

40周怀孕

实用百科

中国人民解放军总医院
妇产科专家、博士 | 刘慧 / 主编

中国人口出版社
China Population Publishing House
全国百佳出版单位

我们坚持以专业精神，科学态度，为您排忧解惑。

生儿育女是人生的一件大事，关系到母亲和孩子的健康，关系到一个家庭的长久幸福。说得再高调一点，关系到一个国家的人口质量和民族的未来。

每一位孕妈妈、准爸爸，你们能够生育一个聪明的、健康的宝宝是何等重要啊！你们必须成功，也必定成功！

肩负着医务工作者的责任和义务，与朝夕相处的孕妈妈们怀着一个共同的目标和心愿，我们一直在努力，一直以专业精神、科学态度，为孕妈妈和准爸爸排忧解惑，为胎宝宝保驾护航。

在近二十年的临床工作中，我们见证了无数女性从怀孕到生育的历程，也见证了母爱的崇高和伟大。40周的孕期充满爱的希冀和幸福，但也存在种种坎坷和潜在的危险。准爸爸、准妈妈必须了解和学习相关的孕育知识。为此，我们全力将专业知识和工作经验，深入浅出地表达出来，使大家知道应该怎么去做。

孕期不同阶段具有不同特点，本书按40周孕程同步安排相应的孕产知识，孕妈妈可以同步阅读，这样针对性更强、更实用，阅读负担也不大。当然，也可以自由阅读，准爸爸也应该阅读。

本书在编写中，我们征求过很多孕妈妈的意见，对她们积极提出宝贵建议深表感谢！

为了中国的宝宝更聪明、更健康，让我们共同加油吧！

编　者

目录 CONTENTS

孕早期 妊娠第1个月

第1周 一切早已注定
一、本周妈妈宝宝 …………………… 015
孕妈妈的变化 ………………… 015
胎宝宝的生长 ………………… 015
二、本周保健 ……………………… 016
重点关注 孕前检查及遗传咨询 … 016
养成良好生活习惯 …………… 018
在医生指导下用药 …………… 018
三、本周饮食营养 ………………… 019
补充叶酸不可少 ……………… 019
当心碘缺乏 …………………… 019
补充维生素E ………………… 019
四、本周胎教课堂 ………………… 020
胎教的定义 …………………… 020
广义胎教和狭义胎教 ………… 020
有意胎教与无意胎教 ………… 020

第2周 把握最佳时机
一、本周妈妈宝宝 …………………… 021
孕妈妈的变化 ………………… 021
胎宝宝的生长 ………………… 021
二、本周保健 ……………………… 022
重点关注 把握最佳受孕时机 …… 022
不宜受孕的九大雷区 ………… 023
成功受孕的有效措施 ………… 024
最佳受孕体位 ………………… 024
三、本周饮食营养 ………………… 025
保证均衡膳食 ………………… 025
帮助身体排毒的食物 ………… 026
受孕前不宜多吃的食物 ……… 026
四、本周胎教课堂 ………………… 027
胎教的目的 …………………… 027
胎教的作用 …………………… 027
把握受孕瞬间的胎教 ………… 027

第3周 安营扎寨了
一、本周妈妈宝宝 …………………… 028
孕妈妈的变化 ………………… 028
胎宝宝的生长 ………………… 028
二、本周保健 ……………………… 029
重点关注1 谨防病毒感染 ……… 029
重点关注2 孕妈妈孕期防辐射 …… 030
营造安全家居环境 …………… 031
三、本周饮食营养 ………………… 032
孕妈妈要科学吃酸 …………… 032
孕期应少吃方便食品 ………… 032
四、本周胎教课堂 ………………… 033
胎教的九大方法 ……………… 033

第4周 生命在体内孕育
一、本周妈妈宝宝 …………………… 036
孕妈妈的变化 ………………… 036
胎宝宝的生长 ………………… 036
二、本周保健 ……………………… 037
重点关注 药物导致胎儿畸形 …… 037
孕期用药十项铁律 …………… 038
缓解孕期疲劳的方法 ………… 038
三、本周饮食营养 ………………… 039
孕早期营养的重要性 ………… 039
孕早期营养要素 ……………… 039
孕早期饮食原则 ……………… 040
四、本周胎教课堂 ………………… 041
胎教的基本原则 ……………… 041
实施胎教的基本要求 ………… 041

孕早期 妊娠第2个月

第5周 享受怀孕的喜悦

一、本周妈妈宝宝 …………………… 042
　孕妈妈的变化 ………………… 042
　胎宝宝的生长 ………………… 042

二、本周保健 ………………………… 043
　重点关注 及早确诊怀孕 ………… 043
　孕妈妈应该知道的数字 ………… 045

三、本周饮食营养 …………………… 046
　适量增加热量和脂肪 ………… 046
　能量食品推荐 ………………… 046

四、本周胎教课堂 …………………… 048
　斯瑟蒂克胎教法 ……………… 048
　斯瑟蒂克胎教要领 …………… 048

第6周 早孕反应慢慢来了

一、本周妈妈宝宝 …………………… 049
　孕妈妈的变化 ………………… 049
　胎宝宝的生长 ………………… 049

二、本周保健 ………………………… 050
　重点关注1 应对早孕反应的方法 … 050
　重点关注2 妊娠剧吐的防治 ……… 050
　孕妇不可用药物止吐 ………… 051
　工作中缓解早孕反应 ………… 051

三、本周饮食营养 …………………… 052
　五种饮食方案缓解孕吐 ……… 052
　7个妙方缓解孕吐 …………… 052

四、本周胎教课堂 …………………… 054
　孕妈妈自律训练法 …………… 054
　孕吐期适合听的音乐 ………… 054

第7周 小心异常妊娠

一、本周妈妈宝宝 …………………… 055
　孕妈妈的变化 ………………… 055
　胎宝宝的生长 ………………… 055

二、本周保健 ………………………… 056
　重点关注 孕早期异常妊娠 ……… 056
　孕妈妈不宜盲目保胎 ………… 057

三、本周饮食营养 …………………… 058
　早餐一定要吃 ………………… 058
　孕妈妈晚餐三不宜 …………… 058
　坚决不要偏食 ………………… 058

四、本周胎教课堂 …………………… 059
　想象一下宝宝的样子 ………… 059
　带着胎宝宝去散步 …………… 059

第8周 预防孕早期流产

一、本周妈妈宝宝 …………………… 060
　孕妈妈的变化 ………………… 060
　胎宝宝的生长 ………………… 060

二、本周保健 ………………………… 061
　重点关注 预防孕早期流产 ……… 061
　孕早期谨慎过性生活 ………… 062
　孕期运动的好处 ……………… 062
　孕早期"慢"运动 …………… 062

三、本周饮食营养 …………………… 063
　食用山楂不可过量 …………… 063
　孕妈妈不宜多吃桂圆 ………… 063
　易导致流产的食物 …………… 063

四、本周胎教课堂 …………………… 064
　情绪胎教的独特作用 ………… 064
　情绪胎教的基本方法 ………… 064

孕早期　妊娠第3个月

第9周　胚胎成长为胎儿

一、本周妈妈宝宝 ·················· 065
孕妈妈的变化 ··················· 065
胎宝宝的生长 ··················· 065

二、本周保健 ·················· 066
重点关注 孕早期感冒、发烧 ··· 066
二手烟、二手香危害大 ·········· 067
职场妈妈应远离的工作环境 ······ 068

三、本周饮食营养 ·················· 069
孕期如何补水 ··················· 069
孕期不宜喝的饮料 ·············· 069
孕妈妈不宜节食 ················· 070

四、本周胎教课堂 ·················· 071
环境胎教——优境养胎 ·········· 071
带胎宝宝走进大自然 ············ 071

第10周　注意生活细节

一、本周妈妈宝宝 ·················· 072
孕妈妈的变化 ··················· 072
胎宝宝的生长 ··················· 072

二、本周保健 ·················· 073
重点关注 孕妈妈洗澡有讲究 ··· 073
孕妈妈不宜做的检查 ············ 074
孕妈妈不宜睡电热毯 ············ 075

三、本周饮食营养 ·················· 075
热性香料不利宝宝发育 ·········· 075
孕妈妈服用人参要慎重 ·········· 075

四、本周胎教课堂 ·················· 076
音乐胎教的独特作用 ············ 076
胎教乐曲的选择 ················· 076

第11周　学会应对身体不适

一、本周妈妈宝宝 ·················· 077
孕妈妈的变化 ··················· 077
胎宝宝的生长 ··················· 077

二、本周保健 ·················· 078
重点关注1 白带异常巧应对 ····· 078
重点关注2 孕早期尿频怎么办 ··· 079
职场妈妈注意事项 ·············· 079

三、本周饮食营养 ·················· 080
胎儿各器官发育所需营养表 ······ 080
孕妈妈要少吃罐头食品 ·········· 081

四、本周胎教课堂 ·················· 081
意念胎教的独特作用 ············ 081
意念胎教的基本方法 ············ 082

第12周　定期检查很重要

一、本周妈妈宝宝 ·················· 083
孕妈妈的变化 ··················· 083
胎宝宝的生长 ··················· 083

二、本周保健 ·················· 084
重点关注 产前检查 ············ 084
关注职场妈妈路上安全 ·········· 087

三、本周饮食营养 ·················· 088
促进胎儿大脑发育的食物 ········ 088
豆类食品可以健脑 ·············· 089

四、本周胎教课堂 ·················· 089
掌握胎儿的"动态" ············· 089
微笑也是胎教 ··················· 090

孕中期 妊娠第4个月

第13周 孕中期开始了
一、本周宝宝妈妈 ……………… 091
　孕妈妈的变化 ……………… 091
　胎宝宝的生长 ……………… 091
二、本周保健 ……………… 092
　重点关注 孕期做家务注意事项 … 092
　孕期做好头发护理 ……………… 093
　孕中期性生活 ……………… 093
三、本周饮食营养 ……………… 094
　孕中期胎儿与母体 ……………… 094
　孕中期营养要素 ……………… 094
　孕中期饮食原则 ……………… 096
四、本周胎教课堂 ……………… 097
　音乐胎教的基本方法 ……………… 097

第14周 宝宝开始做鬼脸
一、本周妈妈宝宝 ……………… 098
　孕妈妈的变化 ……………… 098
　胎宝宝的生长 ……………… 098
二、本周保健 ……………… 099
　重点关注 孕期预防便秘 ……… 099
　保持良好的职场形象 ……………… 100
　消除孕期青春痘 ……………… 100
三、本周饮食营养 ……………… 101
　缓解孕期不适的食物 ……………… 101
　孕期宜适量摄入脑黄金 ……………… 102
四、本周胎教课堂 ……………… 103
　语言胎教的独特作用 ……………… 103
　语言胎教的基本方法 ……………… 103

第15周 妈妈胃口好起来
一、本周妈妈宝宝 ……………… 104
　孕妈妈的变化 ……………… 104
　胎宝宝的生长 ……………… 104
二、本周保健 ……………… 105
　重点关注 孕期口腔护理 ……… 105
　孕期头晕的调理方法 ……………… 106
三、本周饮食营养 ……………… 107
　不宜营养过剩 ……………… 107
　营养不良的害处 ……………… 108
四、本周胎教课堂 ……………… 109
　和宝宝进行对话胎教 ……………… 109
　找个话题和宝宝聊聊 ……………… 109

第16周 孕味出显
一、本周妈妈宝宝 ……………… 110
　孕妈妈的变化 ……………… 110
　胎宝宝的生长 ……………… 110
二、本周保健 ……………… 111
　重点关注 羊水穿刺 ……………… 111
　孕味十足的穿衣之道 ……………… 112
　精心挑选内衣裤 ……………… 112
　挑选鞋袜小要领 ……………… 113
三、本周饮食营养 ……………… 114
　孕妈妈的绝佳零食 ……………… 114
　补充维生素A不宜过量 ……………… 114
四、本周胎教课堂 ……………… 115
　音乐胎教的误区 ……………… 115

孕中期　妊娠第5个月

第17周　留意第一次胎动

一、**本周妈妈宝宝**……………… 116
　　孕妈妈的变化 …………… 116
　　胎宝宝的生长 …………… 116

二、**本周保健**………………… 117
　　重点关注 感受胎动 ………… 117
　　孕妈妈应对社交问题 ……… 118

三、**本周饮食营养**…………… 119
　　孕妈妈补钙指南 ………… 119

四、**本周胎教课堂**…………… 120
　　抚触胎教的独特作用 ……… 120
　　抚触胎教的基本方法 ……… 120
　　抚触胎教的注意事项 ……… 121

第18周　孕妈妈最美

一、**本周妈妈宝宝**……………… 122
　　孕妈妈的变化 …………… 122
　　胎宝宝的生长 …………… 122

二、**本周保健**………………… 123
　　重点关注 孕妈妈皮肤护理方案 … 123
　　孕期不宜使用的化妆品 …… 124
　　孕妈妈可以化淡妆 ……… 125

三、**本周饮食营养**…………… 126
　　孕妈妈要适量补锌 ……… 126
　　孕妈妈不宜贪吃冷饮 ……… 126

四、**本周胎教课堂**…………… 127
　　给胎宝宝讲胎教故事 ……… 127
　　美丽的童话胎教 ………… 127

第19周　开始关注体重

一、**本周妈妈宝宝**……………… 128
　　孕妈妈的变化 …………… 128
　　胎宝宝的生长 …………… 128

二、**本周保健**………………… 129
　　重点关注 孕妈妈做好体重管理 … 129
　　孕中期"轻"运动 ………… 130
　　久在空调环境的隐患 ……… 130

三、**本周饮食营养**…………… 131
　　素食妈妈吃素的讲究 ……… 131
　　素食妈妈摄取营养素的方法 … 132

四、**本周胎教课堂**…………… 133
　　稳定情绪的呼吸法 ……… 133
　　预防焦虑引起剧烈胎动 …… 133

第20周　谨防高血压

一、**本周妈妈宝宝**……………… 134
　　孕妈妈的变化 …………… 134
　　胎宝宝的生长 …………… 134

二、**本周保健**………………… 135
　　重点关注 妊娠期高血压疾病 …… 135
　　孕期运动注意事项 ……… 137

三、**本周饮食营养**…………… 138
　　妊娠期高血压疾病的饮食调理 … 138
　　孕妈妈吃好宝宝视力好 …… 138

四、**本周胎教课堂**…………… 139
　　关于"胎儿大学" ………… 139
　　日本系统化胎教课程 ……… 139

孕中期 妊娠第6个月

第21周 宝宝继续成长

一、本周妈妈宝宝 ·············· 140
　孕妈妈的变化 ············ 140
　胎宝宝的生长 ············ 140

二、本周保健 ·················· 141
　重点关注 日常活动的正确姿势 ··· 141
　长途旅行注意事项 ········· 142
　不宜睡席梦思床 ··········· 142

三、本周饮食营养 ·············· 143
　不发胖的饮食方法 ········· 143

四、本周胎教课堂 ·············· 145
　准爸爸参与抚触胎教 ······· 145
　深情款款的拍打胎教 ······· 145

第22周 宝宝皮肤是皱的

一、本周妈妈宝宝 ·············· 146
　孕妈妈的变化 ············ 146
　胎宝宝的生长 ············ 146

二、本周保健 ·················· 147
　重点关注 减少妊娠纹的方法 ··· 147
　拍孕味写真照 ············ 148

三、本周饮食营养 ·············· 149
　孕期要补铁 ·············· 149

四、本周胎教课堂 ·············· 150
　胎宝宝其实会做游戏 ······· 150
　和胎宝宝做踢肚小游泳 ····· 150

第23周 微型宝宝已长成

一、本周妈妈宝宝 ·············· 151
　孕妈妈的变化 ············ 151
　胎宝宝的生长 ············ 151

二、本周保健 ·················· 152
　重点关注 孕期尿道感染的防治 ··· 152
　手指操轻松消除脸部浮肿 ··· 153
　唇部护理不可忽视 ········· 153

三、本周饮食营养 ·············· 154
　孕妈妈怎样喝茶不伤身 ····· 154
　工作餐同样吃得营养美味 ··· 154

四、本周胎教课堂 ·············· 155
　给胎宝宝上常识课 ········· 155
　教胎宝宝认识动物 ········· 155
　学习美学知识 ············ 155

第24周 宝宝"房间"越来越挤

一、本周妈妈宝宝 ·············· 156
　孕妈妈的变化 ············ 156
　胎宝宝的生长 ············ 156

二、本周保健 ·················· 157
　重点关注 防治妊娠期糖尿病 ······ 157
　托腹带的使用 ············ 159

三、本周饮食营养 ·············· 160
　糖尿病孕妈妈的饮食原则 ··· 160
　吃孕妇奶粉的好处 ········· 161

四、本周胎教课堂 ·············· 162
　日记也是一种胎教 ········· 162
　写什么或怎样写? ········· 162
　为宝宝写日记 ············ 162

孕中期　妊娠第7个月

第25周　妈妈身体越来越重

一、本周妈妈宝宝 …………………… 163
　　孕妈妈的变化 …………………… 163
　　胎宝宝的生长 …………………… 163

二、本周保健 ……………………… 164
　　重点关注 孕期下肢浮肿的调理 … 164
　　使用外用药要慎重 ……………… 165
　　孕妈妈不宜戴隐形眼镜 ………… 166
　　孕妈妈护眼有方 ………………… 166

三、本周饮食营养 ………………… 167
　　鸭肉的食疗作用 ………………… 167
　　孕期多吃粗粮好 ………………… 167
　　孕妈妈应多吃芝麻酱 …………… 168

四、本周胎教课堂 ………………… 168
　　胎教音乐的不同效果 …………… 168
　　保持好心情的方法 ……………… 169

第26周　注意腿脚问题

一、本周妈妈宝宝 …………………… 170
　　孕妈妈的变化 …………………… 170
　　胎宝宝的生长 …………………… 170

二、本周保健 ……………………… 171
　　重点关注 应对孕期静脉曲张 … 171
　　防治孕妈妈小腿抽筋 …………… 171
　　孕妈妈助产球操 ………………… 172

三、本周饮食营养 ………………… 173
　　七种食物对抗黄褐斑 …………… 173
　　进食不宜狼吞虎咽 ……………… 173

四、本周胎教课堂 ………………… 174
　　给胎儿英语启蒙教育 …………… 174
　　胎教新工具BabyPlus …………… 174

第27周　宝宝开始长头发

一、本周妈妈宝宝 …………………… 175
　　孕妈妈的变化 …………………… 175
　　胎宝宝的生长 …………………… 175

二、本周保健 ……………………… 176
　　重点关注1 羊水过多或过少 …… 176
　　重点关注2 采取左侧卧位 ……… 177
　　孕妈妈睡眠促进法 ……………… 178

三、本周饮食营养 ………………… 179
　　均衡饮食营养充足 ……………… 179
　　不宜过多食用鱼肝油 …………… 179

四、本周胎教课堂 ………………… 180
　　准爸爸协助做胎教 ……………… 180
　　父亲与胎儿的对话 ……………… 180

第28周　做好自我监护

一、本周妈妈宝宝 …………………… 181
　　孕妈妈的变化 …………………… 181
　　胎宝宝的生长 …………………… 181

二、本周保健 ……………………… 182
　　重点关注 孕妈妈做好自我监测 … 182
　　孕妈妈自测宫高 ………………… 183
　　孕期流鼻血不用惊慌 …………… 184

三、本周饮食营养 ………………… 185
　　孕晚期营养要素 ………………… 185
　　孕晚期饮食原则 ………………… 185

四、本周胎教课堂 ………………… 186
　　剪纸艺术与胎教 ………………… 186
　　编织艺术与胎教 ………………… 186

孕晚期 妊娠第8个月

第29周 孕晚期到了

一、本周妈妈宝宝 ·············· 187
　　孕妈妈的变化 ············· 187
　　胎宝宝的生长 ············· 187

二、本周保健 ·············· 188
　　重点关注 做好胎心监护 ····· 188
　　孕期背痛的防治 ··········· 189
　　减缓孕期腰痛的方法 ········· 190
　　手脚冰凉有暖招 ··········· 190

三、本周饮食营养 ············ 191
　　七种坚果补脑益智 ·········· 191
　　孕妈妈多吃益智食物 ········· 192
　　孕期益智的饮食原则 ········· 192

四、本周胎教课堂 ············ 193
　　妊娠晚期的胎教任务 ········· 193
　　孕晚期的放松运动 ·········· 193

第30周 艰难时刻来临

一、本周妈妈宝宝 ·············· 194
　　孕妈妈的变化 ············· 194
　　胎宝宝的生长 ············· 194

二、本周保健 ·············· 195
　　重点关注1 预防肝内胆汁淤积症··· 195
　　重点关注2 孕期胃灼热········ 195
　　孕晚期应避免性生活 ········· 196

三、本周饮食营养 ············ 197
　　孕期浮肿的食疗法 ·········· 197
　　孕妈妈应多喝酸奶 ·········· 197

四、本周胎教课堂 ············ 198
　　巩固胎教的效果 ··········· 198
　　继续与胎儿对话 ··········· 198

第31周 沉甸甸的幸福

一、本周妈妈宝宝 ·············· 199
　　孕妈妈的变化 ············· 199
　　胎宝宝的生长 ············· 199

二、本周保健 ·············· 200
　　重点关注 及早纠正胎位不正 ··· 200
　　孕晚期"缓"运动 ··········· 201
　　帮助孕妈妈顺产的运动 ········ 201

三、本周饮食营养 ············ 202
　　妊娠后半期补足蛋白质 ········ 202

四、本周胎教课堂 ············ 203
　　胎宝宝进行宫内训练 ········· 203
　　一起做"胎教操" ··········· 203

第32周 预防早产

一、本周妈妈宝宝 ·············· 204
　　孕妈妈的变化 ············· 204
　　胎宝宝的生长 ············· 204

二、本周保健 ·············· 205
　　重点关注1 警惕孕晚期腹痛······· 205
　　重点关注2 孕妈妈谨防早产······· 206
　　脐带绕颈不可怕 ··········· 207
　　为母乳喂养做准备 ·········· 207

三、本周饮食营养 ············ 208
　　孕妇吃火锅注意事项 ········· 208
　　不宜食用糯米甜酒 ·········· 208

四、本周胎教课堂 ············ 209
　　消除烦闷情绪的方法 ········· 209
　　倾诉可排解不良情绪 ········· 209

孕晚期 妊娠第9个月

第33周 了解产前异常情况

一、本周妈妈宝宝 …………………… 210
　孕妈妈的变化 ……………… 210
　胎宝宝的生长 ……………… 210

二、本周保健 …………………… 211
　重点关注1 孕晚期胎盘早剥 …… 211
　重点关注2 前置胎盘的危害 …… 212
　需要提前入院的情况 ……… 213

三、本周饮食营养 ………………… 213
　不宜过量吃的几种水果 …… 213
　缓解孕期便秘的粥疗法 …… 214

四、本周胎教课堂 ………………… 215
　彩色卡片胎教法 …………… 215
　给宝宝讲一天的生活 ……… 215

第34周 准备分娩用品

一、本周妈妈宝宝 …………………… 216
　孕妈妈的变化 ……………… 216
　胎宝宝的生长 ……………… 216

二、本周保健 …………………… 217
　重点关注1 准备好入院待产包 … 217
　重点关注2 提前为宝宝购买日用品 … 218
　布置婴儿房间三要点 ……… 219

三、本周饮食营养 ………………… 220
　孕妈妈吃鱼有讲究 ………… 220
　多吃鱼可降低早产概率 …… 220

四、本周胎教课堂 ………………… 221
　自然分娩是最好的胎教 …… 221
　自然分娩助产小动作 ……… 221

第35周 在忐忑中等待

一、本周妈妈宝宝 …………………… 222
　孕妈妈的变化 ……………… 222
　胎宝宝的生长 ……………… 222

二、本周保健 …………………… 223
　重点关注1 防止外力导致的异常宫缩 … 223
　重点关注2 注意胎儿六大危险信号 … 224
　职场妈妈适时停止工作 …… 225
　生产观念的误区 …………… 225

三、本周饮食营养 ………………… 226
　不宜过多摄入高糖食物 …… 226
　多盐饮食不利于健康 ……… 226

四、本周胎教课堂 ………………… 227
　产前爱抚很重要 …………… 227
　听些摇篮曲 ………………… 227

第36周 了解分娩方式

一、本周妈妈宝宝 …………………… 228
　孕妈妈的变化 ……………… 228
　胎宝宝的生长 ……………… 228

二、本周保健 …………………… 229
　重点关注 自然分娩PK剖宫产 …… 229
　无痛分娩的镇痛方法 ……… 231

三、本周饮食营养 ………………… 232
　不宜长期摄入高蛋白质食物 … 232
　不宜过多摄入高脂肪食物 … 232

四、本周胎教课堂 ………………… 233
　听音乐配合身体运动 ……… 233

孕晚期 妊娠第10个月

第37周 相见为时不远

一、本周妈妈宝宝 ·················· 234
　孕妈妈的变化 ··············· 234
　胎宝宝的生长 ··············· 234
二、本周保健 ·················· 235
　重点关注 了解分娩三产程 ······ 235
　影响分娩的四大因素 ········· 236
　避免尿频、尿失禁 ·········· 236
　临产十忌 ················ 236
三、本周饮食营养 ············· 237
　孕晚期无须大量进补 ········· 237
　孕晚期补铜防胎膜早破 ······· 237
四、本周胎教课堂 ············· 238
　用胎教放松紧张情绪 ········· 238
　分娩前坚持胎教 ··········· 238

第38周 关注分娩讯号

一、本周妈妈宝宝 ·············· 239
　孕妈妈的变化 ··············· 239
　胎宝宝的生长 ··············· 239
二、本周保健 ·················· 240
　重点关注1 分娩的讯号 ········ 240
　重点关注2 分辨"假临产" ······ 241
　做好分娩前的检查 ·········· 242
三、本周饮食营养 ············· 243
　临产前饮食注意事项 ········· 243
　临产前吃什么 ············· 243
四、本周胎教课堂 ············· 244
　临产前的胎教 ············· 244
　调整好分娩的心态 ·········· 244

第39周 充分调养和休息

一、本周妈妈宝宝 ·············· 245
　孕妈妈的变化 ··············· 245
　胎宝宝的生长 ··············· 245
二、本周保健 ·················· 246
　重点关注1 分娩前的注意事项 ··· 246
　重点关注2 了解分娩时的常见意外 ··· 246
　导乐分娩的优点 ··········· 247
　导乐分娩的方法 ··········· 247
三、本周饮食营养 ············· 248
　锌：有助自然分娩 ·········· 248
　维生素K：止血功臣 ········· 248
　姜饭姜茶：为生产打气 ······· 248
四、本周胎教课堂 ············· 249
　告诉宝宝要和妈妈配合 ······· 249
　准爸爸耐心实施最后胎教 ····· 249

第40周 天使如期而至

一、本周妈妈宝宝 ·············· 250
　孕妈妈的变化 ··············· 250
　胎宝宝的生长 ··············· 250
二、本周保健 ·················· 251
　重点关注1 分娩时的呼吸方法 ··· 251
　重点关注2 减轻分娩疼痛的方法 ··· 252
　新生宝宝的健康测评 ········· 253
三、本周饮食营养 ············· 254
　产前吃巧克力好 ··········· 254
　临产时要重视食物补充 ······· 254
　孕妈妈两个产程的饮食 ······· 254
四、本周胎教课堂 ············· 255
　将胎教进行到底 ··········· 255
　给新生儿的胎教"加时课" ····· 255

孕期饮食禁忌

孕期饮食宜忌因人而异，科学饮食的关键是不要偏食、不要过量。

下面罗列了主要的孕期须忌口或慎吃的饮食，仅供参考，并不全面，也不是绝对的。如果孕妈妈很想吃某种食物，不妨咨询医生，请医生根据您的身体状况判断能否食用这种食物以及食用的量。

1.忌食螃蟹、海带和甲鱼：食用后对早期妊娠会造成出血、流产之弊。

2.忌食米仁和马齿觅，米仁又称薏苡仁，它促使子宫收缩，易诱发流产。马齿觅亦使子宫收缩增多、强度增大，易造成流产。

3.忌食山楂：山楂有收缩子宫的功效，应忌食。

4.人参、桂圆：中医认为孕妇多数阴血偏虚，食用人参会引起气盛阴耗，加重早孕反应、水肿和高血压等；桂圆辛温助阳，孕妇食用后易动血动胎。

5.罐头食品：因其含有添加剂，孕妇摄入过多，将对宝宝不利。

6.冷饮及汽水：女性怀孕后胃肠功能减弱，过冷的食物会使胃肠血管突然收缩，消化功能减弱而出现腹泻、腹痛等症状。汽水会消耗准妈妈们体内的铁质，从而导致贫血，影响宝宝发育。

7.菠菜：菠菜中的草酸影响人体对钙、锌的吸收，准妈妈食入过多，会降低体内钙、锌的含量，影响宝宝的生长发育。

8.猪肝：现代饲料中添加了过多的催肥剂，其中维生素含量很高并在动物肝脏中蓄积，食入过多猪肝，可能使宝宝致畸。

9.久存的土豆：因其生物碱的含量很高，吃多了会影响宝宝发育。

10.某些佐料：包括花椒、八角、桂皮、五香粉、辣椒等多食会导致孕妇便秘。

11.油条：油条中会加入一定量含有铝的明矾，铝可以通过胎盘进入胎儿大脑，造成宝宝大脑发育障碍。

12.含咖啡因的饮料和食品：孕妇大量饮用后，会出现恶心、呕吐、头痛、心跳加快等症状。咖啡因还会通过胎盘进入胎儿体内，影响胎儿发育。

13.辛辣食物：辣椒、胡椒、花椒等调味品刺激性强，多食可引起正常人便秘。若计划怀孕或已经怀孕的女性食用大量这类食品后，同样会出现消化功能的障碍。

14.糖：糖在人体内的代谢会大量消耗钙，孕期钙的缺乏，会影响胎儿牙齿、骨骼的发育。

15.味精：进食过多味精可影响锌的吸收，不利于胎儿神经系统的发育。

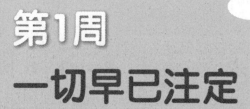

第1周
一切早已注定

> 宝宝还没来，但必定会 如期而至。十月孕程、临盆疼痛、一生牵挂……这一切早已注定。

一、本周妈妈宝宝

孕妈妈的变化

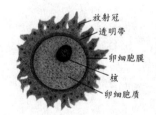

放射冠
透明带
卵细胞膜
核
卵细胞质

根据妊娠期的计算方法，孕期是从末次月经的第一天开始计算的，到宝宝正常出生的那天（预产期），总共为40周。

本周月经来临，情况与以往一样。月经期间很多女性都会随之出现或轻或重的身体不适，如肚子疼痛、精神不佳等，要注意休息调养。尤其是你们已经计划要一个宝宝，那么，从一开始，就要注意健康的生活方式。

胎宝宝的生长

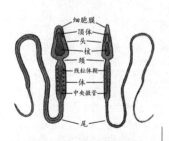

细胞膜
顶体
头
核
颈
线粒体精
体
中央微管
尾

妊娠第1周，精卵尚未结合。宝宝是妈妈体内即将成熟的那颗卵子，却不知是爸爸体内亿万精子中的哪一个？

本周准妈妈还没有怀孕，还没有胎宝宝。但命运似乎早有安排，一切原本都早已被注定。

准妈妈身体卵巢中的某一个卵子将从数十年的沉睡中醒来，唯独它将成为那位勇敢精子的"新娘"。至于那位勇敢的精子，目前还在准爸爸的身体里。与其说它勇敢，不如说它更加幸运。它是亿万精子军团中的一员，它们个个都肩负人类传种的使命，尽管最后只有一人成功，但它们个个都义无反顾，勇敢地赴命。

二、本周保健

怀孕第1周，夫妻实际上还是处在怀孕前的准备阶段。计划怀孕的夫妻，已经作了精心准备，无论心理上还是生理上，都进入了"造人计划"的良好状态。

然而，你们身体的实际状况如何呢？

孕前检查做了没有？如果还没有做，请赶紧补上，不要省略。此外，有些夫妻由于存在特殊情况，还须要做遗传咨询。

如果不太了解孕前检查，不知道是否需要做遗传咨询，请看如下**重点关注**。

重点关注 孕前检查及遗传咨询

1.准妈妈孕前检查项目表

检查名称	检查内容	检查目的	检查价格	检查时间
生殖系统	通过白带常规筛查滴虫、霉菌、支原体衣原体感染、阴道炎症，以及淋病、梅毒等性传播性疾病	是否有妇科疾病，如患有性传播疾病，最好先彻底治疗，然后再怀孕，否则会引起流产、早产等危险	60元左右，衣原体和支原体检查150元左右	备孕期间
脱畸全套	包括风疹、弓形虫、巨细胞病毒三项	60%～70%的女性都会感染上风疹病毒，一旦感染，特别是妊娠头三个月，会引起流产和胎儿畸形	全套240元左右	孕前3个月
肝功能	肝功能检查目前有大小功能两种，大肝功能除了乙肝全套外，还包括血糖、胆质酸等项目，比较划算	如果母亲是肝炎患者，怀孕后会造成胎儿早产等后果，肝炎病毒还可直接传播给孩子	70元左右	孕前3个月
尿常规	通过尿液检查可了解孕妈妈的肾脏功能，有助于肾脏疾患的早期诊断	根据肾脏病的程度和症状不同，决定是否可以妊娠、分娩。在未取得医生许可之前应进行避孕	10元左右	孕前3个月

检查名称	检查内容	检查目的	检查价格	检查时间
口腔检查	牙齿没有其他问题，只需洁牙就可以了。如果牙齿损坏严重，就必须拔牙	考虑到治疗用药对胎儿的影响，治疗很棘手，受苦的是孕妈妈和宝宝，所以应提前检查	100~1000元左右	孕前6个月
妇科内分泌	包括卵泡促激素、黄体生存激素等6个项目	月经不调等卵巢疾病的诊断	300元全套	孕前
ABO溶血	包括血型和ABO溶血滴度	避免婴儿发生溶血症	25元左右	孕前3个月
染色体异常	检查遗传性疾病		1:0元左右	孕前3个月

2.准爸爸孕前检查项目表

检查项目	检查目的
生殖系统	生殖系统是否健全是孕育的前提，除了排除这些因素外，还要考虑传染病，特别是梅毒、艾滋病等
染色体异常	准爸爸最好跟妻子一起进行染色体异常检测，排除遗传病
精液检查	通过检查获知精子质量等状况，以便对症治疗
肝功能检查	避免将肝炎传染给孕妇，甚至通过母体传染给胎宝宝

3.是否需要做遗传咨询

需要做遗传咨询的准爸爸和准妈妈：

◎近亲婚配的夫妻必须进行遗传咨询。

◎家族成员中或本人有遗传病或先天智力低下者。

◎反复出现自然流产及闭经不孕的，要查清原因，是否有遗传因素在起作用。

◎有先天缺陷儿或遗传病儿生育史及确诊为染色体畸变患病史者。

◎染色体平衡易位携带者。

◎曾发生过不明原因死胎、死产的妇女。

◎高龄妇女（大于35岁）。

◎性器官发育异常，须确定性别，决定能否结婚及生育。

◎妊娠早期（10周内）有高热、服药、接受过X线、患风疹史，对胎儿不利者。

◎发现孕妇羊水多、胎儿官内发育迟缓者。

养成良好生活习惯

❶饮食均衡。挑食、偏食、暴饮暴食、节食等不良的饮食习惯，对精子、卵子的质量都会产生不利影响，所以饮食要均衡。

❷作息规律。早出晚归，昼夜不分，休息和饮食都没有规律，工作强度很高，长时间没有性生活等，这些不规律的生活会导致难以受孕，即使受孕也难以保证胎宝宝的健康生长与发育。

❸保证睡眠质量。孕前长期没有好的睡眠，大脑会因休息不足而引起过劳，使脑血管长时间处于紧张状态，出现头痛、失眠、烦躁等症状。建议准爸爸和准妈妈从孕前就开始调整睡眠时间，养成良好的睡眠习惯。

❹工作间隙时常活动。女性长期久坐不动，容易造成血液循环不顺畅，同时也会引发妇科方面的疾病，甚至导致不孕症。因此，打算在近期怀孕的女性，最好每坐40分钟后站起来休息10分钟，做做伸展运动，加快血液循环，改善因久坐而形成的循环障碍。

在医生指导下用药

有些药物，如激素、某些抗生素、止吐药、抗癌药、安眠药等，都会对生殖细胞产生一定程度的影响。卵子从初期卵细胞到成熟卵子约14天，在此期间卵子最容易受药物的影响。

一般来说，女性在停药20天后受孕，比较安全。有些药物的影响时间可能更长，因此有长期服药史的女性一定要咨询医生，确定安全受孕时间。

准备生育的男性，也一定要在医生指导下服药，以免药物对精子产生不良影响。

三、本周饮食营养

补充叶酸不可少

叶酸是一种水溶性B族维生素，叶酸缺乏会影响胎儿大脑和神经系统的正常发育，严重时将造成胎宝宝神经管发育畸形，也可造成因胎盘发育不良而引起流产、早产等。

体内缺乏叶酸的状况要经过4周时间才能得以改善，所以怀孕前就要提前补充叶酸，以确保胎宝宝早期的叶酸营养环境。

含叶酸的食物如下：

蔬菜 莴苣、菠菜、西红柿、胡萝卜、青菜、龙须菜、花椰菜、油菜、小白菜、扁豆、豆荚、蘑菇等。

水果 橘子、草莓、樱桃、香蕉、柠檬、桃子、李、杏、杨梅、海棠、酸枣、石榴、葡萄、猕猴桃、梨、胡桃等。

动物食品 动物肝脏、肾脏、禽肉及蛋类、牛肉、羊肉等。

谷物 大麦、小麦胚芽、糙米等。

豆类 黄豆、豆制品等。

坚果 核桃、腰果、栗子、杏仁、松子。

当心碘缺乏

碘是甲状腺素组成成分，甲状腺素能促进蛋白质合成。孕期甲状腺功能活跃，碘需要量增加，容易出现摄入量不足和缺乏。我国很多地区是缺碘区，更易造成孕期缺碘。

缺碘会造成胎儿甲状腺发育不全，导致胎儿甲状腺功能低下，引起甲状腺肿大、死胎、流产、先天畸形、聋哑等，还会严重影响胎儿智力发育。

补充方法 补碘时间在孕早期3个月，孕前开始最好。怀孕5个月补碘，已起不到预防智力缺陷的作用。因此，孕妈妈必须注意及时补碘，尤其是缺碘地区的孕妈妈。

富含补碘的食物 海产品，如海带、紫菜、海参、海蜇等，甜薯、山药，大白菜、菠菜、鸡蛋等也含有碘，均可适量多吃一些。用碘化盐补充碘时，需注意不可过量，以免引起产后甲状腺肿大和甲状腺功能低下。

补充维生素E

维生素E又名生育酚，增加女性卵巢机能和男性精子的生成及其活力，对防治男女不孕症及预防先兆流产具有很好的作用。

补充方法 可从食物中摄取，但因吸收率不高，就需要用维生素E制剂来补充，每日10～20毫克基本足够，过量容易产生副作用。建议在医生指导下选择维生素E制剂的品牌及用量，这样才能做到安全有效。

富含维生素E的食物 玉米、花生、芝麻、大豆、葵花子、糙米、植物油、乳类、蛋类、鱼类、瘦肉、动物肝脏、坚果、猕猴桃，以及莴苣、卷心菜等绿叶蔬菜。

四、本周胎教课堂

胎教的定义

胎教就是调节孕期母体的内外环境，促进胚胎发育，改善胎儿素质的科学方法。胎教一方面指孕妇自我调控身心的健康，为胎儿提供良好的生存环境；另一方面指对生长到一定时期的胎儿施加合适的刺激，促进胎儿的生长。

胎儿具有惊人的能力，为开发这一能力而施行胎儿教育，近年愈来愈引起人们的关注。美国医学专家托马斯的研究结果表明，胎儿在6个月时，大脑细胞数目已接近成人，各种感觉器官已趋于完善，对母体内外的刺激能做出一定的反应。这就给胎教的实施提供了有力的科学依据。

广义胎教和狭义胎教

广义胎教 指为了促进胎儿生理上和心理上的健康发育成长，同时确保孕妇能够顺利地渡过孕产期所采取的精神、饮食、环境、劳逸等各方面的保健措施。因为没有健康的孕妈妈，就不会出生强壮的胎儿。有人也把广义胎教称为"**间接胎教**"。

狭义胎教 是根据胎儿各感觉器官发育成长的实际情况，有针对性地积极主动地给予适当合理的信息刺激，使胎儿建立起条件反射，进而促进其大脑机能、躯体运动机能、感觉机能及神经系统机能的成熟。换言之，狭义胎教就是在胎儿发育成长的各时间，科学地提供视觉、听觉、触觉等方面的教育，如光照、音乐、对话、拍打、抚触等，使胎儿大脑神经细胞不断增殖，神经系统和各个器官的功能得到合理的开发和训练，以最大限度地发掘胎儿的智力潜能，达到提高人类素质的目的。从这个意义上讲，狭义胎教亦可称之为"**直接胎教**"。

综上所述，胎教是临床优生学与环境优生学相结合的实际具体措施。

有意胎教与无意胎教

有意胎教 是指怀孕期间有目的、有计划地采用某些方法、创造某些条件，让孕妇和胎儿的身心得到调养。

无意胎教 是说没有特意采取某些方法、创造某些条件，但某些日常生活中的情况也能够使孕妇和胎儿的身心得到调养，在无意中产生了有意的效果。

虽然很多孕妈妈"无意插柳柳成荫"，生下优秀的宝宝，但无意胎教存在盲目性和偶然性，所以，有意胎教是值得提倡的。使无意胎教转变为有意胎教，需要孕妈妈在孕前多读一些有关胎教的书刊，增加文化知识，提高个人修养与文明程度。

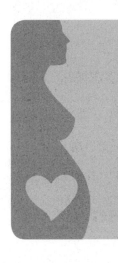

第2周
把握最佳时机

日子还是平常日子，世界仍然是两人世界，但你们的宝宝，正在向你们的世界走近……

一、本周妈妈宝宝

孕妈妈的变化

母体卵巢中的卵子即将成熟，本周周末将发生排卵。因此，月经周期的中间即第14天，是最容易受孕的时间。

"造人计划"实施后，亿万精子军团到登陆妈妈体内，但经过阴道、子宫颈后，能从准妈妈的子宫移向输卵管的人数，就只剩下几百万了。最后与卵子相遇的可能就只有几百个精子而已。

胎宝宝的生长

本周胎儿依然不存在，但到本周周末前后，一批精子与卵子相遇，并释放一种酶，这种酶会使一个精子穿过卵子的保护层，这就是受精的瞬间。受精一旦发生，立即产生化学变化，防止其他精子再进入卵子。

受精后，精卵结合成为受精卵，新的生命才诞生。此刻，宝宝的性别就已经决定了。

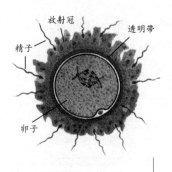

放射冠　　透明带
精子
卵子

妊娠第2周，精卵即将相遇。

二、本周保健

怀孕第2周，实际上是你的月经周期进入了第2周。此时准妈妈的身体正在很隐秘地发生变化，卵巢准备排卵以接受精子的到来。这段时间，你们可要注意把握"幸运时刻"完成"幸福工作"，千万别错失良机！

重点关注 把握最佳受孕时机

1.准确计算排卵日

月经正常的女性，每月只排一次卵。预测排卵期对帮助受孕有很重要的作用，特别是对于某些不易受孕的女性来说，选择在排卵期过性生活，可以大大增加受孕的概率。

❶月经周期推算排卵日：仅适用于月经周期一向比较规律的女性。从月经来潮的第一天算起，倒数14±2天就是排卵日，通常女性在这几天会有小腹坠痛和乳房胀痛感。

❷阴道黏稠变化判断排卵日：女性通常月经刚过后，阴道分泌物很少并显得浓浊，黏性强。到了月经周期中间，即排卵前的1～2天，阴道会变得越来越湿润，分泌物不仅增多，而且会像鸡蛋清一样清澈、透明，用手指尖触摸能拉出很长的丝。

❸基础体温找排卵日：准备一只基础体温计和一张基础体温记录表（可以用坐标纸代替）。从月经第一天开始，于每日清晨起床前，在不说话和不进行任何活动的情况下，把体温计放在舌下测量5分钟。然后把测量到的体温度数记录在体温记录表上。将测到的基础体温连接成线，并且把性生活、失眠、月经期、腹痛等

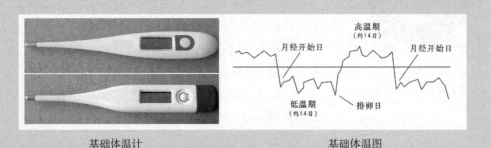

基础体温计　　　　　　　　　　　基础体温图

身体不适状况也记录下来，从中可以看出规律。看曲线变化，进入高温期前体温急剧下降的一天就是排卵日。

2.把握最佳受孕时间

❶最佳日子——排卵日当日及前3天后1天。

排卵日在下次月经来前的14天左右，大约就是月经周期的中间。

❷最佳时刻——晚9～10点。

科学家根据生物钟的研究表明，人体的生理现象和机能状态在一天24小时内是不断变化的，早7～12时，人的身体机能状态呈上升趋势，13时末至14时，是白天里人体机能的最低时刻；下午5时再度上升，晚11时后又急剧下降，普遍认为晚9～10时同房受孕是最佳时刻。除此之外，同房后女方长时间平躺睡眠有利于精子游动，增加了精卵接触的机会。

不宜受孕的九大雷区

临近排卵期了，本周末就可以开始实施计划了。至此，特别提醒要避开受孕的雷区，给宝宝一个安全健康的开始。

1.情绪压抑时

情绪与健康息息相关，还可影响精子质量。同时不良的情绪刺激可影响母体激素分泌，不利于受孕，甚至引起流产。

2.新婚蜜月期间

新婚前后男女双方为操办婚事、礼节应酬而奔走劳累、迎来送往，体力超负荷消耗，降低了精子和卵子的质量。

3.旅行途中

旅行途中往往生活没有规律，饮食失调，营养偏缺不匀，睡眠不足，使大脑皮质经常处于兴奋状态，再加上旅途颠簸，不是受孕的好时机。

4.炎热和严寒季节

酷暑时节受孕，妊娠反应重，食欲不佳，蛋白质及各种营养摄入量减少，机体消耗量大，会影响胎儿大脑的发育。严寒季节受孕，孕妇接触呼吸道病毒的机会增多，容易因感冒而损害胎儿。

5.处于不良环境

雷电交加、山崩地震或日食和月食等，自然界中会产生强烈的电磁波和射线，对人的生理会造成干扰。另外，处在缺乏安全感的冷清旅店或老屋旧房中，心理悸动不安，也不宜受孕。

6.接触放射线和剧毒物质

接受过X线照射的妇女，4周后怀孕较安全。如果曾反复接触农药和有毒化学品，要等一个月受孕才较为妥当，以免生出畸形胎儿。

7.刚刚停用避孕药

避孕药有抑制排卵的作用，并干扰子宫内膜生长发育。长期口服避孕药的妇女，最好停药后两个月再怀孕为好。放置避孕环的妇女在取环后，应等来过2 3次正常月经后再受孕。

8.患病期间

疾病会影响体质、受精卵的质量、宫内着床环境。患病期间服用的药物也可能对精子和卵子产生不利影响。因此，夫妇双方有人患急性病，须等体质康复停药并征得医生同意后再考虑受孕为宜。

9.早产、流产或妇产科手术后

◎早产、流产后，子宫内膜受到创伤，机体的平衡被突然打破，立即受孕容易再度流产而形成习惯性流产。首次流产或早产后，至少要过半年后再受孕，这样让子宫内环境有一个完全恢复的过程，并为下一次妊娠提供良好的条件。

◎葡萄胎手术后的病人，为防止其发展成恶性葡萄胎或毛膜上皮癌，至少要定期随访两年，这段时间绝对不能受孕。

◎剖宫产术后，切口的充分愈合需要时间。任何干扰子宫瘢痕肌肉化的因素，均可使瘢痕发生不同程度的缺陷。一般来讲，至少需要2年时间充分愈合，减少再次分娩时的危险。

成功受孕的有效措施

放松心情、减轻紧张

事前，夫妻双方都有欲望，而不是单方面需要。性交时，夫妻双方的注意力要集中，排除其他无关意念和事情的干扰。

性行为应在愉悦、舒坦中完成。

不要有因为造人而性交的想法，这种心态反而不利于造人。

改善精子质量和数量

专家认为，改善男性的精子数量和质量，关键还在均衡营养，减少性病感染。男性应多吃富含优质蛋白质、矿物质和微量元素的食物，另外，男性也应多吃水果蔬菜，摄取适量脂肪也是很有必要的。

性高潮可以提高受孕几率

女性出现性高潮更容易受孕。性高潮中会分泌大量的液体，有助于精子顺利到达输卵管与卵子结合。分泌物为精子提供营养，分泌物越多，精子越容易存活和强壮，产生的受精卵的质量也更好。

最佳受孕体位

不同的性交体位，有的增加受孕机会，有的减少受孕机会。下面推荐两种有利于受孕的性交体位。

男上女下式 阴茎插入最深，因此能使精子比较接近子宫颈。女性伸开两腿仰向肩部效果更好。此外，为了进一步增加受孕几率，女性可以用枕头把臀部抬高，使子宫颈可以最大程度接触精子。

后位式 有些女性的子宫呈后倾后屈式，影响精子进入子宫而导致不育。采取男后女跪的姿势进行性生活，有利于射入精液在穹隆处储留，从而进入子宫和卵子相会，提高受孕几率。

射精后应尽快抽身，让女性赶快平躺，以防止精液外流，加大受孕几率。

三、本周饮食营养

保证均衡膳食

通常情况下，妇女在计划怀孕前的3个月至半年就应注意饮食调理，最重要的是做到均衡膳食，从而保证摄入均衡适量的蛋白质、脂肪、碳水化合物、维生素、矿物质等营养素，这些营养素是胎儿生长发育的物质基础。

人类的食物是多种多样的，不同的食物所含的营养素各不相同。只有适当地选择食物，并合理搭配，才能获得均衡全面的营养，我国的营养学家把各种各样的食物分成了五大类，每一类食物都要保证供给。

食物的种类	食物的作用	食用量
谷类（包括米、面、杂粮等）	提供碳水化合物、蛋白质、膳食纤维及B族维生素。它们是膳食中能量的主要来源	根据劳动强度的不同，每人每天要吃250～400克
蔬菜和水果	提供膳食纤维、矿物质、维生素和胡萝卜素。蔬菜和水果各有特点，不能完全相互替代。一般来说红、绿、黄色较深的蔬菜和深黄色水果含营养素比较丰富，所以应多选用深色蔬菜和水果	每天应吃蔬菜300～500克，水果200～400克
鱼、虾、肉（肉类包括畜肉、禽肉及内脏）、蛋类	提供优质蛋白质，脂肪、矿物质、维生素A和B族维生素。它们彼此间营养素含量有所区别	每天应吃150～250克
奶类和豆类食物	除含丰富的优质蛋白质和维生素外，含钙量较高，且利用率也高，是天然钙质的极好来源。豆类含丰富的优质蛋白质、不饱和脂肪酸、钙及维生素B1、维生素B2等	每天应饮鲜奶250～500克，吃豆类及豆制品50～100克
油脂类（包括植物油等）	提供能量。植物油还可提供维生素E和必需脂肪酸	每天25克左右

以上五类食物不能互相替代，每日膳食中都应包括这几类食物，并轮流选用同一类中的各种食物，使膳食丰富多彩。吃的食物品种越多，摄入的营养素越全面。

计划怀孕的妇女应将平时的饮食情况与以上各类食物的推荐量作一个比较，假如没有达到要求，应及时进行调整，以纠正营养失衡的情况，保证获得全面而均衡的营养，使身体处于最佳状态。

帮助身体排毒的食物

人体的呼吸、饮食及皮肤等不可避免地会接触外界有毒物质，天长日久，毒素会在体内蓄积，危害健康。对于孕妈妈，这种危害更为严重。计划怀孕的夫妇积极排毒。下面介绍几种能帮助人体排出毒素的食物。

豆芽 豆芽含多种维生素，能清除体内致畸物质，促进性激素生成。

韭菜 韭菜富含挥发油、纤维素等成分，粗纤维可助吸烟饮酒者排出毒物。

鲜蔬果汁 它们所含的生物活性物质能阻断亚硝胺对机体的危害，还能改变血液的酸碱度，有利于防病排毒。

海藻类 海带、紫菜等所含的胶质能促使体内的放射性物质随大便排出体外，故可减少放射性疾病的发生。

动物血 猪、鸭、鸡、鹅等动物血液中的血红蛋白被胃液分解后，可与侵入人体的烟尘和重金属发生反应，提高淋巴细胞的吞噬功能，还有补血作用。

受孕前不宜多吃的食物

咖啡 研究表明，咖啡对受孕有直接影响。每天喝一杯咖啡以上者，怀孕的可能性只是不喝咖啡者的一半。因此，专家提出，女性如果打算怀孕，就应该少饮咖啡。

烤肉 有人发现爱吃烤羊肉的少数妇女生下的孩子容易患弱智、瘫痪或畸形。经过研究，这些畸形儿都是弓形虫感染的受害者，当人们接触了感染弓形虫病的畜禽，并吃了这些畜禽未熟的肉时，常会被感染，所以，准备生育的妇女不宜多吃烤肉。

甜食 甜食脂肪高、热量高，容易引起体重增加，提高患糖尿病和心血管疾病的风险，同时容易引起蛀牙，对怀孕不利。

向日葵籽 葵花子的蛋白质部分含有抑制睾丸成分，能引起睾丸萎缩，影响正常的生育功能，故男性不宜多食。

大蒜 多食大蒜有明显的杀灭精子的作用，育龄青年如食用过多，对生育有着不利的影响，故不宜多食。

棉籽油 成年男子服用棉籽油提取物棉酚40天，每天60~70毫克，短期内精子全部被杀死；女子则可导致闭经或子宫萎缩，故不宜长期食用棉籽油。

四、本周胎教课堂

胎教的目的

胎教是一种比较特殊的教育，不同于一般的学习概念。胎教并不是要向胎儿灌输知识，而是为了促进胎儿的身心发育，提高胎儿的个体功能，对胎儿的心灵起到塑造、健全和完善的作用。也就是说，胎教是为了促使胎儿素质优良化。

胎教的作用

能促进大脑发育 促进胎儿右脑发育，使孩子出生后知觉和空间感灵敏，更容易具有音乐、绘画能力，并使孩子情感丰富，形象思维活跃，直觉判断准确。

语言学习和数字等信息的刺激，能调动胎儿左脑的功能，使左右脑功能得到互补，使胎儿出生后大脑的潜能得以更好发挥和利用。

有利于心理健康 胎教给胎儿的心理影响是积极的，有利于胎儿情感接受能力的培养，使胎儿未出世就容易在感知、情感等方面和父母相互沟通和交流。

这两种能力是基本心理功能，有了这两种能力，胎儿出生后能更好地接受审美教育，并具有情感体验、调节和传达能力，使孩子心理得到健全发展。

有利于性格培养 胎教对胎儿的影响是整体性的，因此胎教有助于胎儿以及胎儿出生后精神素质各个方面的塑造，包括性格。

澳大利亚和我国的专家对胎教儿童的追访表明，经过胎教的儿童大都性格活泼，而且身体健康、聪明好学，有的成为早慧儿童，有的具有艺术等方面的特殊能力。

把握受孕瞬间的胎教

人人都希望生一个强壮、聪慧、俊美的宝宝。应注意，受孕瞬间是非常关键的时刻。医学上认为，男女交合时必须心情良好，才能为优生打下良好的基础。从广义上说，这也是胎教。

因此，在选择好的最佳受孕日里，下班后早回家，夫妻双方共同操持家务，愉快地共进晚餐，饭后适当活动或散步。正式"开工"前，可放点音乐，调节好室内灯光。事前进行交谈是必要的，可以共同回忆恋爱中的趣事，憧憬未来家庭和孩子的美好，描绘梦想，幻想成功之时的幸福感等。

同房时，夫妻以饱满的激情进入"角色"，极大限度地发挥自己的潜能。受孕瞬间的心理和生理状态，其实也是事关孕育的，或者从广义上说，也能算是胎教。这并非无稽之谈。为了孕育一个健康的孩子，各种努力是必须的。

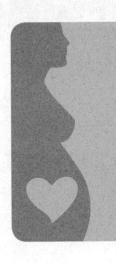

第3周
安营扎寨了

受精卵着床，妊娠真正开始。从此你们的生活中多了个第三者……

一、本周妈妈宝宝

孕妈妈的变化

怀孕　大约在受精后第7天，受精卵着床于子宫内膜中。此时，孕妈妈正式怀孕了。

身体变化　当细胞团发育成熟为囊胚时会分泌物质，使孕妈妈的体内发生极大的变化，包括月经停止。

胎宝宝的生长

胎儿大小　受精一周时，胚胎分泌一种激素，这种激素帮助胚胎埋入子宫内膜，这样受精卵就正式安顿下来，进行有规律的发育。

三胚层　在最初的几周内，胚胎细胞的发育特别快。这时，开始分化为三层，称三胚层。三胚层是胎体发育的始基。三胚层每一层都将形成身体的不同器官。

最里层　形成一条原始管道，它以后发育成肺、肝脏、甲状腺、胰腺、泌尿系统和膀胱。

中层　将变成骨骼、肌肉、心脏、睾丸或卵巢、肾、脾、血管、血细胞和皮肤的真皮。

最外层　将形成皮肤、汗腺、乳头、乳房、毛发、指甲、牙釉质和眼的晶状体，这三个细胞层分化成一个完整的人体。

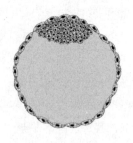

妊娠第3周，精卵成功结合，即将着床。受精卵将发育为胚层结构。

二、本周保健

卵子和精子在最佳时刻结合了，这只是第一步，只是受精过程的完结，生命才刚刚步入旅程。受精卵需要旅行到子宫腔，并在那里安营扎寨——着床，这一过程才算终结。在这个过程中，受精卵可能出现意外，也可能到了子宫腔而不能扎根。因此，你需要营造一个良好的子宫环境，等待着好消息的到来。

重点关注1 谨防病毒感染

生活环境中存在大量的病原微生物，如细菌、病毒等，它们随时可袭击人体，影响人体健康，甚至威胁生命。如果妊娠后受到感染，这很可能影响胎儿，造成不可弥补的后果。

致畸的病毒感染具体有以下几种：

风疹：孕早期患急性风疹病可引起胎儿畸形。常见的有先天性白内障、视网膜炎、耳聋、先天性心脏病、小头畸形及智力障碍。

巨细胞病毒症：可致小头畸形、视网膜炎、智力发育迟缓、脑积水、色盲、肝脾肿大、耳聋等。

水痘：可引起胎儿肌肉萎缩、四肢发育不全、白内障、小眼、视网膜炎、脉络膜炎、视神经萎缩、小头畸形等。

流感：可引起胎儿唇裂、无脑、脊椎裂等神经系统异常。

单纯疱疹：可发生小头畸形、视网膜炎、晶状体混浊、心脏异常、脑内钙化、神经系统异常、短指。

弓形虫病毒：弓形虫是一种肉眼看不见的小原虫，因形似月牙而得名。这种原虫寄生到人和动物体内就会引起弓形虫病，正常人感染弓形虫病大多没有明显症状，并且可自愈。但对于即将担负孕育重任的女性来说，就该另当别论了。如果妇女不慎感染，就可能将弓形虫传染给肚子里的胎儿，甚至导致早产、流产等严重后果。

有人认为，痴呆儿中有20%的染色体疾病是由于病毒感染造成的。所以，预防病毒感染对孕妇来说是非常重要的。

重点关注2 孕妈妈孕期防辐射

辐射污染对孕期的胎儿有着显著的负面影响。如果是在胚胎形成期受到电磁辐射，有可能导致流产，如果是在器官形成期，正在发育的器官可能产生畸形，即使在胎儿的发育期，若受到辐射，也可能损伤中枢神经系统，导致婴儿智力低下。所以，为保护母婴的身心健康，对妊娠期妇女，特别是在孕早期的前3个月，要远离电磁辐射源。

辐射源	辐射危害	防辐射建议
手机	手机的辐射比较微小，但也可以对人体造成危害	孕妈妈最好减少使用手机的机会，并且长话短说，也尽量避免将手机挂在胸前、腰间
电脑	电脑开启时，显示器散发出的电磁辐射，对细胞分裂有破坏作用，在孕早期会损伤胚胎的微细结构	最好冷落你的电脑，即使是别人操作的电脑，你也要与它保持距离。如果必须上机的话，与屏幕保持一臂的距离。使用电脑的时间也不宜过长
复印机	复印机的线圈、电线圈和马达都是有辐射的	使用时，身体距离机器30厘米为安全距离，不要用身体贴着或靠着复印机进行操作。目前市面上较新型的复印机把有辐射的部分装在底盘上，这种复印机对身体危害较小
医疗器械	X线对胎儿的影响，较易造成胚胎残废、胎儿畸形、脑部发育不良，以及儿童期的癌症概率增加	怀孕初期最好不要暴露于X线之中，易造成重大伤害，越接近预产期影响越小
装修材料	部分天然装饰石材，工业废渣制成的煤灰砖、矿渣砖等，都可能存在放射性。有些壁纸、壁布、涂料、塑料、板材等，会释放出大量有害气体，致使居室空气污染严重，变成了"辐射屋"、"污染房"	购房或租房，都应该彻头彻尾地做辐射检查，尽量避免生活在不健康的环境中。如已无法改变住所，则要测出辐射最强的是哪里，加以屏蔽或调整家具位置，使家人接触辐射材料的距离加大，接受辐射的时间减少
家用电器	根据国家对家电辐射的相关标准，除了微波炉的辐射较大外，其他家电的辐射较微小，不近距离接触就可避免	挑选正规厂家的产品，保持一定的安全距离。孕妇要远离微波炉至少1米。同时，不要把家用电器摆放得过于集中，特别是电视机、冰箱等更不宜集中式摆放在孕妇卧室里。还要注意缩短使用电器的时间

营造安全家居环境

保持室内通风

注意空气的流通，尽量少用空调，保持适当的温度和湿度。经常开窗换气，让新鲜空气不断流入，同时让室内的二氧化碳及时排出，减少空气中病原微生物的滋生。同时还要注意保证居室的温度、湿度适宜。如果空气过于干燥，可采用加湿器加湿，或是在室内放置两盆水。

营造温馨卧室

卧室内的卧具摆放情况与孕妈妈的睡眠质量有直接关系。卧室要选择采光、通风较好的房间，床铺要远离窗户、相对背光，因为在窗户下睡觉容易受风着凉，从窗户照进的太亮的光线也影响睡眠。

购买家具认环保

如果孕期要购买新家具，就尽量购买真正的木制品家具。另外也可在家具外喷一层密封胶，以防止甲醛雾气的散发。

给屋子去蟑灭螨

蟑螂能携带的细菌病原体有40多种，螨虫的分泌物足以引起过敏性哮喘、过敏性鼻炎和过敏性皮炎等疾病，严重危害妈妈和宝宝的健康。此外，地毯是螨虫栖息的良好场所，所以一定要注意清洁地毯，或者干脆把地毯卷起来，暂不使用。

房子装修要谨慎

装修材料中的有害物质，如甲醛、苯、甲苯、乙苯、氨等，无法在短时间内完全散发掉，不但对母体健康有害，还会增加胎宝宝先天性畸形、白血病的发病率。所以，怀孕前后如果打算装修房子的话，一定要选择环保、无污染的装修材料。装修后至少要闲置3个月再入住。为了确保安全，在装修好后请卫生防疫部门进行甲醛检测。

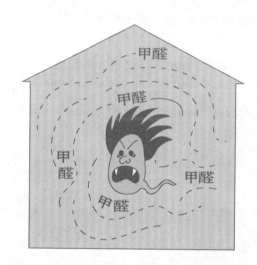

三、本周饮食营养

孕妈妈要科学吃酸

女性怀孕后，胎盘分泌的某些物质有抑制胃酸分泌的作用，能使胃酸显著减少，消化酶活性降低并会影响胃肠的消化和吸收功能，从而使孕妇产生恶心呕吐、食欲下降肢软乏力等症状。由于酸味能刺激胃分泌胃液，有利于食物的消化与吸收，所以多数孕妇都爱吃酸味食物。

孕妇吃酸的必要性

从营养角度来看一般怀孕2～3个月后，胎儿骨骼开始形成。构成骨骼的主要成分是钙，要使游离钙形成钙盐在骨骼中沉积下来，必须有酸性物质参加。此外，孕妇多吃酸性食物有利于铁的吸收，促进血红蛋白的生成。维生素C也是孕妇和胎儿所必需的营养物质，对胎儿形成细胞基质、生产结缔组织、心血管的生长发育、造血系统的健全都有着重要的作用。维生素C还可增强母体的抵抗力，促进孕妇对铁质的吸收作用，而且富含维生素C的食物大多数呈酸性。因此，孕妇吃些酸性食物可以为自身和胎儿提供较多的维生素C。

选择合适的酸性食物

人工腌制的酸菜、腌制品虽然有一定的酸味，但维生素、蛋白质、矿物质、糖分等多种营养几乎丧失殆尽，而且腌菜中的致癌物质亚硝酸盐含量较高，过多的食用显然对母体、胎儿健康无益。所以，喜吃酸食的孕妇，最好选择既有酸味又营养丰富的西红柿、樱桃、杨梅、石榴、橘子、酸枣、葡萄、青苹果等新鲜水果这样既能改善胃肠道不适症状，也可增进食欲加强营养，有利于胎儿的生长，一举多得。

孕期应少吃方便食品

现在市场上各种方便食品很多，如方便面、饼干等。有些孕妇喜欢吃这些方便食品，觉得既方便，味道又好；也有的因工作繁忙，也愿意将方便食品作为主要食品。这种做法对孕妇与胎儿不利。

如果孕妇营养不良，就会影响胎儿生长发育，造成新生儿体重不足。孕妇营养不良的原因一般是吃得太少或过分依赖方便食品，尤其是在怀孕的前三个月，很多孕妈妈虽然摄入了足够的蛋白质，但必要的脂肪酸却往往摄入不足。

研究表明，在怀孕早期，要想形成良好的胎盘及其丰富的血管，特别需要脂肪酸，脂肪酸对胎儿大脑的发育也有好处。若孕妇过分依赖方便食品，就会使脂肪酸摄入不足。

四、本周胎教课堂

胎教的九大方法

胎教的实施方法很多，从系统、科学的角度分析，可分为下面九种。所有具体的胎教方法和措施，无论是早期的还是晚期的，单一的还是综合的，都基本属于这九种胎教的范畴。例如，斯瑟蒂克夫妇的胎教方法，是以子宫对话即语言胎教为主，并综合其他的胎教方法。

胎教的九大方法是：1.营养胎教，2.环境胎教，3.情绪胎教，4.语言胎教，5.音乐胎教，6.运动胎教，7.抚触胎教，8.意念胎教，9.美育胎教。

1.营养胎教

营养胎教是根据妊娠期胎儿发育的特点，合理指导孕妇摄取食品中的各种营养素，以促进胎儿的生长发育。

营养是胎儿生长发育的物质基础，大脑的发育需要特定的营养素，所以科学合理的营养供给也是胎教的前提。合理营养并非只是填饱肚子或者吃得越多越好。营养要全面，食品要多样，饮食要有规律，进食要适量。必须补充的营养素有：蛋白质、谷物类、维生素类、微量元素和无机盐类及必须脂肪酸。

实施时间 整个孕期。

2.环境胎教

环境胎教是指，为胎儿营造一个良好、健康的内外生活环境，确保胎儿能够健康、愉快地成长。

胎儿所处的环境可分为内环境和外环境，内环境指的是胎儿居住于母体内的环境，外环境是孕妈妈所处的生活环境、工作环境及心理环境。

外界环境的优劣能通过孕妇的感受传递给胎儿，因此孕妈妈居室要静雅、舒适，还要经常到室外去散步，接触美好的自然环境。

实施时间 整个孕期。

3.情绪胎教

情绪胎教是指，孕妈妈通过对情绪进行调节，排除烦恼和忧虑，创造清新的氛围及和谐的心境，通过孕妈妈的神经递质作用，促使胎儿的大脑得以良好的发育。

现代生理学研究发现，孕妈妈的情绪和智力活动直接影响内分泌的种类和量，而内分泌物质经血液流到胎儿体内，使胎儿受到或优或劣的影响。孕妈妈心情稳定，因而会产生好的荷尔蒙，这些好的荷尔蒙会经由内分泌系统传输到胎盘，因而影响胎儿潜能的开发。

实施时间 整个孕期。

4.语言胎教

孕妈妈及家人用文明礼貌、富于哲理和韵律的语言，有目的地对子宫中的胎儿讲话，给胎儿的大脑新皮质输入最初的语言印记，为后天的学习打下基础，此种方式称为语言胎教。

胎儿不断接受语言波的信息，使其在空白的大脑上增加"语音符号"。优美的语言不但可以刺激胎儿大脑的生长发育，而且可使孕妇自身调节，进入愉快和宁静的状态。孕晚期胎儿已具备了听力和感觉能力，对父母的言行会作出一定的反应，似乎有种"心理感应"，而且出生后在脑子里形成了记忆。

实施时间 怀孕第16周开始。一般早上醒来，或者午睡醒来，以及晚上临睡前都可以进行语言胎教。

5.音乐胎教

通过对胎儿有规律地传输优良的乐性声波，促使其脑神经元的轴突、树突及突触的发育，为优化后天的智力及发展音乐天赋奠定基础，称为音乐胎教。

音乐节奏作用于孕妈妈，也能间接地影响到胎儿的生理节奏，使胎儿从音乐当中受到教育。

通过健康的音乐刺激，孕妈妈从中获得安宁与享受，分泌酶和乙胆碱等物质，发送胎盘供血状况，同时使胎儿心律平稳，对胎儿的大脑发育进行良好的刺激。

实施时间 妊娠16周前，孕妈妈自己听音乐改善心情，达到胎教的效果。妊娠16周后，可以直接对胎儿进行音乐胎教。

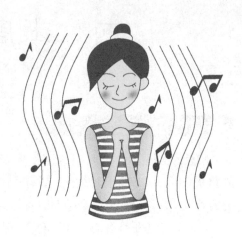

6.运动胎教

运动胎教是指，孕妈妈适时、适当地进行体育锻炼和帮助胎儿活动，以促进胎儿大脑及肌肉的健康发育。研究表明，凡是在宫内受过"体育"运动训练的胎儿，出生后翻身、坐立、爬行、走路及跳跃等动作的发育都明显早于一般的宝宝。

此外，运动有利于孕妈妈正常妊娠及顺利分娩。

实施时间 从得知怀孕到整个孕期结束孕妈妈都可以通过适当的运动，达到胎教的效果。妊娠20周~36周孕妈妈可以对胎儿进行运动训练。

7.抚触胎教

父母用手轻轻抚触胎儿或轻轻拍打胎儿，通过孕妇腹壁传达给胎儿，形成触觉上的刺激，促进胎儿感觉神经和大脑的发育。

经过抚触训练出生的婴儿，肌肉活动力较强，反应较灵敏，翻身、爬行、站立、行走等动作的发展上都能提早些。

在抚触时应注意胎儿的反应，可诱发胎儿"胎动应答"，但如胎儿用力踢腿，应停止抚触，宫缩出现过早的孕妇不宜使用抚触胎教法。

实施时间 怀孕第17周开始。

8.意念胎教

意念胎教是指，孕妈妈积极展开美好的联想，在意识中形成令人愉悦的意念，从而对胎儿的生长发育产生积极的影响。

母亲与胎儿具有心理与生理上的相通，从胎教的角度来看，孕妇的想像是通过母亲的意念构成胎教的重要因素，转化、渗透在胎儿的身心感受之中。同时母亲在为胎儿形象的构想中，会使情绪达到最佳的状态，而促进体内具有美容作用的激素增多，使胎儿面部器官的结构组合及皮肤的发育良好，从而塑造出自己理想中的胎儿。

意念胎教其实很宽泛，凡是将良好的心理感受传递给胎儿的有益过程，都属于这一范畴。如美学胎教，其实属于意念胎教，由于其从审美感受的角度进行胎教，自成体系、蕴涵丰富，所以专门独立出来。

实施时间 整个孕期。

9.美学胎教

美学胎教是指，通过孕妈妈的身心感受，将美的教育通过生化神经递质传输给胎儿，这样不仅可以促进胎宝宝大脑细胞和神经系统的发育，同时，也陶冶了孕妈妈的情感，促进了孕妈妈和胎儿的心理健康。

美学胎教是根据胎儿意识的存在，通过孕妈妈对美的感受而将美的意识传递给胎儿的胎教方法。美的意识主要源于三个方面：形象美、自然美和艺术美。

实施时间 整个孕期。

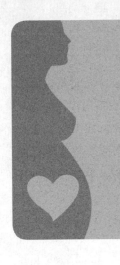

第4周
生命在体内孕育

生命的种子已经在体内生根发芽。孕妈妈可能不知不觉，可宝宝却一天一个样。

一、本周妈妈宝宝

孕妈妈的变化

月经 在本周月经没有按时来，孕妈妈应该觉察到自己已经怀孕了。

子宫 受精卵着床后，子宫内膜会因为人绒毛膜促性腺激素（HCG）的作用而迅速增厚，并且有大量的血管增生。此时的子宫内膜称为蜕膜，它像一个以宽厚而柔软的床为胚胎的生长发育提供营养，做好充分准备。子宫蜕膜直到分娩后才脱落。

体形 这会儿，孕妈妈的体形没有任何变化，体重不增加，从外表上根本看不出孕妈妈怀孕了。

胎宝宝的生长

胎儿大小 胚胎发育还处于非常幼稚的阶段，只有0.36～1毫米长，但许多变化已经发生了。

发育 在第4周的时候，外胚层出现神经管道，将来脊髓、大脑、神经等会由此而来。在中层心脏和循环系统已经出现。内层中，泌尿系统、肠肺等器官开始形成。

其他 早期供给胎儿营养的胎盘、绒毛和脐带也在这时候开始工作了。

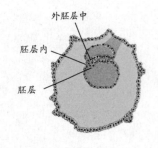

外胚层中
胚层内
胚层

妊娠4周的宝宝，三胚层将进一步分化发育为身体的不同组织器官。

二、本周保健

如果"幸福工作"奏效，那么"胎儿"此时已经在你的子宫里安营扎寨了，除了在医生指导下继续补充叶酸外，要更加注意营养和休息，另外还要尽量远离一些对胎宝宝不利的有害药物，以免影响胎宝宝的健康成长。

重点关注 药物导致胎儿畸形

许多药物，不仅导致胚胎或胎儿流产，还会导致胎儿畸形。这些有害药物引起的副作用，大多是在受孕后第3~14周发生，这时是胚胎发育期，此时期最易致残致畸。从药物的分类来说，容易导致胎儿畸形的药物主要有如下多种：

性激素类药物	最为常见的性激素乙烯雌酚可使女胎男性化、男胎女性化，使性器官发育异常；孕酮、睾丸酮之类的激素可使女婴男性化。肾上腺皮质激素也可引起胎儿各种畸形
部分抗生素药物	在孕期，发生各种感染是比较常见的现象，如果滥用抗生素也是非常危险的事情。人们常用的四环素可致胎儿畸形、牙齿变黄，还能引起先天性白内障、长骨发育不全。链霉素和卡那霉素可致先天性耳聋、肾脏受损，有的胎儿十分敏感，即使少量使用也可能出现严重后果。氯霉素可致胎儿骨骼机能抑制，致使新生儿肺出血
维生素A	有许多人认为维生素A是保健的药物，服用多少都是安全的，其实不然。维生素A服用过量也会导致胎儿畸形，该药有一个安全范围，不可随意大量使用，一般情况下，孕妇每天服用维生素A的容许量为3300国际单位，维生素A酯为5000国际单位，不可超剂量服用
部分镇吐药物	怀孕早期由于反应性呕吐，许多孕妇为了减轻痛苦，常常服用一些镇吐的药物，实际上部分镇吐药也有致畸的危险。这类药包括异丙嗪、氯丙嗪、三氟拉嗪、氯苯甲嗪等，可致胎儿心脏发育受阻而患先天性心脏病。人们以为中药十分安全，其实这种观点也是错误的，比如具有镇吐作用的中药半夏，动物实验就有导致胎儿畸形的副作用
抗癫痫类药物	这类药尽管不是常用药物，可一旦服用，足可导致胎儿畸形。常见的畸形为兔唇、腭裂、小头、指端发育不全、先天性心脏病和智力低下。这类药包括苯妥英钠、丙戊酸钠、苯巴比妥等

孕期用药十项铁律

孕期用药是件大事。对于孕妈妈及其家属,了解孕期用药原则是非常必要的。只要掌握以下10项铁律,面对多变的情况也不会出差错。

❶ 让医生知情:有受孕可能的妇女用药时,需注意月经是否过期,孕妇看病就诊时,应告诉医生自己已怀孕和妊娠时间,而任何一位医生在对育龄妇女问病时都应询问末次月经及受孕情况。

❷ 用药目的明确:用药有明确的指征和适应证,既不能病情不明滥用,也不能有病不用。有病不用,疾病同样会影响胎儿。

❸ 保守原则:能少用的药物决不多用,可用可不用的尽量不用。尤其是在妊娠的头3个月,能不用就不用,能暂时停用就暂停使用。

❹ 选优原则:当两种以上的药物有相同或相似的疗效时,就考虑选用对胎儿危害较小的药物。

❺ 避免未知风险:能单独用药就避免联合用药,能用结论比较肯定的药物就不用比较新的药。试验性用药,包括妊娠试验用药,就更要谨慎。

❻ 权衡已知风险:已肯定的致畸药物应禁止使用。但如果孕妇病情危重,则慎重权衡利弊和风险后,方可考虑使用。

❼ 时间及剂量控制:用药必须注意孕周,严格掌握剂量、持续时间。尽量缩短用药疗程,病情控制后及时停药。

❽ 切忌自选自用:切忌自选自用药物,或听信偏方、秘方,以防发生意外。自己用药一定在医生的指导下使用已证明对胚胎与胎儿无害的药物。

❾ 遵循用药说明:服用药物,注意包装上的"孕妇慎用、忌用、禁用"字样。

❿ 是否终止妊娠:孕妇误服致畸或可能致畸的药物后,应找医师根据自己的妊娠时间、用药量及用药时间长短,结合自己的年龄及胎次等问题综合考虑是否要终止妊娠。

缓解孕期疲劳的方法

孕妇的身体承受着额外的负担,孕妇会变得特别容易疲劳,嗜睡、头晕、乏力,这种疲倦感在孕早期和孕晚期尤为明显。专家建议,怀孕期间,孕妇应想睡就睡,不必做太多的事,尽可能多休息,早睡觉。

以下列举6种缓解疲倦的方法:

想象 想象一些自己喜欢去的地方,例如公园、农家小院、海边、小溪、高山、一望无际的平原等。把思绪集中在美好的景色上,可以使人精神饱满,心旷神怡。

聊天 聊天是一种排解烦恼、有益心理健康的好方法,不仅可以释放和减轻心中的种种忧虑,而且可获得最新的信息。在轻松愉快的聊天中,也许你就忘却了身体的不适。

按摩 闭目养神片刻,然后用手指尖按摩前额、双侧太阳穴及后脖颈,每处16拍,可健脑养颜。

听胎教音乐 选择一些优美抒情的音乐或下载胎教音乐来听,以调节情绪。

发展兴趣 动手制作一些小玩具、小动物、小娃娃,或学习插花艺术,或为即将出生的宝宝做一些小衣物。

散步 去洁静、安全、充满鸟语花香的场所或花园散步。

三、本周饮食营养

孕早期营养的重要性

孕早期是胎儿从受精卵经分裂、着床、直至形成人体的阶段。胎儿的细胞分化、器官形成主要发生在孕早期。其中尤以人体最重要的脑和神经系统的发育最为迅速。同时，孕早期也是孕妈妈体内发生适应性生理变化的时期。因此，这一时期的营养和膳食安排，对孕妇健康和胎儿发育都十分重要。

孕早期随着胎盘的逐渐形成和子宫的增大，约有半数妇女在此时期由于子宫内膜的变化和胎盘产生的激素的作用，胃肠平滑肌张力降低，活动减弱，导致食物在胃内停留过久，常在清晨起床后或饭后发生恶心、呕吐、食欲不振的现象，称为早孕反应。根据这一特点，孕早期的膳食应是营养全面、经过合理调配的平衡膳食。这时期既要防止由于强烈妊娠反应而引起的营养素缺乏，也要防止某些营养素摄入过多。

孕早期营养要素

叶酸 补充叶酸可以防止贫血、早产、防止胎儿神经器官缺陷，这对妊娠早期尤为重要，因为早期正是胎儿神经器官发育的关键时期。孕妈妈要常吃富含叶酸的食物， 除此以外，还可以口服叶酸片来保证每日所需的叶酸。

维生素C 怀孕的第2个月，有些孕妈妈会发现自己在刷牙时牙龈会出血，适量补充维生素C能缓解牙龈出血的现象。同时，可以帮助提高机体抵抗力，预防牙齿疾病。生活中的维生素C来源于新鲜的水果蔬菜，比如，青椒、菜花、白菜、番茄、黄瓜、菠菜、柠檬、草莓、苹果等。

维生素B$_6$ 对于那些受孕吐困扰的孕妈妈来说，维生素B$_6$便是妊娠呕吐的克星。维生素B$_6$在麦芽糖中含量最高，每天吃1～2勺麦芽糖不仅可以抑制妊娠呕吐，而且能使孕妇精力充沛。富含维生素B$_6$的食物还有香蕉、马铃薯、黄豆、胡萝卜、核桃、花生、菠菜等植物性食物。动物性食物中以瘦猪肉、鸡肉、鸡蛋、鱼类等含量较多。

镁 镁不仅对胎儿肌肉的健康至关重要，而且还有助于骨骼的正常发育。近期研究表明，怀孕头三月摄取的镁的数量关系到新生儿身高、体重和头围大小。在色拉油、绿叶蔬菜、坚果、大豆、南瓜、甜瓜、葵花籽和全麦食品中都很容易找到镁。另外，镁对孕妈妈的子宫肌肉恢复也很有好处。

维生素A 胎儿发育过程中需要维生素A，它能保证胎儿皮肤、胃肠道和肺部的健康。孕早期，胎儿自己还不能储存维生素A，因此孕妈妈一定要供应充足。

甘薯、南瓜、菠菜、芒果都含有大量的维生素A。

优质蛋白质 除母体生理变化需要蛋白质外，胚胎发育过程中也以一定速度贮存蛋白质。由于早期胚胎缺乏合成蛋白质的酶，所需的蛋白质不能自身合成，全部需由母体供给。因此孕早期蛋白质的摄入量应不低于非孕时的摄入量。同时选用容易消化、吸收的优质蛋白质，如畜禽肉类、乳类、蛋类、鱼类及豆制品等。

蛋白质应至少摄入40克/日（相当于粮食200克加鸡蛋2个和瘦肉50克），才能维持母体的蛋白质平衡。

能量 孕早期基础代谢增加不明显，胚胎生长缓慢，母体乳房和子宫等组织变化不大，所以需要适当的能量。孕早期孕妈妈每天须摄入150克以上的碳水化合物（约合粮食200克），以免因饥饿而使母体血中酮体蓄积，并积聚于羊水中，为胎儿所利用。含碳水化合物的食物包括面粉、大米、玉米、小米、薯类等。

无机盐、微量元素和维生素 胚胎早期锌缺乏可导致胎儿生长迟缓，骨骼和内脏畸形，还可使中枢神经细胞的有丝分裂和分化受干扰，导致中枢神经系统畸形。孕早期铜摄入不足，也可导致胎儿骨骼、内脏畸形。富含锌、铜、铁、钙等矿物质的食物有畜禽肉类及内脏、核桃、芝麻等。乳类、豆类、海产品等含钙量丰富，也应注意摄取。

孕早期妇女因代谢改变和妊娠反应，应有充足的维生素补充。孕妇如味觉异常，经常呕吐，要补充维生素B_1、维生素B_2和维生素B_6以及维生素C。严重呕吐者应多食蔬菜、水果等碱性食物，以防止酸中毒。

孕早期饮食原则

妊娠早期，早孕反应会使孕妈妈吃不下太多东西。这时应在不影响营养的情况下，尽量照顾孕妈妈的喜好。早餐可选择牛奶、鸡蛋和淀粉类食品，如面包、馒头、饼干等。午餐作为一天的主餐，营养丰富，除主食外，配以肉类、蛋类、蔬菜等。晚餐应清淡、易消化和营养全面。两餐之间可食用为孕妈妈准备的专业配方奶粉、牛奶、果汁及水果。

第一个月 孕妈妈往往不知道自己已经怀孕，不太注意饮食问题。其实，此时就应该多吃含必需氨基酸较多的食物，并开始多食新鲜水果。

第二个月 孕妈妈出现早孕反应，心情比较烦躁，食欲比较差，此时应多吃一些能开胃健脾、使心情愉悦的食品，如枇杷、石榴、米汤、白豆、赤豆、鸭蛋、鲈鱼、白萝卜、白菜、冬瓜、淮山药、红枣等。

第三个月 孕妈妈仍有早孕反应，情绪仍会波动，还容易发生便秘。膳食大致与第1个月相似，必须增加含纤维素较多的新鲜蔬菜。

四、本周胎教课堂

胎教的基本原则

自觉遵循胎教的基本原则，是胎教成功的前提和保证。胎教原则是人们进行胎教时必须遵循的准则，它反映了胎教的客观规律，同时也是千百年来胎教实践经验的概括和总结，贯穿于胎教的整个过程之中，对具体的胎教活动起着极为重要的指导作用。

1.自觉性原则

自觉性原则要求孕妈妈在正确认识胎教意义的基础上，主动学习和运用胎教方法，有目的、有计划、积极主动地进行胎教。

2.及时性原则

胎教过程具有不可逆转性，因此胎教必须尽早、及时地进行，否则错过了胎教最佳的时机，再采取措施就难以弥补。一般来说，胎教的最关键时期是怀孕5~7个月。

3.科学性原则

以科学的教育学、心理学和生理学、优生学等理论为指导，根据胎教过程的基本规律，恰当地选择胎教方法，引导胎儿在母体内更顺利、更健康地成长。

4.个别性原则

根据孕妈妈本人及其家庭的具体情况，选择适宜的胎教方式。由于孕妈妈本人的能力、气质、性格等方面都存在着个体差异，所以，胎教途径和手段也应该随之而异。

此外，家庭经济状况、文化背景等也会给胎教活动带来一系列影响。遵循个别性原则，能够扬长避短，收到较好的效果。

实施胎教的基本要求

1.生活起居方面

怀孕期间，生活要有规律，要讲卫生，注重保健，饮食要均衡，忌烟戒酒，行动要安稳舒畅，注重科学的生活方式，常到郊外游玩，欣赏自然风景，保持充足的睡眠。

2.生理方面

作好产前检查，了解胎儿方位等情况，请医生指导调养保健，了解孕期的生理变化，预防疾病，谨慎用药，节制性生活。

3.心理方面

怀孕期间，心理要平和，情绪要愉快，要尽量避免抑郁、悲伤、烦躁、惊恐和愤怒等不良情绪。

4.认识方面

对胎儿进行胎教时要充满爱心，尊重科学，掌握必要的胎教知识，和准爸爸密切配合，循序渐进，避免急躁情绪，努力和胎儿沟通。耐心而满怀爱心地陪伴胎儿成长。

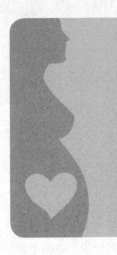

第5周
享受怀孕的喜悦

宝宝开始有了一颗跳动的心。孕妈妈因确知宝宝的到来满心喜悦，这种喜悦会心心相传。

一、本周妈妈宝宝

孕妈妈的变化

体形 此时孕妈妈的变化不大，即使经过检查已能知道自己怀孕了，但别人很难发现其体形有任何改变。此时在孕妈妈的子宫里胚胎却在迅速地生长。

变化 已发生的变化有些孕妈妈自己能感觉到，有些只有通过某种检查才能为孕妈妈所知。

胎宝宝的生长

胎儿大小 这时的胚胎尚未长得很大。大约只有1.25毫米长。

神经器官 本周细胞迅速分裂，主要的器官如肾脏和肝脏开始生长。连接脑和脊髓的神经管也开始工作，原肠开始发育。

心脏 心脏开始有规律地跳动及开始供血。

其他 胚胎的上半部和下半部开始形成肢体的幼芽，将来形成宝宝的手和脚。将来形成嘴巴部位的下方有些小的皱褶，它会发育成宝宝的脖子和下巴。

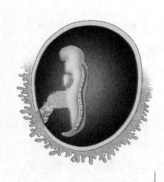

本周宝宝变化很大，这时的形象像只小海马。

二、本周保健

怀孕第5周后，你的"好朋友"还没光顾，同时还伴随着一些身体上的变化，你的心情是欣喜，还是紧张？到医院做检查确认怀孕后，孕妈妈就要特别关心自己的日常起居、饮食营养等问题了。

重点关注 及早确诊怀孕

1.怀孕后的生理征兆

现在，你或许已经感到了身体上的一些不适，你是不是又惊喜又忐忑，因为这些不适可能就是怀孕的征兆，你盼望的幸福时刻真的要来了。

❶停经：月经周期规律的妇女，月经推迟1周以上，基本可以确定为怀孕。但环境变化或精神刺激也会引起月经推迟或闭经，所以不要急于下结论。

❷早孕反应：约半数以上的孕妇停经6周左右有头晕、乏力、嗜睡、食欲不振、恶心、晨起呕吐等症状，持续到12周症状可消失。

❸尿频：妊娠早期孕妇常感小便次数增多，妊娠中期自行消失。这是由于增大的子宫压迫膀胱引起的，是胎儿生长的信号。

❹乳房胀痛：怀孕早期，妇女的乳房即开始变化，妊娠8周起，乳房就逐渐膨大，孕妇会感觉乳房发胀或刺痛。

❺疲倦：怀孕时身体易困乏劳累，睡眠也会增加，这是受雌激素变化的影响。尤其在怀孕的前3个月，你的身体会强迫你睡觉。这种疲倦通常过了前3个月就会消退。

❻基础体温上升：怀孕的话，即使到了月经预算日，基础体温也不会下降，反而继续升高。36.7℃～37.2℃的低热状态会一直持续到怀孕13～14周，所以，高温状态持续3周以上，可以确定为怀孕了。

❼白带增多：白带是一种无味、有韧性的乳白色黏液，怀孕时白带开始增多。但如果白带太多，颜色深如巧克力色，同时有脓，则可能患有阴道真菌性炎症或滴虫性炎症。如果白带颜色深或呈红色出血状，一定要向专家咨询。

2.验孕方法早知道

按正常的月经周期，你的"好朋友"已经推迟几天没来了，你是否意识到"小宝贝"已悄悄来到？是不是急切想确认这个秘密呢？

❶ **验孕试纸法**：首先用干净的杯子搜集尿液，以滴管吸取待测试的尿液，滴到测试卡的凹槽中，等待5分钟后取出测试片，便可知道是否怀孕。

❷ **基础体温**：排卵后的基础体温要比排卵前高出0.5℃左右，并且持续时间长达12~14天，直至月经前1~2天或月经第一天才下降。如果连续测试3~4天，即可判断是否已经怀孕。

❸ **宫颈黏液**：宫颈黏液涂片有许多排列成行的椭圆体，医生见到这么多的椭圆体就可以判定是妊娠现象。因为女性在怀孕后，卵巢的"月经黄体"会分泌大量孕激素而形成椭圆体。

❹ **妇产科检查**：此项检查主要是医生通过触摸来检查已孕女性的子宫的大小、柔软度、宫颈颜色等，以确定怀孕的情况。

❺ **超声波检查**：停经5周以上经阴道超声，停经6周以上经腹部超声可见胎囊，停经7周以上经腹部超声检查可使子宫内胚胎显示在荧光屏上并有心跳，确诊是否怀孕。

❻ **妊娠血检法**：必须到诊所或医院的实验室去做，只要几滴血液。在受精一个星期后做化验，一两天后，就可以得到正确率几乎100%的结果（如果实验室没有差错）。

3.学会计算预产期

怀孕时间由于确定卵子受精的日期不易，临床上是以末次月经（最后一次月经）的第一天作为妊娠的开始，这是世界统一的标准。

预产期常用计算方法

❶ **根据末次月经计算** 末次月经日期的月份加9、日子加7，即为预产期的日期。

举例：最后一次月经是2008年2月5日，月份加9：2＋9＝11，日子加7：5＋7＝12，得出预产期为：同年11月12日。

最后一次月经是2009年5月28日，月份加9：5＋9＝12＋2（来年2月），日子加7：28＋7＝30＋5（下月5日），于是得出预产期为：来年3月5日。

❷ **根据基础体温曲线计算** 将基础体温曲线的低温段的最后一天作为排卵日，从排卵日加38周。

❸根据B超检查推算 医生做B超时测得胎头双顶间径、头臀长度及股骨长度即可估算出胎龄，并推算出预产期（此方法大多作为医生诊断应用）。

其他估算方法

❶根据胎动日期推算 如果记不清末次月经日期，可以依据胎动日期推算。计算方法为：初产妇是胎动日加20周；经产妇是胎动日加22周。

❷从孕吐开始的时间推算 反应孕吐一般出现在怀孕6周末，就是末次月经后42天，由此向后推算至280天即为预产期。

❸根据子宫底高度大致估计 子宫底高度与孕周有关，可大致估计出预产期。

预产期可以提醒你胎儿安全出生的时间范围，但不要把预产期这一天看得那么精确。到了孕37周应随时做好分娩的准备，但不要过于焦虑，听其自然，如到了孕41周还没有一点分娩征兆出现，有条件的应住院观察，并考虑适时引产。

孕妈妈应该知道的数字

1.孕期

胎儿在母体内生长时间	280天，即40周
预产期的简便算法	以末次月经的第一天为基数，月份+9，日期+7
确认怀孕检查的时间	停经10天后，或出现早孕反应时
早孕反应出现的时间	一般受孕后40天左右开始
早孕反应消失的时间	妊娠12周后
自然流产发生的时间	大多数发生在怀孕3个月内
人工流产适宜的时间	停经后2个半月内；7~9周最适宜
药物流产适宜的时间	停经后49天内
体重增加范围	每周增重不超过0.5公斤，整个孕期增重12公斤左右
孕妇洗澡适宜的水温	以39℃~40℃为宜，不可超过42℃
自然胎动出现的时间	妊娠16~20周开始
胎动最频繁的时间	妊娠28~34周
胎动正常次数	每12个小时30~40次，不应低于15次

续 表

听胎心音时间	妊娠18～20周后
胎心音正常频率	120～160次/分钟
早产时间	妊娠满28周至满37周前（196～258天）
足月妊娠	妊娠满37周至不满42周（259～293天）
过期妊娠	超过预产期天数14天
分娩时间	初产妇12～16小时，经产妇6～8小时

2.产后

可以下床时间	顺产后24小时	可以轻微活动时间	产后2周
可做一般家务时间	产后5～6周	身体完全恢复时间	产后6～8周
可恢复性生活时间	产后6～8周	可以喂奶时间	出生后半小时
新生儿正常体重	2500～3500克	巨大儿体重	超过4000克
未成熟儿或早产儿	低于2500克		

三、本周饮食营养

适量增加热量和脂肪

怀孕期间，适当补充热量和脂肪，才能满足孕妈妈和宝宝对能量的需求，并且脂肪分解得到的脂肪酸是对生长发育很重要的物质，孕早期要形成良好的胎盘及丰富的血管也特别需要脂肪酸，这样才能保证胎儿的营养需求，但是如果摄入过量，会使腹中宝宝长得过大，不利于以后的分娩。

能量食品推荐

孕妈妈饮食规则里有重要的一条：少食多餐。这就意味着所挑选的食物个个都要"精明强干"。以下介绍10种孕期高能量食品。

麦片

为了让自己有一个充满活力的早晨，孕妈妈应把早餐的烧饼、油条换成麦片粥。因为麦片不仅可以让你保持一上午都精力充沛，而且还能降低体内胆固醇的水平。不要选择那些口味香甜、精加工过的麦片，最好是天然的，没有任何糖类或其他添加成分在里面。可以按照自己的口味和喜好在煮好的麦片粥里加一些果仁、葡萄干或是蜂蜜。

脱脂牛奶

怀孕的时候，需要从食物中吸取的钙大约比平时多1倍。多数食物的含钙量都很有限，因此孕期喝更多的脱脂牛奶就成了你聪明的选择。孕妇每天应该摄取大约1000毫克的钙，只要3杯脱脂牛奶（200克）就可以满足这种需求。

瘦肉

铁在人体血液转运氧气和红细胞合成的过程中起着不可替代的作用。孕期血液总量会增加，以保证能够通过血液供给胎儿足够的营养，因此对于铁的需要就会成倍地增加。如果体内储存的铁不足，会感到极易疲劳。通过饮食补充足够的铁就变得尤为重要。瘦肉中的铁是供给这一需求的主要来源之一也是最易被人体吸收的。

柑橘

尽管柑橘类的水果里90%都是水分，但其中仍然富含维生素C，叶酸和大量的纤维。能帮助你保持体力，防止因缺水造成的疲劳。

香蕉

香蕉可以快速地提供能量，击退随时出现的疲劳。而且在你被呕吐困扰的时候，很容易被你的胃所接受。你可以把它切成片放进麦片粥里，也可以和牛奶、全麦面包一起做早餐。

全麦面包

把每天吃的精粉白面包换成全麦面包就可以保证每天20～35克纤维的摄入量。同时，全麦面包还可以提供丰富的铁和锌。

绿叶蔬菜

菠菜含有丰富的叶酸和锌。甘蓝是很好的钙的来源。把沙拉的原料改革一下，加入一些深颜色的莴苣，一定会提高这道菜的营养价值，因为颜色越深的蔬菜往往意味着它的维生素含量越高。也可以随时在汤里或是饺子馅里加入一些新鲜的蔬菜。

鸡蛋

很多孕妈妈一看见肉就觉得恶心，那么鸡蛋就成了在孕期摄取蛋白质的最佳来源，而且鸡蛋中还含有人体所需的各种氨基酸。煎个鸡蛋再配点儿蔬菜会让你的早餐既简单又丰盛。如果受不了煎鸡蛋的味道，那就煮个鸡蛋吃吧。

花椰菜

吃这种蔬菜真是好处多多，它不仅营养丰富，而且健康美味，富含钙和叶酸，而且还含有大量的纤维和抵抗疾病的抗氧化剂，内含的维生素C，还可以帮助你吸收其他绿色蔬菜中的铁。

干果

干果是一种方便的、美味的零食，可以随身携带，随时满足孕妈妈想吃甜食的欲望。可以选择像干樱桃、酸角一类偏甜味的干果，也可以选者其他干香的干果，但是不要吃香蕉干，因为经过加工的香蕉干，脂肪含量很高。

四、本周胎教课堂

斯瑟蒂克胎教法

美国的斯瑟蒂克夫妇先后培养出4个天才的儿女，其智商均在160以上。他们把成果归功于从受孕就开始认真进行的胎教。他们的胎教法被称为斯瑟蒂克胎教法。中心思想是，只要以父母对孩子的爱为基础制订完全的怀孕计划，并积极地将其付诸实践，无论是谁都可以生下聪明伶俐的宝宝。

胎教成功的秘诀是爱和耐心

斯瑟蒂克在《胎儿都是天才》一书中写道："胎教成功的秘诀就是爱和耐心"。他们总结出的胎教法即：孕妈妈在妊娠中把听到的、看到的、想到的事情，通过自己的声音、身体变化、心理状态等传递给胎儿，而接受了这一切的胎儿出生时就会具有某种素质，这就是"天才儿童"诞生于寻常百姓家的全部谜底。

不要为了生一个"天才"而胎教

孩子们的妈妈——实子·斯瑟蒂克在书中反复强调，他们并不是为了要生一个"天才儿童"才进行胎教的，而是想让孩子今后的人生过得更加幸福和有意义。因此，在孩子未出世时，就让她们对某些事物感兴趣，并培养她们理解这些事物的能力。提醒读者在胎教时绝不能忘记对孩子的爱和对孩子的祝福。如果以生一个"天才"为目的而进行胎教的话，就会使腹中的胎儿感到是被迫的，并由此不愿倾听父母对他讲述的一切。

斯瑟蒂克胎教要领

夫妇密切配合

胎教实施需要夫妇密切配合，具有一致的认识、共同的兴趣和坚持不懈的毅力。

注重智力开发

实子夫妇的胎教是纯人性化的。他们将胎儿作为一个人对待，对胎儿进行各种知识的讲解，其中包括英文字母、平假名、数数、加法、减法，自然界的万物及社会常识。

强调子宫对话

胎教方法很多，实子夫妇也采用了听音乐、讲故事、学习知识、涵养性情等方法。具体实施时，则主要是子宫对话这一方式。听音乐时要对话、讲故事、学习知识。因此，实子夫妇十分强调子宫对话的重要性。

从学术角度来看，斯瑟蒂克式胎教法具有丰富的优生学内容，特别在美学和美育方面，能给人以一定的启示。但它并不深奥，任何人只要实施胎教，就自然会运用到美学和美育的观点、方法。斯瑟蒂克式胎教法有助于现代胎教学的丰富和发展。

第6周
早孕反应慢慢来了

早孕反应是宝宝发来的信息，他或她还太小，只能用这样的方式来通知孕妈妈。

一、本周妈妈宝宝

孕妈妈的变化

子宫 怀孕第6周，胚胎在子宫里正迅速成长，它的心脏已经开始划分心室，并进行有规律地跳动及开始供血。

体重 孕妈妈可能又增加了几千克或又减轻了几千克。如果恶心、吃不下饭，那就会减重。

体形 此时孕妈妈已经妊娠2个月了，足可以看到身体上的某些变化。如果这是第1次妊娠，孕妈妈可能变化不大。穿衣服时可能会觉得腰部稍微有点紧，腿有可能变粗了，乳房也变大了。

胎宝宝的生长

胎儿大小 怀孕第6周的时候胚胎快速地成长。这时候的胚胎长度约6毫米，形状像一个小苹果籽。

面部 胚胎的面部有黑色小点，那将是宝宝的眼睛。小的空洞是鼻孔，深凹下去的地方将来会发育成宝宝的耳朵。

手和脚 形成宝宝手和脚的地方变化也越来越明显。胚胎的手和脚这时候看上去像划船的桨。

其他 这时候脑下垂体腺和肌肉纤维继续发育。

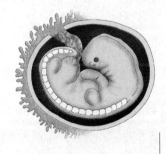

本周宝宝的手和脚看上去像划船的桨。

二、本周保健

怀孕第6周后，在孕妈妈的子宫里，胚胎正在迅速地成长，孕妈妈的妊娠反应也开始明显起来。孕早期出现恶心呕吐、头晕体倦、择食厌食，甚至低热等现象，称为早孕反应，一般在妊娠第6周出现，在12周后自行缓解。

重点关注1 应对早孕反应的方法

早孕反应是这正常生理反应，无需特殊治疗，只能在生活和饮食上多注意。

1了解一些相关的医学知识 孕育生命是一项自然过程，是苦乐相伴的，增加自身对早孕反应的耐受力。

2适量活动 出现孕吐不适的时候，可以适当地休养。但是当身体好转些时，就应该适当做些轻缓的活动，散散步、做些轻缓的保健操，让身体处于良好的状态。

3身心放松 早孕反应是生理反应，多数孕妇在一两个月后就会好转，因此要以积极的心态度过这一阶段。孕妈妈要保持轻松，愉快的心情，不必过多地担忧和惊慌，有时间多听听音乐、与朋友和家人聊聊天，适当地打扮自己，放松心情。

4得到家人的体贴 妊娠早期，孕妇身体和心理都有很大变化，早孕反应和情绪的不稳定会影响到孕妇的正常生活，这就需要家人的帮助和理解。家人应了解什么是早孕反应，积极分担家务，使其轻松度过妊娠反应期。特别是准爸爸要给妻子提供一个和谐温馨的家庭环境，多陪妻子做她喜欢做的事情，使她的身心得到放松。

重点关注2 妊娠剧吐的防治

反应严重，呈持续性或剧烈呕吐，甚至不能进食、进水，可称为妊娠剧吐。

1妊娠剧吐的分类 按临床表现程度，可分为轻症和重症两类。

轻症患者可有反复呕吐、择食、厌食、疲倦头晕、大便秘结等，但体重、体温、脉率均无改变，尿酮体阴性。

重症患者则呕吐剧烈，不能进食和进水，吐出物除食物、黏液外，甚至可有胆汁或咖啡色血水，并感全身乏力，明显消瘦，小便少，常出现酮体，同时，还可发现患者全身皮肤黏膜干燥、眼球凹陷、脉搏细弱而迅速（每分100～120次）等脱水、电解质紊乱和酸中毒的症状。严重时可出现肝肾功能损害，血压下降，体温升高，黄疸，嗜睡和昏迷，还可出现视神经炎和视网膜出血。

❷ 妊娠剧吐的原因　目前尚未完全了解。一般认为可能与胎盘激素有关，其中主要是指绒毛膜促性腺激素。另外，临床上往往见到精神紧张而敏感的孕妇，易发生妊娠剧吐，故又认为妊娠剧吐与孕妇的神经类型、身体素质有关。

❸ 妊娠剧吐的诊断　诊断一般并不困难，但需与病毒性肝炎、溃疡病等消化系统疾病相鉴别。为辨别病情的轻重，可检查尿酮体、血二氧化碳结合力和钾、钠、氯等电解质，必要时作非蛋白氮、胆红素测定及眼底检查。

❹ 妊娠剧吐的治疗　一般常用维生素B_6、维生素C和镇静止吐药如鲁米那和氯丙嗪等。重症患者需注意补充水分，增加营养，纠正脱水、酸中毒和电解质紊乱。

孕妇应消除顾虑，保持心情舒畅，保证睡眠和休息，这些都有助于减轻妊娠剧吐带来的不良反应。饮食上少量多餐、食物以清淡而富有营养为宜。若孕妇发生频繁呕吐，应适当禁食，待呕吐症状缓解后再进食。进食时宜先给少量流食（菜汤、稀粥等），在此基础上再逐渐增加进食量，使孕妇有个逐渐适应阶段。但若极个别患者经治疗不见好转，体温高达38℃以上，脉率快于120次／分，并出现黄疸时，应考虑中止妊娠。

孕妇不可用药物止吐

目前市面上尚无发售有抑制孕吐的药剂。孕妇不宜擅自利用药物抑制孕吐。

产生孕吐状况的时候，就是最易流产的时刻，也是胎儿器官形成的重要时期，在此期间的胎儿若是受到X光的照射、某种药物的刺激，或是受到病原体的感染，都会产生畸形。

抑制孕吐的镇吐剂中，尤以抗组胺最具药效，因此经常用来治疗孕吐，但是服用此种药剂可能会导致胎儿畸形。

工作中缓解早孕反应

❶ 多放些手绢、纸巾和塑料袋在手袋里，以备不时之需，避免一些尴尬。

❷ 上班前一定要吃早餐，即使不想吃也要吃一点，哪怕是一片面包。这样，对你的胃有好处，可以减少呕吐次数。

❸ 如果血糖较低，或总是感到饥饿，可以随身携带一些小零食，适当进食。

❹ 反应特别严重时，就请几天假。

❺ 工作时感到恶心呕吐，去洗手间前提示身边同事，有利于应对临时情况。

三、本周饮食营养

五种饮食方案缓解孕吐

下面介绍5个可以缓解孕早期的恶心、呕吐的饮食方案，孕妈妈可以尝试。

方案一

食欲不振时投胃口所好，一般怀孕早期的孕妇都喜欢吃酸性口味的食品，如橘子、梅子干或泡菜等。因此，丈夫和家人应多准备一些这类食品。

由于孕早期（妊娠前3个月）胎儿生长缓慢，并不需要太多的营养。孕妇在口味上可以尽量选取自己想吃的东西，多喝水，多吃富含维生素的食物，可以防止便秘，因为便秘会加重早孕反应。

另外，尽可能多地变换孕妇就餐环境，这样能激发孕妇的食欲。

方案二

孕妇的进食方法以少食多餐为好。每2～3小时进食一次。妊娠恶心呕吐多在清晨空腹时较重，为了减轻孕吐反应，可多吃一些较干的食物，如烧饼、饼干、烤馒头片、面包片等。如果孕妇孕吐严重，要注意多吃蔬菜、水果等偏碱性的食物，以防酸中毒。

方案三

这个时期孕妇的膳食，原则上是以清淡、少油腻、易消化为主，如面包、饼干、牛奶、藕粉、稀粥、蜂蜜及各种新鲜水果等，避免过于油腻的食品。

方案四

家人要鼓励孕妇进食。孕妇进食后如果呕吐，千万不要精神紧张，可以做做深呼吸动作，或听听音乐，或室外散散步，然后再继续进食。进食以后，孕妇最好卧床休息半小时，这样可使呕吐症状减轻。晚上反应较轻时，食量宜增加，食物要多样化，必要时睡前可适量加餐，以满足孕妇和胎儿营养需要。

孕吐的饮食调理十分重要，因为怀孕最初3个月，是受精卵分化最旺盛，胎儿各种器官形成的关键时期。

方案五

汤类和油腻类食物最容易引起恶心或呕吐，在进餐时不要过多喝汤、饮料和开水，避免吃油炸或难以消化的食物。

7个妙方缓解孕吐

孕妈妈最难过的就是孕吐这一关。在孕早期，呕吐是孕妈妈最为头痛的事。吃不下东西，甚至看见食物就想吐，孕妈妈常常被折磨得痛苦不堪，下面收集的几个妙方可以缓解孕吐，助孕妈妈顺利度过这一关。

1. **生姜橘皮**

生姜10克，橘皮10克，加红糖调味，煮成糖水作茶饮。

2. **生扁豆粉**

将生扁豆75克晒成干，研成细末，每次10克，用米汤送服。

3. **梅干菜瘦猪肉**

梅干菜1克，榨菜15克，瘦猪肉丝100克，食盐适量，共煮汤服，常服。

4. **甘蔗汁**

将甘蔗绞成汁，加入少许生姜汁，作茶饮。

5. **鲜柠檬汁**

鲜柠檬500克去皮、核，切小块，放入锅中加250克白糖浸渍24小时，再用小火煨熬至汁液耗尽，待冷却再拌入少许白糖即可食用。每日1剂，日服2次。

6. **生姜韭菜生菜汁**

生姜20克，韭菜50克，生菜50克，共捣烂取汁服，每日2剂，7天为一疗程。

7. **梨丁香**

梨1只，丁香15枚，梨去核放入丁香，密闭蒸熟，去丁香食梨。

四、本周胎教课堂

孕妈妈自律训练法

怒对人体健康的影响是很不利的。国内外的学者都认为，如果孕妈妈的情绪易于激动，经常大发雷霆，会对胎儿产生很大的影响。

妊娠早期由于早孕反应容易使孕妈妈心烦意乱，恶心呕吐，为了一点小事就会生气，此时你可要知道，胎宝宝与你的感觉是相通的，因此孕妈妈为了胎宝宝也要保持开朗、温柔、慈爱的心情，而且研究也发现，良好的心理状态有利于胎儿的健康发育，现阶段孕妈妈要积极调整好自己的心态，使自己的心理处于最佳状态。这种心情应持之以恒才能使胎儿的身体和心理健康成长。可见孕妈妈平和、宁静、愉快而充满爱的心理，也是此阶段胎教的主要内容。

此时，如果孕妈妈还有妊娠反应的不适感，可以试着学用"自律训练法"，在缓解妊娠反应的同时，也会让你的胎宝宝感受到你的轻松与愉快。具体方法是：

首先拉上窗帘，或将灯光调弱，让房间里的光线变得柔和，找到一个让你感到舒服的姿势，闭上眼睛，做2～3次深呼吸。

然后把下面这些话缓缓地在心里默诵，每句话各重复两遍：

心情放松→手臂放松→心情放松→双腿放松→心情放松→手臂温暖→心情放松→双腿温暖→心情放松。

结束之后，两手相握，或弯曲双肘，还原。

孕吐期适合听的音乐

怀孕2个月时，大多数孕妇会有妊娠反应、呕吐、眩晕等不适，通常将孕妇折腾得心情忧郁、烦躁。孕妇情绪的不宁和心理的不平衡会影响胎儿的生长发育，所以这时孕妇最好听那些轻松愉快、诙谐有趣及优美动听的音乐，使孕妇早孕反应的不安心情得到缓解、放松，精神上得到安慰，从而有利于胎儿的健康成长与发育。

优美细腻、音律柔和、带有诗情画意的音乐有镇静作用；节奏明快、轻松悠扬的动人乐曲，有舒解心情、使人愉快的作用，所以此时孕妇宜多听这一类的音乐，如《摇篮曲》、《春之声圆舞曲》等。孕妇不宜听过分激烈的现代音乐，因为这类音乐音量较大，节奏紧张激烈，声音刺耳嘈杂，可引起胎儿躁动不安，而且可促使母体分泌一些有害的物质，危及孕妇和胎儿。另外孕妇还可听一些活泼有趣的儿歌、童谣，也可随着轻轻哼唱，通过母体振动将音乐传递给胎儿。

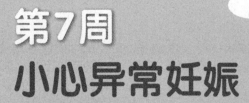

第7周
小心异常妊娠

孕育生命的过程是复杂的，偶尔也会出现意外。孕妈妈要小心谨慎，出现情况及时检查。

一、本周妈妈宝宝

孕妈妈的变化

子宫 妊娠5周后，子宫壁变得柔软，以利于胚胎牢固着床。子宫颈黏液变得黏稠，这些黏液在子宫颈内凝结形成黏液栓，使子宫闭锁。在整个妊娠期间切断子宫与外界的通道。一直到分娩之前，子宫开始张开，黏液栓才会排出体外，称为"现血"。

体形 尽管孕妈妈可能急于向世人宣布自己已经怀孕了，但是体形依旧没有多大变化。

胎宝宝的生长

胎儿大小 怀孕第7周的时候，胚胎快速成长。这时候的胚胎长约12毫米，形状像蚕豆。

心脏 这时候，胚胎的心脏已经可以跳到150次/分钟，相当于大人心跳的两倍。

其他 在怀孕7周左右的时候胚胎会发生轻微地转动，但是孕妈妈无法感受到这一奇妙微小的变化。

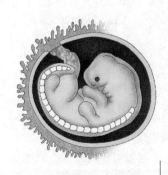

小心脏跳得真快，
是妈妈的两倍。

二、本周保健

怀孕第7周，孕妈妈由于早孕反应，情绪一定波动很大，但是应该注意的是，在早孕6～10周是胎宝宝腭部发育的关键时期，你焦虑的情绪会影响胚胎的发育，导致胎宝宝腭裂或唇裂。另外孕妈妈也应密切关注是否有阴道出血的情况，一旦出现应慎重对待。

重点关注 孕早期异常妊娠

1.阴道出血不可小视

据统计，至少有20%的孕妈妈在怀孕初期有过出血情况。这种情况可称为"妊娠月经"，不是真正月经。很多女性因妊娠月经而不知道自己已经怀孕，这是很危险的。

出血状况不是自己所能判断的。诊断怀孕后，一旦出现，就应该到医院及时检查和治疗。假如是先兆性流产，医生会采取措施进行保胎；假如是宫外孕，那是越早治疗对身体的伤害越小；如果是妇科疾病，那么采取适当的治疗，并不会影响到孩子在母体内的生长发育。

如果不及时就医，按照经验来处理这类情况，弄不好便会出现无法挽回的伤痛。

2.谨防孕早期宫外孕

宫外孕是指由于某种原因，受精卵在子宫腔以外的其他地方着床（正常怀孕应该是受精卵在子宫内着床发育成胎儿）。由于子宫腔以外的地方没有良好的生长环境，胎儿成长至某一程度之后即会死亡或将着胎部分撑破，产生大量腹内出血，造成大出血，引起休克，甚至危及孕妈妈的生命。以输卵管妊娠最多见。发生宫外孕的孕妈妈一般会有以下症状，孕妈妈应予以重视。若情况严重应立即送医院救治。

停经 多数人在发病前有短暂的停经史，大都在6周左右。但有的人因绒毛组织所产生的绒毛膜促性腺激素，不足以维持子宫内膜，或因发病较早，可能将病理性出血误认为月经来潮，以为自己并没有停经史。

剧烈腹痛 这是输卵管妊娠的主要症状，发生率在95%，常为突发性下腹一侧有撕裂样或阵发性疼痛，并伴有恶心呕吐。刺激膈肌时，引起肩胛部放射性疼痛，当盆腔内有积液，肛门有坠胀和排便感，它对诊断宫外孕很有帮助。

阴道不规则出血 多为点滴状，深褐色，量少，不超过月经量。阴道出血是因子宫内膜剥离，或输卵管出血经宫腔向外排放所致。腹痛伴有阴道出血者，常为胚胎受损的征象。只有腹痛而无阴道出血者多为胚胎继续存活或腹腔妊娠，应提高警惕。

晕厥与休克 由于腹腔内急性出血和剧烈疼痛所致。出血愈多愈快，其症状出现愈迅速、愈严重。可引起头晕、面色苍白、脉细、血压下降、冷汗淋漓，因而发生晕厥与休克等危象。

3.及早发现葡萄胎

葡萄胎是一种妊娠期的良性肿瘤，是胚胎的滋养细胞绒毛水肿增大，形成大小不等的水泡，相连成串，像葡萄一样，故称葡萄胎。

发生葡萄胎的孕妈妈，一般表现为闭经后的6～8周不规则阴道出血，最初出血量少，为暗红色，后逐渐增多或继续出血。可伴有阵发性下腹痛，腹部呈胀痛或钝痛。一般能忍受，常伴有阴道流血和妊娠呕吐。

患有葡萄胎的孕妈妈，在孕早期就有妊娠高血压综合征征象，如高血压、下肢水肿和尿中有白色絮状沉淀。在妊娠4个月左右，临近自行排出时可发生大出血，并可见到葡萄样组织。

一旦发现以上症状，应及时将孕妈妈送医就诊。葡萄胎一旦确诊后应及早手术，以求保留子宫，避免其发生远处转移。

孕妈妈不宜盲目保胎

孕妈妈不可盲目保胎，以防由于保胎方法不当导致出现畸形儿。是否可以实施保胎，必须进行检查后再做决定。

注意胚胎是否存活

要定期做妊娠试验或抽血做绒毛膜促性腺激素免疫测定、妇科检查和超声波检查。若妊娠试验呈阴性或超声检查证明胚胎已死亡，应终止保胎，并立即做刮宫手术，不可再盲目保胎。

大龄孕妇保胎应进行检查

羊膜穿刺术 孕17～21周进行。抽取羊水，通过分析，判断是否存在染色体异常。

音谱分析 把胎儿活动声波转化到屏幕上。这种方法常安排在羊膜穿刺术前进行，以确定胎儿在子宫中的位置。此法还能够观察头骨的变化、形成，并确定胎儿的年龄以及判断孕妇怀有几胎。

抽取胎儿血样 有助于直接观察胎儿及其血液，可以检查出一些胎儿血液病。

通过以上检查可以确定是否继续妊娠。

三、本周饮食营养

早餐一定要吃

不吃早餐的不良习惯对身体非常不利。保证胎儿营养供给是孕妈妈的一项任务。不吃早餐，不仅饿了自己，也饿了胎儿，不利于自身的健康和胎儿的发育。

如果早晨不想吃，可以稍早点起床，早饭前活动一段时间，比如散步、做操或做点家务，激活器官活动功能，促进食欲，以产生饥饿感，促使多吃早饭。

早晨起床后，可以饮一杯温开水，通过温开水的刺激和冲洗作用，激活器官功能，使肠胃活跃起来。体内血液被水稀释后，可增加血液的流动性，进而活跃各器官功能。

孕妈妈晚餐三不宜

不宜过迟 晚餐后不久上床睡觉，不但会加重胃肠道的负担，还会导致难以入睡。

不宜进食过多 晚餐暴食，会使胃机械性扩大，导致消化不良及胃疼等现象。

不宜厚味 晚餐进食大量蛋、肉、鱼等，在饭后活动量减少及血液循环放慢的情况下，胰岛素能将血脂转化为脂肪，积存在皮下、心膜和血管壁上，会使人逐渐胖起来，容易导致心血管系统疾病。

因此，孕妇不应过晚就餐，晚餐也以清淡、稀软为好。

坚决不要偏食

有些孕妈妈在孕前有偏食的习惯，等到怀孕后就更加"变本加厉"了，她们往往只吃自己喜欢吃的食物。专家提醒，偏食会造成营养结构不合理，将严重影响胎儿的正常发育。

主食不足 一些孕妇在孕前就为了保持体形而很少摄入主食，她们认为主食是体形发胖的主要原因，其实主食为人们带来孕期需要的大部分能量和B族维生素、膳食纤维等，放弃主食将使母体严重缺乏能量使胎儿停止发育。

荤食过多 为加强营养摄入大量的动物性食物，每餐都有超量的鸡鸭鱼肉，炒菜用很多油脂，这将大大超过身体的需要而存积为脂肪，结果孕妇体重猛长，孩子却营养不良。

专重素食 也有孕妈妈日日与蔬菜水果为伴，不吃其他食物，结果热能和蛋白质摄入量均缺乏，胎儿生长缓慢。

坚果超量 很多孕妇每天吃大量的坚果类食物，希望补充必需脂肪酸和优质蛋白质有助于胎儿大脑的发育，其实硬果类食物同时含有极高的热能和脂肪量，将影响其他营养素的吸收。

四、本周胎教课堂

想象一下宝宝的样子

联想胎教的方法很多，其中的一项就是，想象一下腹中宝宝的样子。

当知道自己怀孕时，您可能会有很多想像，孩子的性别、性格、形象，长得像我还是老公多一些？要知道想象也是一种胎教，所以这时候的想象可不能是胡思乱想了，一定要有益于胎儿的生长发育。

想象胎教要求，从受孕开始，孕妈妈就应该设计孩子的形象，把美好的愿望具体化、形象化，想象着孩子应具有什么样的面貌，什么样的性格，什么样的气质等。常常看一些你所喜欢的儿童画和照片。仔细观察你们夫妻双方，以及双方父母的相貌特点，取其长处进行综合，在头脑中形成一个清晰的印象，并反复进行描绘。

对于全面综合起来的具体形象，以"就是这样一个孩子"的坚定信念在心底默默地呼唤，使之与腹中的胎儿同化。久而久之你所希望的东西潜移默化地变成了胎教，为胎儿所接受。

带着胎宝宝去散步

散步是非常适合孕妈妈的运动，不仅能够促进胎儿的大脑发育，而且还兼有胎教的功效。孕妈妈散步时的氧气供给量比坐着时要高出2～3倍，散步还能让心情变得愉悦和放松。观看大自然的景色、聊天，对于孕妈妈来说无疑是一种美的精神享受。而孕妈妈的心情愉快，头脑清醒，有利于消除疲劳增进食欲和睡眠，有利于胎儿的健康成长和孕妈妈顺利分娩。

有节律而平静的步行，可使腿肌、腹壁肌、心肌加强活动。由于血管的容量扩大，肝和脾所储存的血液便进入了血管。动脉血的大量增加和血液循环的加快，对身体细胞的营养，特别是心肌的营养有良好的作用。同时，在散步中，肺的通气量增加，呼吸变得深沉。鉴于孕妇的生理特点，散步是增强孕妇和胎儿健康的有效方法。

散步应选择在风和日丽的天气中进行，有雾、下雨、刮风及天气骤变时不宜外出，以免感冒。还应选择在道路平坦、环境优美、空气清新的地方散步，有准爸爸或家人的陪同就更好了。散步时，无论看到什么景象，都可以将其变成有趣的话题讲给胎儿听，这样，和语言胎教结合起来，效果更佳。散步的时间最好是在上午10点到下午2点左右，因为这个时间段是一天之中母体子宫最放松的时间。

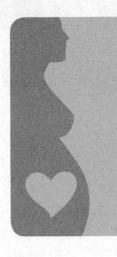

第8周
预防孕早期流产

宝宝是敏感的，要小心呵护，不要让他或她一不愉快就溜走了。

一、本周妈妈宝宝

孕妈妈的变化

子宫 妊娠之前孕妈妈的子宫如鹅蛋一样大小。妊娠6周以后，胚胎如同葡萄大小。随着子宫的增长，孕妈妈可能会感到下腹部痛，有的还能感到子宫收缩。

乳房 孕妈妈这时会发现自己的乳房胀大，腰围也增大。

其他变化 由于内分泌的变化，孕妈妈变得容易出汗，头发长得比原来快多了，指甲长得也快，还容易折断和龟裂。牙龈也变得特别容易浮肿和出血。宫缩在整个妊娠期都存在。

胎宝宝的生长

大小 怀孕第8周的时候，胚胎快速成长。这时候的胚胎长约20毫米，形状像葡萄。

器官 胚胎的器官已经开始具备了明显的特征。此时的胚胎中会有一个与身体不成比例的大头。手指和脚趾之间隐约有少量蹼状物。由于骨髓还没有形成，用肝脏来代替产生大量的红细胞，直到骨髓成熟后来接管肝脏的工作。

轮廓 从现在开始胎儿将迅速生长，并在几周内有明显的轮廓。

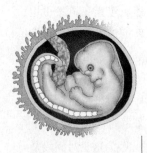

宝宝手指和脚趾在生长，但其间隐约有少量蹼状物。

二、本周保健

孕早期由于胚胎在子宫内的发育还不健全，孕妈妈生活的环境可能存在着很多不利于胚胎发育的隐患，这样可能会导致流产。所以孕早期孕妈妈应该多加注意，防止流产的发生。

重点关注 预防孕早期流产

1.孕早期易流产的原因

妊娠早期，胚胎对各种有害或不良因素十分敏感，如某些药物、放射线、化学物质的侵害、细菌、病毒的感染以及体内内分泌激素水平的异常或某些营养物质的缺乏等，这些都可使胚胎发育产生缺陷，从而最终导致自然流产。而绝大部分的自然流产都是由于胚胎不健全所致，这些萎缩变形的卵泡有60%～70%是因为染色体异常或受精卵本身有问题，受精卵长到某种程度后，即会萎缩，从而发生死胎、流产。

2.预防流产八项注意

❶ 充分的休息，切勿过度劳累：不要做过重的体力劳动，尤其是增加腹压的负重劳动，如提水、搬重物。

❷ 防止外伤：出门最好穿平底鞋，孕期尽量不要外出旅游；避免振动的工作环境；做家务时避免危险性动作，如登高。

❸ 摄取均衡的营养：远离烟酒，清淡饮食，不吃辛辣的食品，尽量少食多餐，必须保持大便通畅，避免肠胃不适。

❹ 防寒保暖，预防感冒：禁用妊娠禁忌药物。

❺ 保持心情愉快，情绪稳定：保持心情舒畅，避免各种精神刺激，消除紧张、烦闷、恐惧心理，调和情志。

❻ 保持身体特别是会阴部的清洁：生殖道炎症也是诱发流产的原因之一。怀孕期间，阴道分泌物增多，因此外阴清洁工作显得非常重要，孕妇每晚都应坚持清洗外阴，必要时一天清洗两次。

孕早期谨慎过性生活

很多孕妇认为性生活会给腹中的胎儿带来不好影响，因而采取消极的态度。

一般而言，孕早期性生活应适当节制。国外有的专家提出，孕早期夫妇性生活可控制在每周1次。

也有的专家认为：孕早期应节制性生活，最好采取边缘性接触，通过搂抱、抚摸、亲吻的方式达到性的满足。性生活频繁或不注意卫生，易引起阴道炎症，不利于胎儿的健康发育。

孕早期性生活方式的选择应注意避免腹部压力过大。否则会增加流产的危险性。

孕期运动的好处

孕妈妈要根据自己的身体状况，在不同的妊娠时期参加一些合适的运动，因为孕妈妈参加一些适宜的运动对孕妈妈和胎儿都是有利的。

运动的益处主要有以下几点。

增强心脏功能 妇女在怀孕后，产生一系列生理变化，增加了心脏负担。若是孕妇心脏功能较强，则可保证供给胎儿充足氧气，有利于胎儿发育，对孕妇还可减缓出现腰痛、脚痛、下肢浮肿、心跳出气短、呼吸困难等症状的机率。

增强肌肉力量 孕妇进行体育运动时，能使全身肌肉的血液循环得到改善，肌肉组织的营养增加，使肌肉储备较大的力量。

增强骨骼力量 骨骼坚实可防止孕妇出现牙齿松动和骨质软化等症状。

增强神经系统功能 使人体各个系统器官更有效地协调工作，可以帮助孕妇各个系统在妊娠期间产生一系列适应性变化。

孕早期"慢"运动

慢、慢、慢

孕早期，由于胚胎正处于发育阶段，特别是胎盘和母体子宫壁的连接还不紧密，很可能由于动作的不当使子宫受到震动，使胎盘脱落而造成流产。尽量选择慢一些的运动，像跳跃、扭曲或快速旋转这样的运动千万不能做。

散步、慢跑、打沙弧球或台球

除了保证足够的睡眠，一定要安排些运动。千万别闷坐在家里或躺在床上，出来散散步吧，或者慢跑也是可以的。这是非常适合孕早期妈妈的运动，宝宝还不是很大，你也不会太辛苦。散步和慢跑可以帮助消化、促进血液循环、增加心肺功能。而打沙弧球和台球是调节心情的运动方式。

运动的目的是让孕妇在身体和心理上适应孕期环境，保证母子健康和平安。

三、本周饮食营养

食用山楂不可过量

山楂开胃消食，酸甜可口。妇女怀孕后常有恶心、呕吐、食欲不振等早孕反应，更愿意吃些山楂调调口味，增强食欲。山楂虽可开胃，但对孕妇不利。

研究表明，山楂对孕妇子宫有兴奋作用，可促进子宫收缩，倘若孕妇大量食用山楂和山楂制品，就有可能刺激子宫收缩，从而导致流产。尤其是以往有过自然流产史或怀孕后有先兆流产症状的孕妇，则应忌食山楂食品。

孕妈妈不宜多吃桂圆

桂圆能养血安神，生津液，润五脏，是一味良好的食疗佳品。由于桂圆味甘温，所以对内有痰火者及患有热病者不宜食用，尤其是孕妇，更不宜进食。

妇女怀孕后，阴血偏虚，阴虚则滋生内热，因此孕妇往往有大便干燥、小便短赤、口干、肝脏郁热等症状。如果再食用性热的桂圆，非但不能产生补益作用，反而增加内热，可能发生动血动胎、漏红腹痛、腹胀等先兆流产症状。

易导致流产的食物

妊娠期间，孕妇应注意营养的摄入，但同时也应该注意到有些饮食会对自己或者胎儿产生不良影响。在此，我们介绍四种易导致孕妇流产的食物，以供大家参考：

螃蟹 它味道鲜美，但其性寒凉，有活血祛瘀之功，故对孕妇不利，尤其是蟹爪，有明显的堕胎作用。

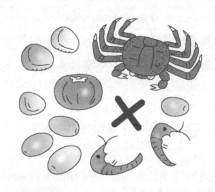

甲鱼 虽然它具有滋阴益肾的功效，但是甲鱼性味咸寒，有着较强的通血络、散瘀块作用，因而有一定堕胎之弊，尤其是鳖甲的堕胎之力比鳖肉更强。

薏米 是一种药食同源之物，中医认为其质滑利。药理实验证明，薏仁对子宫平滑肌有兴奋作用，可促使子宫收缩，因而有诱发流产的可能。

马齿苋 它既是草药又可作菜食用，其药性寒凉而滑利。实验证明，马齿苋汁对子宫有明显的兴奋作用，能使子宫收缩次数增多、强度增大，易造成流产。

另外，参见本书14页孕期饮食禁忌。

四、本周胎教课堂

情绪胎教的独特作用

医学研究表明，孕妇在情绪好的时候，体内可分泌一些有益的激素，以及酶和乙酰胆碱，有利于胎宝宝的正常生长发育。而孕妇在情绪不良的情况下，如在应激状态或焦虑状态中，会产生大量肾上腺皮质激素，并随着血液循环进入胎宝宝体内，使胎宝宝产生与孕妈妈一样的情绪，并破坏胚胎的正常发育。

❶ 有益物质让孕妈妈的身体处于最佳状态，十分有益于胎盘的血液循环供应，促使胎宝宝稳定地生长发育，不易发生流产、早产及妊娠并发症。

❷ 使胎儿的活动缓和而有规律，器官组织进行着良好分化、形成及生长发育，尤其是对脑组织发育。

❸ 宝宝出生后，性情平和，情绪稳定，不经常哭闹，能很快地形成良好的生物节律，如睡眠、排泄、进食等，一般来讲智商、情商较高。

情绪胎教的基本方法

情绪胎教体现了父母之爱，情绪胎教也即为爱的胎教。要做好情绪胎教，最重要的就是孕妈妈要始终保持良好的心境和愉快的情绪。

❶ 应胸怀宽广，乐观舒畅，多想孩子远大的前途和美好的未来，避免烦恼、惊恐和忧虑。

❷ 把生活环境布置得整洁美观，赏心悦目。还应挂几张健美的娃娃头像，孕妇可以天天看，想象腹中的孩子也是这样健康、美丽、可爱。多欣赏花卉盆景、美术作品和大自然美好的景色，多到野外呼吸新鲜空气。

❸ 饮食起居要有规律，按时作息，行之有效地劳动和锻炼。衣着打扮、梳洗美容应考虑有利于胎儿和自身健康。

❹ 常听优美的音乐，常读诗歌、童话和科学育儿书刊。不许看恐惧、紧张、色情、斗殴的电视、电影、录像和小说。

❺ 未来父母在情绪胎教中负有特殊的使命。丈夫应了解怀孕会使产生一系列生理、心理变化。应如倍爱抚、安慰、体贴妻子，做她有力的心理支柱，尽可能使妻子快乐，多做美味可口的食物。建设美好的生活环境，使生活恬静，谈吐幽默诙谐，双双憧憬美好的未来，这是做父亲给自己孩子的第一份美好的礼物。

第9周
胚胎成长为胎儿

经过飞快地发育，宝宝现在五脏俱全、初显人形，开始称为"胎儿"了。

一、本周妈妈宝宝

孕妈妈的变化

子宫 每天孕妈妈的子宫都随体内胚胎的生长而变大。本周孕妈妈的腰围又大了一圈，子宫的生长速度还在加快。

体重 多数孕妈妈体重会增加，实际上孕妈妈体重的增长是监测腹中胎儿健康与否的重要方式。尽管孕妈妈的体重增长得可能很少，但其身体时时在变，尤其是与妊娠相关的各个部位。

腹部 下腹部有闷胀感和绷紧感。

胎宝宝的生长

胎儿大小 胎儿长约25毫米，胎儿许多部位在发生变化。

头部 头越来越直了，颈部也明显了。眼睛能睁开，外耳很明显且发育完好。

手臂和腿脚 手部在手腕处有弯曲，两脚开始摆脱蹼状的外表，可以看到脚踝。手臂更加长了，臂弯处肘部已经形成。

生殖器官 两性生殖器很相似，还不能通过B超辨认性别。

胎动 胎儿现在开始移动身体了，但孕妈妈还无法感觉到，只有通过超声波才可以观察到这种运动。

其他 胚胎期的小尾巴消失，神经肌肉器官都开始工作。医学上将9周前的胎儿称为胚胎或胚芽，从第9周开始称为胎儿。

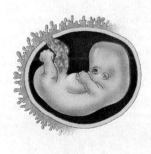

小尾巴消失，成为真正意义上的小宝宝。

二、本周保健

怀孕第9周，也就是开始了孕3月，从这个月开始，胚胎可以叫做胎宝宝了。孕妈妈应掌握饮食、常见疾病等知识，以便对自己的生活进行调节。此时孕妈妈如果感冒或发烧应慎重对待，以免影响胎宝宝的健康成长。

重点关注 孕早期感冒、发烧

1.正确应对孕早期感冒

如果孕妈妈感冒了，但不发热，或体温不超过38℃，可增加饮水，补充维生素C，充分休息，感冒症状就可得到缓解。如果有咳嗽等症状，可在医生指导下服用药物，孕妈妈千万不可自己随意服药。

排卵两周内没关系 如果孕妇感冒的时间是处在排卵以后两周内，用药就可能对胎儿没有影响。

排卵后两周感冒需终止妊娠 如果感冒时处在排卵以后两周以上，这一时期，胎儿的中枢神经已开始发育，孕妇高热39℃如持续3天以上，就可能会对胎儿造成影响。如果出现以上情况，就需要与医生、家人共同商讨是否继续本次妊娠。

孕早期感冒危害大 如果孕妇在怀孕3~8周之后患上感冒，并伴有高热，就对胎儿的影响较大。病毒可透过胎盘屏障进入胎儿体内，有可能造成胎儿先天性心脏病、兔唇、脑积水、无脑和小头畸形等。感冒造成的高热和代谢紊乱产生的毒素会刺激子宫收缩，造成流产，新生儿的死亡率也会因此增高。

轻度感冒的治疗 可选用板蓝根冲剂等纯中成药，并且多喝开水，同时要注意休息，补充维生素C，感冒很快就会好。

重感冒伴有高热、剧咳的治疗 一定要及时上医院，并坚持治疗。可选用柴胡注射液退热和纯中药止咳糖浆止咳。同时，可采用湿毛巾冷敷，或用30%左右的酒精（或将白酒对水冲淡一倍）擦浴，可起到物理降温的作用。

2.孕妈妈发烧要及时降温

发烧常常是由于病原体侵入引起的，有些病原体会影响胎儿发育，引起胎儿畸形。同时，发烧对胎儿的危害有时会超过病原体对胎儿的危害。

研究发现，如果孕妇持续24小时以上体温比正常体温高1℃，即有致畸的可能。据测定，孕妇体温比正常人高1.5℃，胎儿脑细胞发育就可能停滞；如果升高3℃，就可能杀死胎儿脑细胞，造成永久性损害。

孕早期胚胎如果生活在高温环境下，极易受到伤害。物理性的有害因子会杀死那些分裂的细胞，使该细胞停止发育，特别是胎儿的中枢神经系统最易受到损伤，造成畸胎，严重者可导致胚胎死亡。

孕妈妈发烧要积极降温，发烧对胎儿的影响与发烧程度及持续时间有关，体温越高，持续时间越长，对胎儿影响就越大。所以加强孕期保健，预防孕早期发烧性疾病非常重要。孕妇一旦患上感染性发烧疾病，应积极采取物理降温。

二手烟、二手香危害大

孕妈妈都知道不能吸烟，但往往忽略或者难以避免"二手烟"。

先看看"二手烟"的危害：

❶可能增加孕妈妈患胃病的几率，还可能会引起厌食情绪。

❷烟尘中的有害物质可能引起胎宝宝畸形、流产。

❸烟雾里含有的尼古丁可以引起子宫动脉收缩，使母体不能顺利地给胎宝宝供氧，从而可能导致胎宝宝氧气不足、营养不良。

为了自身及胎宝宝的安全，孕妈妈一定要远离"二手烟"。

"二手烟"的危害人们都知道，但还有一种"二手"污染却较隐蔽，被很多人忽视，那就是"二手香"。

"二手香"是指从环境中被动吸入不良香味。香味的来源主要包括香味过浓的化妆品（如香水、护肤品），空气芳香剂（如卫生间、车内的空气芳香剂）。味道过于浓烈的香气，会严重威胁人体健康，尤其是孕妇和婴幼儿。

很多人对"二手香"都有过敏反应，尤其是在封闭的环境里，味道过于强烈容易使喷洒香水的人和吸入"二手香"的人出现头痛、头晕、打喷嚏、流泪、胸闷等症状。对孕妇和婴儿来说，"二手香"可能比"二手烟"更令人担忧，由于孕妇体内激素水平变化较大，闻到香水更易过敏。对哺乳期的母亲来说，香水的有害化学成分会通过乳汁损害婴儿健康。由于香水成分会在体内积蓄，女性在怀孕前也不宜使用过浓或者劣质香水。

专家建议，如果出于礼仪需要喷洒香水，一要选择取得卫生许可证、标识规范的香水，并尽量选择清香淡雅、天然香料配制的香水。

职场妈妈应远离的工作环境

现在越来越多的孕妈妈怀孕后也一样坚持上班，上班族孕妈妈可以参加一般日常工作，但不宜从事以下可导致流产、早产、胎儿致畸等严重危害母亲及胎儿健康的工作：

1.繁重的体力劳动 繁重的体力劳动消耗热量很多，增加心脏的血液输出量，加重上班族孕妇的负担，会影响胎儿的生长发育，甚至造成流产、早产。

2.频繁弯腰、下蹲或攀高的工作 长时间蹲位或弯腰会压迫腹部，影响胎儿发育，引起流产、早产。孕晚期，行动不便，且常伴有下肢浮肿，更不适宜参加这类工作。

3.高空或危险工作 有跌落危险的工作，距地面2米以上高度的工作以及其他有发生意外事故危险的工作不宜参加。

4.接触化学有毒物质或放射性物质的工作 化学有毒物质及放射性物质等有致畸、致癌作用，严重危害母子健康。

化学物质中的铅、汞、砷、氮化物、一氧化碳、氮气、苯、甲苯、二甲苯、环氧乙烷、苯胺、甲醛等，在空气中的浓度如超过卫生标准时，上班族孕妇不宜在此环境下工作。此外，超过卫生防护要求的放射性工作，上班族孕妇也不宜参加。

5.高温作业、振动作业和噪声过大的工种 研究表明，工作环境温度过高，或振动甚剧，或噪声过大，均可对胎儿的生长发育造成不良影响。

6.接触电磁辐射的工种 研究结果表明，电离辐射对胎儿来说是看不见的凶手，可严重损害胎儿，甚至会造成畸胎、先天愚型和死胎。所以，接触工业生产放射性物质，从事电磁辐射研究、电视机生产以及医疗部门的放射线工作的人员要加强防护。

7.医务工作者 这类人员在传染病流行期间，经常与患各种病毒感染的病人密切接触，而这些病毒（主要是风疹病毒、流感病毒、巨细胞病毒等）会对胎儿造成严重危害。因此，临床医务人员在计划受孕或早孕阶段若正值病毒性传染病流行期间，最好加强自我保健，严防病毒危害。

三、本周饮食营养

孕期如何补水

怀孕期间要及时补水。水约占人体体重的65%，是人维持生命的必需品。对于孕妈妈来说，怀孕的时候水比任何时候都显得更为重要。孕期女性的血容量比没有怀孕的时候增加了40%，其中以红细胞为主的成分增加了20%，而以水为主的成分则增加了50%。这就是说怀孕后血液中水分大量缺少了，需要及时补充水分。胎宝宝在孕前期是快速发育时期，活动量很大，也急需水分。所以孕妈妈平时要注意及时补水，不要等到口渴了再喝水。

孕妈妈补充水分应注意以下几点：

水要喝够 孕妈妈每天摄入的水分，以1000～1500毫升为宜。因为孕妈妈需要足够的水分可供循环和消化需求，并保持皮肤健康。如果水分摄入过少，血液浓缩，血液中代谢废物的浓度也相应升高，会增加尿路感染的机会，对胎儿的新陈代谢不利，对孕妇的皮肤护理和养颜也不利。

定时定量 早上起床后饮用一杯水，上午10点左右一杯，午餐后1小时补充一杯，下午4点一杯，晚餐后1小时补充一杯。

果汁不能代替水 除了水分，果汁还含有果糖、葡萄糖、蔗糖，具有很高的热量，不但会增加体重，还易引起高脂血症。建议孕妈妈每天饮用果汁量不应超过300～500毫升。

必要时减少饮水量 如果孕妈妈出现水肿，就应该注意控制饮水量，每天在1000毫升以内为宜，以免加重妊娠水肿。

孕期不宜喝的饮料

浓茶

浓茶中含有较多的咖啡因和鞣酸。孕妇常喝浓茶对胎儿骨骼发育有影响，鞣酸还会妨碍铁的吸收，导致孕期贫血或贫血治疗困难。

汽水

汽水中的磷酸盐进入肠道后会与食物中的铁发生反应，产生对人体无用的物质。孕妇饮大量的汽水会消耗一些铁质，可能导致贫血。

可乐类饮料

其所含的咖啡因能迅速通过胎盘作用于胎儿，使胎儿受到不良影响。咖啡因可使实验动物发生腭裂、趾或脚畸形，甚至脊柱裂、无下颌、无眼、骨化不全、发育迟缓等。

冰镇时间过长的饮料

太冷的饮料可使胃肠血管痉挛、缺血，出现胃痛、腹胀、消化不良。胎儿对冷刺激敏感，使胎儿躁动不安。

所以，孕妇在孕期应该以喝白开水为主，矿泉水、淡茶水可适当喝。因为白开水经过煮沸消毒，清洁卫生，是孕妇水分补充的主要来源。矿泉水中有许多微量元素也可以饮用。而适量的淡茶水，特别是淡绿茶，含有丰富的茶多酚和微量元素锌，可帮助消化，改善心肾功能，促进血液循环，预防妊娠水肿，促进胎儿生长发育。

孕妈妈不宜节食

女性怀孕后需要增加饮食，以供给母子营养所需，但也有少数孕妈妈怕身体肥胖影响自己的形体美，或者怕胎儿太大，生育困难，就采取节食的方法，尽量减少进食。这种做法是不对的。

女性怀孕以后，子宫、乳房、胎盘都要发生变化，比孕前需要更多的营养，而且胎儿出生时体重达3000~4000克。因而，女性在孕期的体重要比孕前增加9.0~13.5千克，这些增重是必要的，否则胎宝宝不能正常发育。如果盲目节食，就会使胎宝宝先天营养不良。这样即便宝宝出生了，也会因为身体虚弱而发生多种疾病，不但达不到优生的要求，还会给孩子带来疾患。

另外，孕妈妈盲目节食还会影响胎宝宝的大脑发育。宝宝大脑发育的重要时期是怀孕4个月至出生后2周岁，而这当中最关键的一段时期又在孕期的最后3个月至出生后6个月内。人的脑组织发育有个特点，就是细胞增殖"一次性完成"。新生儿的脑神经细胞可达100~140亿个，此后其数量不再增加。如果错过了这段时间，是无法再弥补的。因此，在整个孕期内，孕妈妈要保证营养充足，如果人为节食，势必导致营养素的摄入不足而使脑细胞达不到最大的增殖数目。

四、本周胎教课堂

环境胎教——优境养胎

环境对胎儿的成长都很重要，尤其在前三个月影响更大。环境会引起孕妇情绪变化，由此会影响到内分泌，使血液成分产生变化，最后会影响到胎儿。

孕期要优境，避免劣境。被物理类、化学类、生物类有害物质污染过的外部环境，以及母体患病、营养不良、嗜好烟酒、情绪波动的身体环境，都是劣境，不利于孕育，必须优化环境。一般说来，优境包括以下三个方面：

家庭优境

一是要有良好的家庭气氛。孕妈妈都希望丈夫能理解自己的处境，多体贴自己，平时多操持家务，对自己温存并富有幽默感。丈夫如果能勤快地做好家务，上下班不忘记向妻子和胎儿亲吻问好，必将使母子都感到满足和惬意。

二是要有舒适的孕妇居室。屋中挂的图片和器物陈设，都要使孕妇感觉赏心悦目，并使其产生一种将为人母的意识。

社会优境

社会在进步，全社会要尽可能地为孕妇创设优境，如医院、妇幼保健院应专门为孕妇开辟环境优美的胎教乐园，让孕妇们有一个学习和交流的地方。孕妇的工作环境也要尽可能优化。

自然和人文优境

孕妇可以欣赏风景名胜，也漫步麦田菜畦，也可以徜徉于街心花园，感受自然和人文美景，就能激发孕妇孕育的快感。

带胎宝宝走进大自然

人感到压力时，总喜欢回到大自然中走走。走进大自然，感受那股清新气息，由此产生的身心愉悦，可以说是促进胎儿成长的重要胎教方法。

新鲜的空气与充足的阳光，可以说是孕妈妈及胎儿的另一种营养素。

大自然中新鲜的空气有利于胎儿的大脑发育，树林中的氧大部分是以一种带负电的离子氧状态存在的，这种负离子对人体极为有益，具有调节神经系统和改善血液循环系统的功能。负离子氧是孕妈妈和胎儿的"空气维生素"。

户外的阳光，利于母体对钙、磷元素的较大需求，阳光中的紫外线还具有杀菌消毒的作用。

在农村，大自然就在身边。在城里，孕妈妈就只能在自己的周边环境中寻找自然气息了。到公园、草地、树林等阳光充足、空气清新的地方去散步。听听树上的鸟歌蝉鸣，调节自己的身心和大脑，使自己精神放松，性情日益安然愉悦。

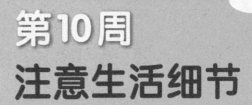

第10周
注意生活细节

宝宝依然很敏感、很娇弱，孕妈妈平时行事应当处处小心。准爸爸要处处照顾周到。

一、本周妈妈宝宝

孕妈妈的变化

子宫 子宫随着胎儿长大继续增大至孕妈妈拳头大小。

体形 孕妈妈在这时候会发现自己的乳房胀大，腹部紧绷，腰围也增大，随之在体形上也出现了轻微的变化，但还不是很明显。

情绪 在本周，孕妈妈的情绪波动会很大，这主要是受孕激素作用的结果。

胎宝宝的生长

胎儿大小 怀孕第10周的时候胎儿长可达到40毫米，形状像扁豆荚。

手和脚 这时候宝宝的手腕和脚踝发育完成并清晰可见。宝宝的手臂更加长肘部更加弯曲。

眼皮 此时胎儿的眼皮黏合在一起。

胎盘 10周的时候胎盘已经很成熟。

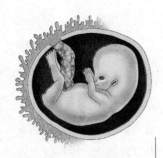

宝宝的手腕和脚踝发育完成，并清晰可见。

二、本周保健

怀孕第10周，此时仍然是胎儿比较容易致畸的时期，所以孕妈妈在日常生活中要多加注意，洗澡不再是随意的事，要小心谨慎。另外，一些对胎宝宝不利的检查也最好不要做。

重点关注 孕妈妈洗澡有讲究

洗澡沐浴不仅是个人的良好卫生习惯，而且也是一种享受。沐浴以后神清气爽，通体舒泰，女性尤应坚持这个有益身体健康的习俗。但是，妇女怀孕以后由于机体内分泌的改变，新陈代谢逐步增强，汗腺及皮脂腺分泌也会随之旺盛。因此，孕妇比常人更需要定期沐浴。

孕妇的沐浴毕竟与常人有所不同，是马虎不得的，如果不注意方法，有可能对孕妇及胎儿的健康带来不利影响。那么孕妇沐浴应注意什么问题呢？

1.要注意水的温度不可过高

据近代医学研究表明，水温过高会损害胎儿的中枢神经系统。据临床研究测定，孕妇较正常体温上升2℃，就会使胎儿的脑细胞发育停滞，如果上升3℃，则有杀死脑细胞的可能。脑细胞一旦受损害，多为不可逆的永久性伤害，胎儿出生后可以出现智力障碍，甚者可形成胎儿畸形，如小眼球、唇裂、外耳畸形等，有的还可导致癫痫发作。一般来说，水的温度越高，损害越重。所以，孕妇沐浴时水的温度应掌握在38℃以下，最好不去温水池或盆堂沐浴，避免腹部长期浸在热水中。

2.冬季不宜在浴罩内沐浴

冬天喜欢在卫生间支起浴罩沐浴，常人尚可应付，但孕妇就不太适应，很快会出现头昏、眼花、乏力、胸闷等症状。这是因为浴罩相对封闭，浴盆内水较热，罩内水蒸汽充盈，经过一段时间的呼吸，其中氧气便会逐渐减少，加上温度又较高，氧气供应相对越来越不足，另外，由于热水浴的刺激，会引起全身体表的毛细血管扩张，使孕妇脑部的供血不足，加上罩内缺氧，更易发生晕厥。同时胎儿也会出现缺氧，胎心心跳加快等现象，严重者还可使胎儿神经系统发育受到不良影响。

3.洗澡应采用淋浴的方式

妇女怀孕后机体的内分泌功能发生了多方面的改变，阴道内具有灭菌作用的酸性分泌物减少，体内的自然防御机能降低，此时，如果坐浴，水中的细菌、病毒极易随之进入阴道、子宫，导致阴道炎、输卵管炎等，同时，立位洗澡不用弯腰，尤其适合妊娠晚期弯腰困难的孕妇。在没有洗淋浴的条件时可以擦澡或用脸盆、水桶盛水冲洗。

4.避免滑倒

孕妇身重，行动不灵便，为确保安全，洗澡时应注意扶着墙边站稳，防止滑跌。特别在孕晚期，由于行动更加不方便，最好请家属帮忙协助。

5.洗澡时间不宜过长

孕妇洗澡时间过长，会造成胎儿缺氧，胎儿脑缺氧时间过长，则会影响神经系统的生长发育。因此，孕妇一般要控制自己洗澡时间不宜超过15分钟，或以孕妇本身不出现头昏、胸闷为度。

孕妈妈不宜做的检查

X射线检查

研究表明，孕妇在妊娠第2～25周期间接触大剂量X射线，可能引起胎儿先天畸形。最多见的畸形有生长迟缓、小头畸形、智力低下、小眼畸形等。

那么孕妇在怀孕期间是否绝对不能做X线检查呢？根据现有资料，目前临床上使用的各种X线放射诊断方法基本上都是低频并经过滤的放射线，人体所接受的放射剂量较低，一般来说，孕妇接受这一剂量范围的剂量照射时引起胚胎发育异常的危险度是很低的。

但是有足够的证据表明，孕妇在妊娠期间接受腹部放射性治疗或诊断，可能对胚胎产生有害的影响。如果确实需做X线检查，一定要请有经验的放射科医生和专科医生会诊，准确地确定孕妇所受照射的总剂量，并估计胚胎所吸收的总剂量。

因此孕妇在孕期一定要慎重接受X线检查，最好不接触X线。

CT检查

孕妇怀孕头3个月内接触放射线可能引起脑积水、小头畸形或造血系统缺陷、颅骨缺损等严重恶果。

CT是利用电子计算机技术和横断层的组织，它具有很高的密度分辨力，要比普通X线强。所以，做一次CT检查X线照射量比X光检查大得多，对人体的危害也大得多。因此，孕妇做CT检查会产生严重的不良后果。所以，如果不是病情需要，孕妇最好不要做CT检查。

孕妈妈不宜睡电热毯

专家指出，孕妈妈睡觉时使用电热毯可导致胎儿畸形。这是因为电热毯通电后会产生电磁场，这种电磁场可能影响母体腹中胎儿的细胞分裂，使其细胞分裂发生异常改变。

胎儿的骨骼细胞对电磁场最为敏感。现代医学研究证实，胚胎的神经细胞组织在受孕后的15～25天时开始发育，心脏组织于受孕后20～40天开始发育，四肢于受孕后24～26天开始发育。因此，孕妇如果在这段时间内使用电热毯，最易使胎儿的大脑、神经、骨骼和心脏等重要器官组织受到不良的影响。由此可见，为了宝宝的健康，在寒冬季节中，孕妇睡觉不要使用电热毯。

三、本周饮食营养

热性香料不利宝宝发育

香料是日常生活中经常食用调味品。八角、茴香、花椒、胡椒、桂皮、五香粉、辣椒粉等都属于热性香料，孕妇如果常食用这些热性香料，会对健康不利。

妇女在怀孕期间，体温相应增高，肠道也较干燥，而香料性大热，且有刺激性，很容易消耗肠道水分，使胃肠腺体分泌减少，造成肠道干燥、便秘或粪石梗阻。

当肠道发生秘结后，孕妇必然用力屏气解便，这样就会引起腹压增大，压迫到子宫内的胎儿，容易造成胎动不安、胎儿发育畸形、羊水早破、自然流产、早产等不良的后果。

孕妈妈服用人参要慎重

体弱的孕妇在孕早期可适当进补人参，提高自身免疫力，抵御外来病菌的侵入，并能增进食欲。

研究表明，人参可明显增加机体红细胞膜流动性，具有明显的抗缺氧作用，对血液循环有改善作用，还能增强心肌收缩力，对胎儿的正常发育可起到促进作用。

在孕早期，中医学主张服用红参，体质偏热者可服用生晒参。孕中晚期，如水肿较明显，动则气短，也以服红参为宜，体质偏热者可服西洋参。总之，应在医生指导下选择服用，千万不要服用过量。

红参、西洋参常用量为3～10克，生晒参为10～15克，蒸煮45分钟左右为佳，服时以少量多次为宜。服用人参时忌与萝卜同服，少饮茶。

在临近产期及分娩时，不提倡服用人参，以免引起产后出血。其他人参制剂也应慎服。当出现头胀、头痛、发烧、舌苔厚腻、失眠、胸闷、憋气、腹胀、玫瑰疹、瘙痒、鼻衄等症状时，应立即停服。

四、本周胎教课堂

音乐胎教的独特作用

人们把那些适合于孕期听的音乐称为胎教音乐。医学界有人研究表明，音乐是通过生理作用和心理作用两条途径影响胎儿生长的。

能使母子保持良好的心境

在心理方面，胎教音乐能使孕妈妈心旷神怡、浮想联翩、宁静轻松，从而改善不良情绪，保持良好的心境，并可能通过某种途径将孕妈妈的感觉信息传递给孩子，使胎宝宝的心理变化与孕妈妈同步。

与母子的生理节奏产生共鸣

在生理方面，胎教音乐使孕妇心率平稳，呼吸舒畅。这样，胸腹之间横膈膜的运动也相应地平稳，流过大动脉的血流速度不急不缓。孕妇心跳、血流等声响传入胎儿耳中，使他感到平和安逸、和谐而美好。同时，悦耳动听的胎教音乐，不断传入孕妈妈和胎儿的听觉器官，通过听觉器官的传导，对大脑皮层产生良性刺激，从而改善大脑皮层的紧张度，促使体内激素的正常分泌，利于身体健康，使孕妈妈和胎儿的身心都保持一种最佳状态。

有研究表明，胎教音乐中的节奏还能与母体和胎体的生理节奏产生共鸣，进而促进胎儿全身各器官的活动。

胎教乐曲的选择

孕早期宜选用的胎教乐曲

在怀孕头3个月里，妊娠反应比较明显，忧郁和疲劳很常见，因此孕妈妈宜听轻松愉快、诙谐有趣、优美动听的音乐。力求将孕妇的忧郁和疲乏消除在音乐之中。可以选听《春江花月夜》、《假日的海滩》、《锦上添花》、《矫健的步伐》等曲子。

孕中期宜选用的胎教乐曲

孕中期胎动出现，胎儿也已开始有了听觉能力，胎教音乐从内容上可以更丰富一些。孕妇的身子还不是太笨，尚能从事各种家务，可以边干家务边听音乐。除了可继续听孕早期听的乐曲外，还可添些乐曲，如柴科夫斯基的《B小调第一钢琴协奏曲》及《喜洋洋》、《春天来了》等。

孕晚期宜选用的胎教乐曲

孕晚期，孕妇不久就要分娩，心理上难免有些紧张，况且这时胎儿发育逐渐成熟，孕妇身体更加笨重。这时应选择既柔和又悠扬的乐曲，如《梦幻曲》、《让世界充满爱》、《我将来到人间》，以及奥地利作曲家海顿的乐曲《水上音乐》等。特别是《梦幻曲》是舒曼的钢琴套曲《童年情景》中最脍炙人口的一支乐曲。

第11周
学会应对身体不适

宝宝的成长速度越发惊人，随之而来的身体不适不可小觑，孕妈妈应适当了解一些应对方法。

一、本周妈妈宝宝

孕妈妈的变化

情绪　在本周，孕妈妈基本摆脱了怀孕初期情绪波动大、身体不适等症状的困扰。

子宫　孕妈妈的子宫随着体内胎儿的增长而增大，在本周足以填满自己的盆腔，并可在耻骨中线上的下腹部触及。

肚皮　因为胎儿不断运动的原因，使得孕妈妈的肚子经常从表面上看上去凹凸不平，就像一个水球。

胎宝宝的生长

胎儿大小　怀孕第11周的时候胎儿身长可达到40～60毫米，体重达到14克左右。宝宝的成长速度在本周越发惊人。同时孕妈妈从这时起也不必为流产而过多地担心了。

手指和脚趾　在本周宝宝的很多细微之处也开始出现，如手指甲出现，可清晰地看到宝宝的手指和脚趾等。

骨骼　宝宝的骨骼细胞发育加快，肢体加长。随着钙盐的沉积，骨骼变硬。

胎动　怀孕第11周的时候，宝宝整天忙着在妈妈的肚子里边做伸展运动，一会儿伸伸胳膊，一会儿踢踢腿。这些活动还比较轻微，孕妈妈依然感觉不到。

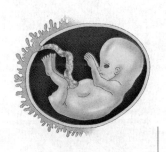

宝宝已经开始活动了，但妈妈还感觉不到。

二、本周保健

怀孕第11周，随着胎儿的长大，孕妈妈会出现一些身体上的不适，如白带增多、尿频等，可能会给孕妈妈带来一些烦恼，因此，孕妈妈应了解一些缓解不适的方法。

重点关注1 白带异常巧应对

白带是由阴道黏膜的渗出物、宫颈腺体及子宫内膜的分泌物混合而成，内含阴道杆菌及生殖道黏膜的脱落细胞。白带的量及性状与雌激素有关。正常情况下，白带呈乳白色，排卵期量多稀薄，呈蛋清样。但在妊娠期阴道分泌物明显增多，常呈白色糊状，无气味，这属正常生理变化，无需治疗。如果白带不但多而且有臭味，呈豆渣样或灰黄色泡沫状，并伴有外阴瘙痒，则属异常，应及时就诊。

应对白带增多的措施：

❶ 备好自己的专用清洗盆和专用毛巾。清洗盆在使用前要洗净，毛巾使用后晒干或在通风处晾干，因毛巾日久不见阳光，容易滋生细菌和真菌。

❷ 天天晚上轻轻用温水清洗外阴部。

1）最好采用淋浴，用温水冲洗，假如无淋浴条件，可以用盆代替，但要专盆专用。温水清洁阴部最好，水太热容易加剧发炎症状，或用中性、弱酸性或不含皂质清洁用品。不要用消毒药水灌洗阴道，以免破坏阴道正常酸碱性和菌群。

2）先洗净双手，然后从前向后清洗外阴，再洗大、小阴唇，最后洗肛门及其四周。

3）可使用能够去污灭菌的保健性洁阴用品，但正常情况下用清水即可。

❸ 大便后养成用手纸由前向后揩拭干净，以免肛门细菌传给阴道和尿道，并用温水清洗或冲洗肛门的习惯。

❹ 选用绵织面料、或至少底部是棉质的、柔和、宽松的内裤。晚上睡觉时穿四角内裤甚至不穿内裤，让阴部呼吸新鲜空气。少穿紧身牛仔裤、皮裤。尽量避免久坐，减少使阴部潮湿闷热机会。少用含香精、有颜色的卫生棉、护垫、卫生纸，这些东西有可能是阴部接触性皮肤炎的元凶。

❺ 喝足够的水。平时多喝些果汁、优酪乳，可以预防或舒缓阴道、尿道感染。

重点关注2 孕早期尿频怎么办

尿频是孕妈妈最容易产生的症状和困扰，这主要是因为逐渐增大的子宫和胎头挤压到膀胱，让孕妈妈产生尿意，进而发展为尿频。

膀胱位于子宫前方，怀孕3个月时子宫增大，从骨盆腔出来，可以在耻骨联合上方触及到增大的子宫。此时，增大的子宫可以刺激前方的膀胱，出现尿频症状。到了孕中期后，子宫在腹腔内慢慢增大，对膀胱的刺激减小，尿频症状随之减轻。

孕妈妈减少尿频的方法：

❶ 调整饮水时间，在白天保证水分摄入，控制盐分，为避免在夜间频繁起床上厕所，可以从傍晚时就减少喝水。切记，万万不可因为尿频就刻意少喝水，这样只会导致身体缺水，进而影响胎宝宝的生长发育。

❷ 有了尿意应及时排尿，切不可憋尿。如果憋尿时间太长，而影响膀胱的功能，以致最后不能自行排尿，造成尿潴留。

❸ 可做凯格尔运动，做此运动不仅可收缩骨盆肌肉，以控制排尿，亦可减少生产时产道的撕裂伤。此外，排尿时身体向前倾，可以帮助你彻底排空膀胱。

职场妈妈注意事项

孕后继续工作的孕妈妈，在工作中需要注意许多方面的事情。

注意休息，避免过重体力劳动

即使是在比较紧张的工作当中，感到疲劳也要稍事休息，条件允许的话，到屋顶平台或阳台上呼吸新鲜空气。

避免长时间以同一个姿势工作

如果坐办公室，建议孕妈妈每隔半小时就改变一下姿势，并伸伸胳膊、伸伸腿，以解除肢体疲劳。

如果像售货员那站着工作，就要随时注意休息，累了就坐一会儿。

此外，长时间坐着工作可以在脚下垫一个小台子，抬高脚的位置，防止浮肿。

不要憋尿

妊娠早期，会出现尿频，总想排尿。不要因为正在工作就忍耐，这对身体不利。不管别人怎么看，感到尿意尽快去厕所，这是一件大事。

不要突然站起

随着胎儿的成长，母体的血液循环负担加重。突然站起，或往高处存取东西，会发生眼花或脑贫血，容易摔倒，所以要注意：一切行动都应采取"慢动作"。

此外，要充分利用午休和其他休息时间进行休息。如果有休息室就躺下休息，或靠在椅子上休息。工间可在户外晒晒太阳，散散步，或做点轻微运动，放松放松身体。这些都可以调节身体，解除疲劳。

三、本周饮食营养

胎儿各器官发育所需营养表

孕周	胎宝宝器官、系统发育	所需营养素食物来源
5周	神经系统和循环系统开始分化	脂肪、蛋白质、钙、维生素D、牛奶、鱼、蛋、红绿色蔬菜
7周	面部器官开始发育，手臂和腿萌出嫩芽	蛋白质、钙、铁、铜、维生素C、鱼、蛋、红绿色蔬菜、动物肝、内脏
9周	上肢和下肢的末端出现了手和脚	镁、钙、磷、铜、维生素A、维生素D、鱼、蛋、红绿色蔬菜、牛奶、乳酪
12周	脑细胞增殖，肌肉中的神经开始分布	脂肪、蛋白质、钙、维生素D、牛奶、鱼、蛋、干果
15周	骨骼正在迅速发育，可以做许多动作和表情	钙、磷、维生素D、维生素B_1和维生素B_2、维生素A、胚芽米、麦芽、酵母、牛奶、内脏、蛋黄、胡萝卜、豆类制品
18周	循环系统、泌尿系统开始工作，肺部发育，听力形成	蛋白质、钙、铁、维生素A、牛奶、蛋、肉、鱼、豆、黄绿色蔬菜
20周	视网膜形成，对强光有反应。大脑功能分区	蛋白质、亚油酸、钙、磷、维生素A、肝、蛋、牛奶、乳酪、鱼、黄绿色蔬菜、干果
23周	视网膜形成，乳牙的牙胚开始发育	维生素A、维生素D、钙、磷、动物肝、蛋、牛奶、乳酪、黄绿色蔬菜
26周	听力发展，呼吸系统正在发育	蛋白质、钙、维生素D、蛋、牛奶、海产品、豆、鱼、红绿色蔬菜
28周	外生殖器官发育，听觉神经系统发育完全，脑组织快速增殖	蛋白质、维生素A、B族维生素、动物肝、蛋、牛奶、乳酪、黄绿色蔬菜、鱼
32周	肺和消化系统发育完成，身长增长趋缓，体重迅速增加	蛋白质、脂肪、碳水化合物、B族维生素、蛋、鱼、肉、牛奶、绿叶蔬菜、糙米
36周	各组织器官发育接近成熟，长出一头胎发	蛋白质、脂肪、碳水化合物、蛋、肉、鱼、牛奶、马铃薯、玉米
40周	双顶径大于9厘米，足底皮肤纹理清晰	铁、动物肝、蛋黄、牛奶、内脏、绿叶蔬菜

孕妈妈要少吃罐头食品

罐头食品方便、美味，被许多家庭喜爱，但孕妇食入过多则对健康不利。因为胚胎发育时，对有害化学物质的反应和解毒机制尚未形成，极易受到各种有害因素的影响。厂家在生产罐头食品时，为了保持色佳美味，经常要添加一些辅料，如人工色素、香精、甜味剂，制作肉类罐头食品时还要添加一定量的硝酸盐和亚硝酸盐，以促使肌红蛋白转变成亮红色的亚硝基肌红蛋白。亚硝酸盐能与蛋白质分解后产生的胺类结合，形成具有强烈致癌作用的亚硝胺。此外，罐头食品在制作过程中要加入防腐剂（常用的如苯甲酸）。

一般而言，罐头食品所加防腐剂经过检验对人体无毒害作用，少量短期食用是相对安全的。但是，经常食用对肝、肾均有损害，更有造成胚胎畸形的危险。

另外，罐头食品营养价值并不高，经高温处理后，食品中的维生素和其他营养成分都已受到一定程度的破坏。罐头加工后维生素C损失10%～60%，维生素B_1损失20%～80%，泛酸损失20%～30%，维生素A损失15%～20%。

因此，目前市场上的罐头类食品在营养和卫生方面都存在一定的缺陷，不能代替新鲜的蔬菜和水果。所以孕妇应该多吃新鲜食物，少吃罐头食品。

四、本周胎教课堂

意念胎教的独特作用

有研究表明，孕妈妈如果经常想象胎儿的形象，那么未来宝宝的相貌就会和妈妈想象中的样子比较像。因为孕妈妈与胎儿有心理和生理上的联系，孕妈妈的想象通过意念构成胎教的重要部分，并转化、渗透到胎儿的身心之中。另外，孕妈妈在做构想时，情绪达到最佳状态，能促进良性激素的分泌，使胎儿面部结构及皮肤发育良好。

也许平时的你总是忙忙碌碌，很少有时间静下心来独处。那么，从现在开始，你不妨每天利用10分钟时间与胎儿"独处"一会儿，让自己纷繁的思绪完全沉静下来，享受一下宁静带给你的释然与超脱吧。

以舒服的姿势让整个身体放松下来，自由地深呼吸，想象你的整个身体都是新鲜的。慢慢地呼气，把紧张、压力与不快统统吐出去，你会进入更放松的状态。然后，想象最令人愉悦和安宁的场景，这种想象能够提高孕妈妈的自信心，并最大限度地激发宝宝的潜能，对克服妊娠抑郁症也很有效果。

人在轻松的环境下，学习东西会非常快，胎儿也是一样。通过这些美好的想象，孕妈妈必然会感到舒适，在这个基础上，只要胎儿是醒着的，就可以分享孕妈妈所看到和听到的一切。

意念胎教的基本方法

施行意念胎教，大致分两个阶段，分述如下。

第一阶段

孕妈妈处于松、静、空、自然的心境及思维状态中，集中注意力，大脑意想胎儿，好似胎儿的形象浮现在脑海里（如没有这种感觉，胎教可照样进行，只是效果要差点），通过孕妈妈的意识波沟通与胎儿的联系，将信息逐一地、若有若无地通过意念并可以配合语言同时传导给胎儿，逐步激发胎儿的脑细胞活力，挖掘并强化胎儿的潜意识功能，使胎儿具有接受外界信息的功能。

如你想让胎儿知道什么是花，你轻轻闭上双眼，先在头脑中浮现或想一下胎儿的形象，接着在头脑中浮现或想像一种或多种花的样子，同时说：这就是花；接下来，你可以用意念并配合语言告诉胎儿，花的种类、颜色、香味等各种花的知识。你想培养胎儿勤劳的品德，在你做家务活时，大脑时时意想小宝宝，并将自己的动作像放电影一样，时时在头脑中过一过，同时对胎儿讲，人为什么应该勤劳。

逐渐地，你可以将各种期望以及科学知识由浅入深、由感性到理性灌输给胎儿。在这一阶段，每次以10分钟的时间为宜，一天1～2次，根据大人的精力情况及胎儿的反应情况决定是否逐步延长胎教时间。

第二阶段

孕妈妈偕同胎儿一起练气功。功法的选择，以内养功、益智功为主，孕妈妈练气功，可以增强体质，增强意念胎教时发出的意识波。气功本身就是人类开发智力行之有效的好方法。通过练气功，可以进一步巩固和增强胎儿接受孕妈妈发出指令的功能，并挖掘胎儿的特异功能能力。在此阶段，要与第一阶段的方法交叉进行，对胎儿传导意念可以以理性知识为主，每次胎教时间40分钟到一个小时，每天一至两次，直到胎儿出生为止。

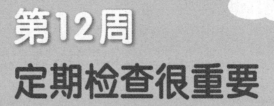

第12周
定期检查很重要

本周，孕妈妈应去医院做第一次产前检查，建立档案，并在以后的日子里定期进行产检。

一、本周妈妈宝宝

孕妈妈的变化

子宫 到了第12周末，盆腔已容纳不下增大的子宫，孕妈妈能在耻骨上摸到自己的子宫，子宫在妊娠期增长惊人。

妊娠斑 也许此时孕妈妈的面部会出现褐色的斑块，不必太担心，这些都是怀孕的特征，随着分娩的结束斑块会逐渐变淡或消失。

乳房 在本周乳房会更加膨胀，乳头和乳晕的色素加深。

阴道分泌物 这一时期阴道可能有乳白色的分泌物流出。

胎宝宝的生长

胎儿大小 怀孕第12周的时候胎儿身长可达到65毫米，现在宝宝已经初具人形。宝宝的生长速度在本周越发惊人。

骨骼 在本周宝宝的手指和脚趾完全分开，部分骨骼开始变得坚硬。

器官 在本周胎儿维持生命的器官已经开始工作，如肝脏开始分泌胆汁，肾脏分泌尿液到膀胱。

毛发 头发在妊娠12～14周出现，它从表皮层中长出，发根位于真皮层。毛发首先出现在胎儿的上眼睑和眉部。

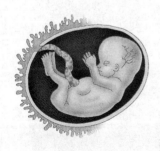

手指和脚趾完全分开，部分骨骼开始变得坚硬，大脑也在快速发育。

二、本周保健

　　孕早期在本周就要结束了，3个月来，胎宝宝已初具人形。本周孕妈妈应到医院做第一次产前检查，同时也应了解孕期产检的时间及内容，整个孕期都应按时到医院进行产前检查。另外，本周胎宝宝大脑的发育进入了高峰期，孕妈妈应多吃健脑的食物，让宝宝能够更聪明。

重点关注　产前检查

1.产检项目的作用和意义

　　大家都知道产前检查是很重要的，但不同地方、不同医院，产前检查的时间、次数和项目往往不同，确实容易让人产生困惑。没关系，只要了解了各个产检项目的作用和意义，困惑就可迎刃而解了。孕妈妈可以花点时间和精力了解一下。

　　量身高：最初做检查时测一次即可。医生将通过身高和体重的比例来估算你的体重是否过重或过轻，以及盆骨大小。

　　测体重：每次检查的必测项目。通过孕妈妈的体重可以间接检测胎儿的成长。整个孕期体重增加约为12.5公斤，每周增加350g～500g之间。

　　体重增得太多易出现并发症，心脏负担过重；体重增得太少又会导致胎儿营养吸收得不够，影响胎儿的正常生长。

　　量血压：每次检查的必测项目。一般标准值不应超过130/190mmHg，或与基础血压（孕前血压）相比增加不超过30/15mmHg。血压高是妊娠高血压疾病的症状之一，一般发生在20周以后，它将影响胎儿的发育成长。

　　测宫高与腹围：早、中期，每月的增长是有一定的标准的，而到后期通过测量宫高和腹围，可以估计胎儿的体重。同时根据宫高妊娠图曲线以了解胎儿宫内发育情况，是否发育迟缓或巨大儿。

　　如果连续2周宫高没有变化，须立即去医院。

　　浮肿检查：怀孕后，尤其是5～6个月以后，胎儿的增大和羊水的增多，宫体对下肢血管的压迫使下肢血液回流不畅造成脉压增高，下肢容易出现浮肿。这虽然算不上是一种病症，但浮肿也是妊娠期高血压疾病的表现之一，所以要区分清楚属于哪种情况——是妊娠期的水肿还是妊娠高血压疾病所引起的浮肿。

如果浮肿现象严重，必要时就要进行利尿治疗。

血液检查：通常第一次产检最细致，包括很多项目，如肝功能、肾功能、血型（ABO）、巨细胞、风疹、弓形体病毒感染、梅毒筛选等，如果要保留脐血还要做HIV检查，即艾滋病毒检查。

B超：一般做3次。第一次在孕17～20周，此时可确定怀的是单胎还是多胎，并可测量胎儿头围等。因为这一阶段胎儿B超多项指标误差较小，便于核对孕龄。第二次检一般在孕28～30周，此时做B超的目的是了解胎儿发育情况，是否有体表畸形，还能对胎儿的位置及羊水量有进一步的了解。最后一次在孕36周以后，此时做B超检查的目的是确定胎位、胎儿大小、胎盘成熟程度、有无脐带缠颈等，进行临产前的最后评估。

心电图：一般在初诊和32～34周时分别做一次心电图。初诊时，主要是了解一下孕妈妈的心脏功能，排除心脏疾病，以确认孕妈妈是否能承受分娩，有问题的话要进内科及时治疗。另外，孕期心脏的负担会经历两个高峰时期，第一个高峰是妊娠32～34周，第二个高峰是分娩时，所以第一个高峰时要做一下心电图，看看心脏负担情况。

内诊：也叫阴道检查，快到预产期的时候做。主要是对宫颈、阴道、外阴进行检查，从外而内，先是看外阴，然后检查阴道和宫颈。阴道内的检查，主要看是否湿疣、血管扩张、阴道畸形、阴道横格、阴道纵格、双阴道等与分娩相关的情况。

2.产检计划项目表

孕早期检查表

月份	1～3个月
周数	12周内
检查次数	早孕建卡
常规检查	妇科检查
化验检查	血常规 尿常规 白带 梅毒筛查

孕中期检查表

月份	4个月	5个月	6个月	7个月
周数	13～16周	17～20周	21～24周	25～28周
检查次数	初查	每4周1次		
常规检查	身高 体重 血压 宫高 腹围 浮肿检查 胎心多普勒听诊	体重 血压 宫高 腹围 浮肿检查 胎心多普勒听诊		
化验检查	尿常规 血常规（筛查唐氏儿）内诊（子宫颈防癌图片检查）	尿常规 血常规（根据医生的建议）		
辅助检查	心电图	B超2次（17～20周、23周左右）		

孕晚期检查表

月份	8个月	9个月	10个月
周数	29～32周	33～36周	37～40周
检查次数	每2周1次		每周1次
常规检查	体重 血压 宫高 腹围 浮肿检查 胎心多普勒听诊		体重 血压 宫高 腹围 浮肿检查 胎心多普勒听诊
化验检查	尿常规 血常规（根据医生的建议）		尿常规 血常规（根据医生建议）
辅助检查	骨盆内诊、心电图、B超（36周左右）		胎儿监护

孕期的特殊检查

检查项目	检查时间	检查目的
绒毛取样检查	妊娠8周左右	高危孕妈妈可做绒毛取样检查，以便了解胎宝宝有无染色体缺陷
羊水取样检查	妊娠16～20周	采取少量羊水检查，包括羊水细胞的核型培养及生化测定，做羊水的产前诊断，判断胎儿是否有基因遗传病或染色体异常
胎儿镜检查	妊娠17～20周	可直接看到胎宝宝的眼、耳、口、鼻和四肢、皮肤等体表有无畸形，可直接取胎宝宝血或活体组织进行化验，以诊断胎宝宝的某些先天性遗传性疾病

续 表

检查项目	检查时间	检查目的
唐氏综合征筛查	妊娠14～20周	主要是排查畸形的可能。高龄的孕妇可能会出现高危的提示，但一般情况下都不会有问题
B超筛查畸形	妊娠18～24周	这段时间若发现胎宝宝畸形，对胎宝宝进行引产，对孕妇的身体损害相对来说要小一些
血糖筛查	妊娠24～28周	排查妊娠期首次发现或妊娠后才发生的糖尿病

关注职场妈妈路上安全

带着腹中的宝宝去上班，你碰到了第一个问题是，如何保证上下班一路平安。

职场妈妈可选用的交通工具

步行 若孕妈妈的住处离单位不远，那真是太幸运了，毫无疑问首选步行上班了。步行上班不仅能让孕妈妈呼吸到新鲜的空气，而且还能预防静脉曲张和痔疮的发生，并且有利于顺利分娩。当然，每次步行时间不宜过长，步速不能太快。

自行车 孕中期是孕妈妈最适宜骑自行车上班的时间段，因为此时胎盘发育已基本完全，不易引发流产。而孕早期、孕晚期都不宜骑自行车。

公交车、地铁 由于既经济又便利，许多孕妈妈都会选择这两种交通工具，那么需要注意些什么呢？首先最好能避开上下班乘车高峰期，以免人流拥挤，腹部受到挤压撞击；其次车上人多时，应主动向别人要座位，以免紧急刹车时失去平衡而摔倒；最后车到站下车时，要等车完全停稳后再下车。

私家车 自己开车上班的孕妈妈，一要注意系好安全带，以免发生意外；二要注意驾驶姿势，不能过于前倾，以免腹部受到压迫，容易引发流产或早产。

避开上下班高峰时段

孕妈妈早上上班时不妨早起，既可避开拥堵交通，又可不迟到，还能呼吸到新鲜空气。如果觉得早起比较疲惫，不如向单位说明情况，采用晚上班晚下班的方式，在不影响工作的同时做到上班安全。

寻求顺风车

孕妈妈也可以在网上发贴子，征求住在自己家旁边的、目的地基本一致、热心的有车族，搭他的顺风车。他友情让你搭车，你友情赞助油钱，互惠互利，大家都开心。

搬到单位附近住

如果单位到家的路程实在太长，打车的费用太大的话，不如在公司旁边租房，这样还可以把路上的时间争取为休息时间。另外，最好步行就可以上班，既锻炼身体，又不迟到。

三、本周饮食营养

促进胎儿大脑发育的食物

鸡蛋——促进胎儿的大脑发育

鸡蛋所含的营养成分全面而均衡，七大营养素几乎完全能被身体所利用。尤其是蛋黄中的胆碱被称为"记忆素"，对于胎宝宝的大脑发育非常有益，还能使孕妇保持良好的记忆力。所以，鸡蛋也是孕妇的理想食品。除此之外，鸡蛋中的优质蛋白可以储存于孕妇体内，有助于产后提高母乳质量。提醒一点，多吃鸡蛋固然有益于孕妇和胎儿的健康，但不是多多益善，每天吃3~4个为宜，以免增加肝肾负担。

海带和碘盐——避免胎儿智能低下

怀孕3~5个月时，胎儿的脑发育需要依赖母体供给充足的甲状腺素。如果孕妇缺碘就会使体内的甲状腺素合成受到影响，使胎儿不能获得必需的甲状腺素，导致脑发育不良，智商低下。出生后即使补充足够的碘，也难以纠正先天造成的智力低下。所以孕妇一定要在孕期注意补碘。除了摄取碘盐以外，最好从食物中加以补充富碘食物，特别是缺碘地区。常见的食物以海带的含碘量最丰富，是孕妇最理想的补碘食物。只要保证每周吃1~2次海带，即可满足胎儿发育的需要。

苹果——促进胎儿脑发育

苹果中含有丰富的锌，而锌与人的记忆力关系密切。锌有利于胎儿大脑皮层边缘部海马区的发育，有助于胎儿后天的记忆力，因此苹果素有"益智果"之美称。

鱼类——避免胎儿脑发育不良

营养学家指出，鱼体中含有的DHA是一种必需脂肪酸，这种物质在胎儿的脑细胞膜形成中起着重要作用。一些研究专家对数万名孕妇进行调查，发现在怀孕后经常吃鱼有助于胎儿的脑细胞生长发育，吃得越多胎儿脑发育不良的可能性就越小。如果孕妇在整个孕期都不吃鱼，出现胎儿脑发育不良的可能性会增加1/8。专家建议，孕妇在一周之内至少吃1~2次鱼，以吸收足够的DHA，满足胎儿的脑发育需求。另外，孕期每周吃1次鱼还有助于降低早产的可能性。

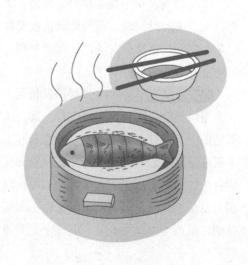

豆类食品可以健脑

豆类食品是重要的健脑食品，孕期孕妈妈应该适量地多吃些豆类食品，这对胎儿脑的发育十分有益。

大豆——高级健脑品

大豆中含有相当多的氨基酸，正好弥补米、面中营养的不足。这些营养物质都是脑部所需的重要营养物质，可见大豆是很好的健脑食品。

大豆中蛋白质含量占40%，不仅含量高，而且是适合人体智力活动需要的植物蛋白。因此，大豆也是高级健脑品。

大豆的脂肪含量也较高，约占20%。在这些脂肪中，亚油酸、亚麻酸等多种不饱和脂肪酸占80%以上，这也说明大豆是高级健脑食品。

豆豉——可提高记忆力

豆制品中，首先值得提倡的是发酵大豆，也叫豆豉，含有丰富维生素B_2，其含量比一般大豆高约1倍。维生素B_2在谷氨酸代谢中起着非常重要的作用，而谷氨酸是脑部的重要营养物质，可提高记忆力。

豆腐——健脑非常好

豆腐是豆制品的一种，其蛋白质含量占35.3%，脂肪含量占19%，是非常好的健脑食品。如油炸豆腐、冻豆腐、豆腐干、豆腐片（丝）、卤豆腐干等都是健脑食品，可搭配食用。

豆浆——比牛奶更健脑

豆浆中亚油酸、亚麻酸等多不饱和脂肪酸含量都相当多，是比牛奶更好的健脑食品。孕妇应常喝豆浆，或与牛奶交替喝。

四、本周胎教课堂

掌握胎儿的"动态"

孕妈妈在进行胎教时，应该配合胎儿在子宫内的生理成熟度。其大致可以分为下列几个阶段：

胎儿2个月时

胎儿的脊柱已经形成，而且他的皮肤也有了"感觉"，这时的孕妈妈可以通过抚触肚子、散步以促进子宫收缩的方式，传达对宝宝的感情。

胎儿3个月时

胎儿会出现吮手指或是脐带、手臂的现象，吸吮的能力显示胎儿有皮肤的感觉，此时他的脑部也发育完成了，但要如何增加脑神经轴突的多网连结，成为聪明的小宝宝，则要靠孕妈妈接下来在胎教上的努力了。

胎儿4个月时

胎儿的听觉已经成型，可以听见子宫外的声音，所以此时正是音乐胎教的最佳时机，但是孕妈妈要避免剧烈且吵杂的声音，以免惊吓胎儿，而且这段时期孕妈妈应能感觉到胎动了。

胎儿5个月时

开始有了脑部的记忆功能，这时不论是孕妈妈为宝宝读书或是对他说话的声音，都能使宝宝记下来，这些都具有安全感与安抚心情的作用。

胎儿7个月时

他能分辨出音调的高低与强弱了，并且能够明显地反应出"喜欢"或者"不喜欢"，孕妈妈可以借此举来了解胎儿在腹中的反应。

他的视网膜细胞也完全形成了，但胎儿并不是张开眼去看，而是通过母体来区分白昼和黑夜，这是因为人脑中的"松果腺素"发生作用。当眼睛在接收到光线时，就会分泌较少的激素，相反的在眼睛接受到无光的黑暗时，就会分泌较多的激素，而母体中的分泌讯号，则会传至胎儿脑中，而孕妈妈本身正常的作息就十分重要了，早睡早起的胎儿，可是会比其他的小朋友来得活泼健康。

胎儿8个月时

味觉系统已经健全。

胎儿8个月后

胎儿已能对妈妈的情绪作出反应，实际上，从孕妈妈怀孕开始，宝宝的情绪就已经和孕妈妈本身的感觉息息相关了，而孕妈妈怀胎十月也是一直在与胎儿共同分享着对生活的感觉与爱的存在。

微笑也是胎教

有人说，微笑是开在嘴角的两朵花，我们都喜欢看见微笑的脸。腹中的胎儿虽然看不见孕妈妈的表情，却能感受到孕妈妈的喜怒哀乐。

人的情绪变化与内分泌有关，在情绪紧张或应激状态下，体内一种叫乙酰胆碱的化学物质释放增加，促使肾上腺皮质激素的分泌增多。在孕妇体内这种激素随着母体血液经胎盘进入胎儿体内，而肾上腺皮质激素对胚胎有明显破坏作用，影响某些组织的联合，特别是前3个月，正是胎儿各器官形成的重要时期，如孕妇长期情绪波动，就可能造成胎儿畸形，所以，孕妈妈每天都要开心一点，不要吝啬你的微笑。

每天清晨，可以对着镜子，先给自己一个微笑，在一瞬间，一脸惺忪转为光华润泽，沉睡的细胞苏醒了，让人充满朝气与活力。

第13周
孕中期开始了

此时，用手轻轻碰触腹部，胎儿就会蠕动起来，但孕妈妈依然感觉不到宝宝的动作。

一、本周宝宝妈妈

孕妈妈的变化

子宫 本周子宫又变大了一些，子宫充满了骨盆并且开始不断向上进入腹腔，感觉到它好像是一个软软的、光滑的球。

体重 到目前，孕妈妈的体重很可能有所增加，但如果晨起恶心比较严重并且食欲不振的话，体重或许会降低一些或者增加不是很多。

体形 进入了孕中期，孕妈妈的腹部开始隆起，原来的衣服开始变得不合体。

胎宝宝的生长

胎儿大小 怀孕13周胎儿的脸看上去更像成人了，身长75毫米左右，体重比上周稍有增加。

眼睛 胎儿的眼睛更为突出，两眼之间的距离拉近了。

神经 胎儿的神经元迅速增多，神经突触形成，胎儿的条件反射能力增强，手指开始能与手掌握紧，脚趾与脚底也可以弯曲，眼睑仍然紧紧地闭合。

胎动 这时如果孕妈妈用手轻轻在腹部碰触，肚子中的宝宝就会蠕动起来，但孕妈妈仍然感觉不到胎儿的动作。

其他 胎儿的手指上出现了指纹。

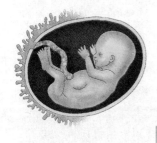

胎儿的眼睛更为突出了，但眼睑仍然紧紧地闭合。

二、本周保健

本周孕妈妈进入了孕中期。从怀孕第13周到满28周称为孕中期，此期间胎宝宝生长迅速，保健的重点是营养与产前检查。孕中期胎儿已比较稳定，孕妈妈可适当做点家务活。在心情愉悦的情况下，也可以适当进行性生活。

重点关注 孕期做家务注意事项

坚持适宜的家务劳动，能增强孕妇体质，提高免疫功能，有效地防止多种疾病的发生。但孕妇做家务应掌握一定的尺度，具体说来，应注意以下几方面。

❶不宜登高去打扫卫生，不要在大扫除时搬动沉重的东西，因为这些动作既危险，又压迫腹部。弯腰用抹布擦东西的活也要少干或不干，在妊娠后期最好是不干。同时也别在庭院干除草一类的活，因长时间蹲住，骨盆充血，也易流产。

❷冬天不能和冷水长时间打交道，因为身体着凉可能会导致流产。

❸做饭时为避免脚部疲劳、浮肿，能坐在椅子上操作的就坐着做。妊娠晚期注意不要让灶台压迫已经突出的大肚子。

❹出去买东西要选择人少的时候，在人群中，有时腹部会被别人的胳膊肘撞击而发生不测。当感冒流行时，也易被传染上。去大商店尽量别爬楼梯，要利用电梯。一次别买太多的东西，抱着很沉的东西走路不方便，必要时可分几次去买。不要骑自行车出去买东西，特别是在妊娠后期，因骑自行车时腿部用力的动作太大，易引起流产。在妊娠期，动作的敏捷性降低了，反应也比平时迟钝了，所以应该时时处处地多加留心。

❺洗完衣服晾衣服时，因为是向上伸腰的动作，要肚子用力，因此要特别小心才不会发生诸如流产等问题，也可以把晾衣服的竹杆降低。并且，洗的衣服太多时要干一会儿歇一会儿，才不会因长时间站立造成下半身出现浮肿等。熨衣服要在高矮适中的台上进行，并且是坐在椅子上更合适。抱被子和晾被子之类的事，应由丈夫去做，因为孕妇做这些活会压迫腹部，影响胎儿发育。

❻踏缝纫机时，腹部要用力，也应尽量避免使用，如能使用电动缝纫机，振动不到腹部还可以，但在使用过程中，若感到腹部不舒服，就应该马上停下来。

孕期做好头发护理

怀孕后，孕妈妈的头发可能会更干涩或更油腻了。孕中期是保养头发的好时期。只要懂得细心呵护，孕妈妈的秀发同样可以飘逸起来。

选择合适的发型

如果头发比较厚，脸型比较饱满，就适合留长头发，让脸看起来修长一点。

如果原本就留长发，出现发质干燥，且易分叉或断裂，最好把头发剪短或打薄。

如果分泌发油，可选择直发，头发看起来更有光泽。

根据发质来选择洗头的次数

如果头发比较干燥，可以减少洗头次数，并使用少量成分温和的洗发精。洗完头后可以抹上一层保湿润发摩丝，以避免干裂现象的发生。

如果头发是油性的，可洗得勤一点。

美发小技巧

头发油和头皮屑——柠檬焕发法：将护发素和柠檬混合后涂在洗过的半干的头发上。混合后的护发剂，在头发上涂薄薄一层就行，戴上浴帽，5分钟后洗净。

头皮痒、敏感——芝麻油焕发法：取芝麻油适量，以清水轻轻湿润头发，从发根至发梢涂上芝麻油并按摩头皮，包上热毛巾捂30分钟，再以温水洗头，进行一般洗发程序即可。

头发易折断、脆弱、起静电——黄豆护发焕发秘法：将50克黄豆和2杯矿泉水一起煮开，水滚后改小火煮成一杯待用。除去黄豆，洗头后用黄豆水冲洗最后一次，洗后无需再用清水冲洗。

掉发——酸奶焕发法：用洗发精洗头发，冲洗干净之后，用酸奶充当润发乳使用，秀发摸起来非常的柔顺，但务必要用温水冲洗干净。

孕中期性生活

怀孕中期（怀孕4~7个月），孕妇的胎盘已经形成，妊娠较稳定，早孕的反应也已经过去了。此时孕妇的心情开始变得较为舒畅，性器官分泌物也增多，是性欲较为高涨的时期，因此，夫妻可以适当地享受性生活。但是还是要有所节制，注意性生活的体位与时间，避免造成对胎儿的影响。此时的胎盘有羊水作为屏障，可使胎儿得到一些保护，降低意外。

妊娠期的性生活应该建立在情绪胎教的基础上，妊娠中期的性生活也有益于夫妻恩爱和胎儿的健康发育。也有国内外的研究指出，夫妻在孕期享受愉悦的性生活，生下来的孩子反应敏捷，语言发育早而且身体健康。

不过，值得注意的是，孕妇在这个时期的胎膜里的羊水量增多，胎膜的张力逐渐增加，此时最重要的是维护子宫的稳定，保护胎儿的正常环境。如果性生活次数过多，孕妇腹部受压，就可能发生胎膜早破，出现意外。即使胎膜不破，没有发生流产，也可能发生子宫腔感染。重症感染能使胎儿死亡，轻度感染也会使胎儿智力和发育受到影响。

三、本周饮食营养

孕中期胎儿与母体

胎儿情况

孕中期是胎儿迅速发育的时期，这时胎儿已形成的器官虽未成熟，但有的已具有一定的功能。孕20周时，胎儿大脑细胞不再增加，但脑内磷脂含量和胆固醇含量迅速增加，脑重量依然增长；同时，神经细胞开始骨化；心脏肌肉开始收缩；肾、肝也逐步完成形态发育。到中期末，胎儿体重已达约1000克，每天增加10克左右。

母体情况

孕妇体重急速增加，所增加的体重可占整个孕期体重增长的60%。皮下脂肪所达到的贮存量为总贮量的70%。子宫、乳房增大明显。基础代谢有时可增加10%～20%。体内水分增多，肾功能、心脏和呼吸系统功能加强，孕妇体内的负担增加，同时还要开始进行蛋白质、脂肪、钙和铁等营养素的贮备。因此，营养素的供给特别重要。保证营养质量，提高各种营养素摄入量，应是孕中期膳食的主要特点。

孕中期营养要素

锌 孕中期妈妈需要增加锌的摄入量。孕妈妈如果缺锌，会影响胎宝宝在宫内的生长，会使胎儿的脑、心脏等重要器官发育不良。缺锌会造成孕妈妈味觉、嗅觉异常，食欲减退，消化和吸收功能不良，免疫力降低，这样势必造成胎儿宫内发育迟缓。补锌也要适量，每天膳食中锌的补充量不宜超过45毫克。

钙 孕妈妈怀孕的第5个月后，胎宝宝的骨骼和牙齿生长得特别快，是迅速钙化时期，对钙质的需求简直是剧增。因此从本月起，牛奶、孕妇奶粉或酸奶是孕妈妈每天必不可少的补钙饮品。需要注意的是，钙的补充要贯穿于整个孕期始终。

维生素D 当然，单纯补钙还是不够的，维生素D可以促进钙的有效吸收，孕妈妈要多吃鱼类、鸡蛋，另外晒太阳也能制造维生素D，孕妈妈可以适当晒晒太阳，但是首先要做好防晒工作。

铁 此时的孕妈妈和胎宝宝的营养需要量都在猛增。许多孕妈妈开始出现贫血症状。铁是组成红细胞的重要元素之一，所以，本月尤其要注意铁元素的摄入。

为避免发生缺铁性贫血，孕妈妈应该注意膳食的调配，有意识地吃一些含铁质丰富的蔬菜、动物肝脏、瘦肉、鸡蛋等。还可以从这个月开始每天口服0.3～0.6克硫酸亚铁。

脑黄金 脑黄金对于怀孕7个月的孕妈妈来说，具有双重的重要意义。

首先，脑黄金能预防早产，防止胎儿发育迟缓，增加婴儿出生时的体重。

其次，此时的胎宝宝，神经系统逐渐完善，全身组织尤其是大脑细胞发育速度比孕早期明显加快。而足够脑黄金的摄入，能保证胎儿大脑的正常发育。

能量 孕中期，孕妇基础代谢加速，糖利用增加，能量的需要量每日比妊娠早期增加约1.25兆焦耳。但据调查，大部分妇女在妊娠5个月后都换做轻松的工作，家务劳动和其他活动有所减少。因此，热能的增加应依据劳动强度，活动量的大小因人而异，最好是观察孕妇体重的基本情况。

蛋白质 妊娠中期，胎儿脑细胞分化发育处于第一个高峰，蛋白质的缺乏可导致脑细胞的永久性减少，而且动物性蛋白质最好占全部蛋白质摄入量的一半以上。世界卫生组织建议每日增加优质蛋白质9克，相当于牛乳300毫升或鸡蛋2个或瘦肉50克。如以植物性食品为主，则每日应增加蛋白质15克（相当于干黄豆40克或豆腐200克或豆腐干75克或主食200克）。中国建议的标准为每日增加蛋白质15克，动物蛋白以占总蛋白质量的1/2为宜。

维生素B₁、维生素B₂ 维生素B₁、维生素B₂以及尼克酸与机体的物质代谢关系密切，维生素B₁主要参与机体的碳水化合物代谢，维生素B₂、尼克酸则参与机体的碳水化合物、脂肪以及蛋白质的代谢。孕中期，孕妇体内能量及蛋白质代谢加快，对这些维生素的需要量也逐渐增加。

维生素B₁₂ 维生素B₁₂的功能在于作为机体所需辅酶参与代谢。它在中枢神经系统与红细胞生成过程中作用显著。妊娠期间维生素B₁₂供给不足，孕妇常有巨幼红细胞性贫血，新生儿也可能患有贫血。

叶酸 叶酸在核糖核酸、脱氧核糖核酸的合成中十分重要。妊娠中期，孕妇及胎儿生长发育对叶酸的需求量也增加。加之，孕中期胃酸分泌减少，胃肠功能减弱，吸收率较低，更要求膳食中有充足的叶酸供给。孕中期叶酸缺乏，核酸形成减少，影响红细胞成熟，引起巨幼红细胞性贫血。

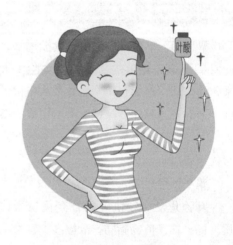

维生素C 维生素C能促进组织中的胶原形成。缺乏时会令胶原不足，细胞间隙增大，血液便容易通过这些间隙，以致易于产生毛细血管出血。严重时可产生坏血病。胎儿生长发育需要大量维生素C，它对胎儿骨、齿的正常发育，造血系统的健全和机体抵抗力等有促进作用。

维生素A 维生素A对维持母婴上皮细胞功能以及胎儿骨骼发育有重要作用。妊娠期间维生素A供给维持母体及胎儿机体功能及生长发育之需外，胎儿还要贮存一定量的维生素A于肝脏，以备出生后应急之用。

脂肪 脂肪是提高能量的重要物质。孕中期，脂肪开始在孕妇的腹壁、背部、大腿及乳房等部位存积，为分娩和产后做必要的能量贮存。妊娠24周时，胎儿也开始贮备脂肪。脂肪还是构成脑和神经组织的重要成分，必要脂肪酸缺乏时，可推迟脑细胞的分裂增殖。脂肪供给以占总能量的20%～25%为宜。

孕中期饮食原则

孕中期，早孕反应消失，食欲增加，此时需要摄入足够的营养。主食除了大米、白面外，还要食用一定数量的粗粮，如小米和玉米等。要保证优质蛋白质的摄入，大豆及豆制品和瘦肉、鱼、蛋等都富含优质蛋白质。

第4个月

因胎儿发育较快，需补充优质蛋白质、钙、锌、植物脂肪，故应多食富含上述营养素的食品，如牡蛎、海蜇、大豆、牛奶等。还应吃些富含维生素E的食物，以预防流产。

第5个月

应继续大量补充优质蛋白质、钙、锌等，同时还要适当添加一些预防感染的食品，如冬瓜、赤豆等。

第6个月

母体循环血量增加，容易出现生理性贫血，易疲劳，胎儿发育很迅速。应特别注意补充优质蛋白质、铁、锌、钙，此外，还应限制对食盐的摄入量。

第7个月

胎儿发育仍比较快，皮肤与生殖器的发育处在重要阶段，孕妈妈体内钙的水平较低，有可能出现抽筋，循环血量增多。此时，在保证全面营养的同时，着重补充钙与维生素E，应多吃大豆、牛奶、猪排骨汤、胡萝卜、玉米等食品。

四、本周胎教课堂

音乐胎教的基本方法

怀孕4个月以后胎宝宝就有了听力，尤其是6个月后，胎宝宝的听力几乎和成人接近。一般认为，音乐胎教可以从孕16周起，在胎宝宝觉醒时进行。每天做1~2次，每次5~20分钟（随孕龄的递增适当延长音乐胎教时间，但不要超过30分钟）。具体胎教法如下：

母唱胎听法

孕妈妈每天可以低声哼唱自己所喜爱的、有益于自己及胎儿身心健康的歌曲或戏剧以感染胎儿。哼唱儿歌也是完全可以的。唱时心情舒畅，富于感情，如同面对亲爱的宝宝，倾诉一腔柔爱，孕妈妈在哼唱时要凝思于腹内的胎儿，其目的是唱给胎儿听，使自己在抒发情感与内心寄托的同时，让胎儿得到美乐的享受。这是最简便易行的音乐胎教方式，适于每一个孕妈妈采用。

母教胎唱法

胎儿虽具有听力，但毕竟只能听不能唱。孕妈妈要充分发挥自己的想象，让腹中的宝宝神奇地张开蓓蕾般的小嘴，跟着你的音乐和谐地"唱"起来，当孕妈妈选好了一支曲子后，自己唱一句，随即凝思胎儿在自己的腹内学唱。可先将音乐的发音或简单的乐谱反复轻唱几次，如哆、来、咪、发、索、拉、西，每唱一个音符后等几秒钟，让胎儿跟着"学唱"，然后再依次进行。本方法由于更加充分利用了母胎之间的"感通"途径，其效果比较好。

音乐熏陶法

有音乐修养的人，一听到音乐就进入音乐的世界。情绪和情感都变得愉快、宁静和轻松。孕妈妈每天定时欣赏一些名曲和轻音乐，如《春江花月夜》、《江南好》等传统乐曲和施特劳斯的《春之声》圆舞曲等等。

孕妈妈在欣赏音乐时，要沉浸到乐曲的意境中去，如痴如醉，旁若无人，如同进入美妙无比的仙境，遐思悠悠，以获得心理上、精神上的最大享受和满足，当然就可以收到很好的胎教效果。

朗诵抒情法

在音乐伴奏与歌曲伴唱的同时，朗读诗或词以抒发感情，也是一种很好的音乐胎教形式。在音乐胎教当中，器乐、歌曲与朗读三者前后呼应，优美流畅，娓娓动听，达到有条不紊的和谐统一，具有很好的抒发感情作用，能给母子带来美的享受。

适宜孕妈妈采用的音乐胎教方法还有许多，每一位孕妈妈可以根据自己的具体情况而采取相应的胎教音乐方法。

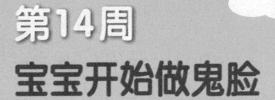

第14周
宝宝开始做鬼脸

此时宝宝可以做很多表情，而且开始出现胎毛，在你不经意的时候，他也许在做鬼脸。

一、本周妈妈宝宝

孕妈妈的变化

早孕反应 孕早期的疲劳、恶心以及尿频都开始减轻。

乳房 怀孕14周母体的乳头可以挤出乳汁来，看上去像刚分娩后分泌的初乳。

体形 随着子宫增大，腹部隆起，看上去已是孕妈妈模样。

阴道分泌物 阴道"白带"增多，它是阴道和宫颈的分泌物含有乳酸杆菌、阴道脱落上皮细胞和白细胞等。孕妈妈体内雌激素水平、生殖器官的充血情况直接影响阴道分泌物的多少。

胎宝宝的生长

胎儿大小 身长80~100毫米，体重达28克。生长速度很快。

毛发 现在宝宝的皮肤上覆盖了一层细细的绒毛，这层绒毛在宝宝出生后会消失。此时宝宝的头发也开始迅速生长，头发的密度和颜色在宝宝出生后会发生改变。

动作 胎儿此时已经可以做很多事情了，如皱眉，做鬼脸，斜着眼睛，也会吸吮自己的手指等，科学证明，这些动作可以促进大脑发育。如果是女胎，她的卵巢里现在大约有200万个卵子，出生时就仅存100万个了，等她长大时，会越来越少，到17岁时可能仅剩20多万个。

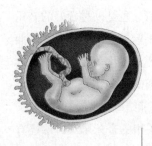

宝宝的脸看上去更像成人的模样了。

二、本周保健

怀孕已是第14周了，此后，孕妈妈比较容易出现便秘的困扰，不仅对孕妈妈身体不好，还会影响孕妈妈的心情，所以孕妈妈应该了解一些预防便秘的方法。

重点关注 孕期预防便秘

妊娠后胎盘分泌的大量孕激素使胃肠道的平滑肌张力减低，活动减弱，因此孕妇常有消化不良、胀气和食物运送延缓现象甚至出现便秘。孕期应对便秘，可注意以下几个方面。

❶**早晨起床后，吃些新鲜水果或喝上一大杯食盐水、天然果汁。**这些食品会加速大肠的蠕动，不但富含营养，同时可以促进大肠收缩，有助于通便。

❷**多摄取富含纤维素的食物。**纤维素（含谷类）经过肠道时不被消化，起着像海绵样的作用，吸满液体。水分增加有助于粪便更快地移动，让粪便得以较轻松地被排出体外。同时多吃蔬菜，如胡萝卜、小胡瓜、黄瓜、芹菜等，以及其他全谷物，如全麦和杂粮面包、豆类和玉米等。为了从水果和蔬菜中得到最多的纤维，尽量生食或略煮并保留皮。

❸**适量吃含有脂肪的食品。**适量摄食奶油制品，并饮用蜂蜜。

❹**喝酸牛乳。**酸牛乳对于消除便秘也很有效，而且还营养丰富，孕妇每天养成喝酸牛乳的习惯绝对有益无害。

❺**增加水分的摄取。**如果你增加纤维素的摄取，就一定得随之增加水分的摄取，太多的纤维和太少的液体实际上能使粪便变得硬而使便秘的情况更加严重。因此，如果你喜欢喝果汁，就饮用新鲜果汁（如梅子汁、梨汁和橘汁），这样不仅增加水分的摄取量，另一方面也同时增加纤维素的摄取量。不过，要确保你每天再补充6～8大杯水才行。

❻**多运动让全身动一动，你的肠道也动一动。**经常运动可以让你的生理系统的"运动"更规律，使你的肠道功能不致失衡。

❼**定时排便。**养成每天定时排便的良好习惯，每次排便时间不宜过长。不要在排便时看书，以免注意力分散延长排便时间，致使肛周静脉长时间处于紧张状

态，影响血液回流。

如果有严重的便秘，可用开塞露滑润通便，或石蜡油30毫升（也可用麻油、花生油代替）或果导片2片，暂时通便，但禁用强烈的泻药，否则肠蠕动剧增，可导致流产、早产。

保持良好的职场形象

❶ 让老板成为第一个知道你怀孕消息的同事，并且将自己的孕期工作计划合理安排，与老板和同事积极沟通。

❷ 尽量少在办公室内跟同事诉苦，以免同事认为你以孕妈妈自居，把工作当成次要的负担。工作上也要不落在他人后面，向他人证明你的能力和优势。

❸ 在穿着上也不要太过随便。建议孕妈妈选购一些适合孕妈妈穿的职业装，或者漂亮的孕妇裙。出席重要场合时，可以化个淡妆。

❹ 当开始要休产假时，确定手边的事情都已告一段落了，并且可以完美地将工作交接给其他同事。

消除孕期青春痘

受激素分泌的影响，皮脂腺分泌量增加，是怀孕期间的正常现象。但这样会使大多数孕妈妈感觉脸上比较油，一些孕妈妈脸上甚至前胸、后背因为毛孔阻塞、细菌滋生而产生青春痘（解决方法见下表）。

孕妈妈长青春痘要注意以下几点：

保持脸部及全身清洁	洗脸、洗澡时应轻轻揉擦、按摩患处，使毛孔保持通畅
讲究饮食	多吃蔬菜、水果等富含维生素的食物，少吃油炸辛辣等食物
使用合适的化妆品	有些孕妈妈为遮挡青春痘，会在脸上涂上厚厚的粉底，这样会加重毛孔堵塞，是一种错误的做法。孕妈妈应选择合适清爽的护肤品，保持毛孔的透气性
养成良好的洗脸习惯	不要用手挤压青春痘，这样会加重青春痘的感染，应养成早晚洗脸的好习惯

三、本周饮食营养

缓解孕期不适的食物

含维生素C的果蔬——预防先兆子痫

先兆子痫是孕晚期容易发生的一种严重并发症，影响孕妇和胎儿的安危。有关专家对数百名先兆子痫及健康孕妇的饮食进行调查时发现，每天从食物中摄取维生素C较少的孕妇，血液中的维生素C水平也较低，她们发生先兆子痫的几率是健康孕妇的2～4倍。因此，专家建议孕期应注意摄取富含维生素C的新鲜蔬菜和水果，每天的摄取量最好不低于85毫克。

蜂蜜——促进睡眠并预防便秘

在天然食品中，大脑神经元所需要的能量在蜂蜜中含量最高。如果孕妇在睡前饮上一杯蜂蜜水，所具有的安神之功效可缓解多梦易醒、睡眠不香等不适，改善睡眠质量。另外，孕妇每天上下午饮水时，如果在水中放入数滴蜂蜜，可缓下通便，有效地预防便秘及痔疮。

冬瓜和西瓜——帮助消除下肢水肿

怀孕晚期孕妇由于下腔静脉受压，血液回流受阻，足踝部常出现体位性水肿，但一般经过休息就会消失。如果休息后水肿仍不消失或水肿较重又无其他异常时，称为妊娠水肿。冬瓜性寒味甘，水分丰富，可以止渴利尿。如果和鲤鱼一起熬汤，可使孕妇的下肢水肿有所减轻。西瓜具有清热解毒、利尿消肿的作用，经常食用会使孕妇的尿量增加，从而排出体内多余水分，帮助消除下肢水肿。

南瓜——防治妊娠水肿和高血压

南瓜花果的营养极为丰富。孕妇食用南瓜花果，不仅能促进胎儿的脑细胞发育，增强其活力，还可防治妊娠水肿、高血压等孕期并发症，促进血凝及预防产后出血。取南瓜500克、粳米60克，煮成南瓜粥，可促进肝肾细胞再生，同时对早孕反应后恢复食欲及体力有促进作用。

芹菜——防治妊娠高血压

芹菜中富含芫荽甙、胡萝卜素、维生素C、烟酸及甘露醇等营养素，特别是叶子中的某些营养素要比芹菜茎更为丰富，具有清热凉血、醒脑利尿、镇静降压的作用。孕晚期经常食用，可以帮助孕妇降低血压，对缺铁性贫血以及由妊娠高血压综合征引起先兆子痫等并发症，也有防治作用。

黄鳝——防治妊娠高血压和糖尿病

每100克鳝鱼肉中含蛋白质18.8克、脂肪0.9克、磷150毫克、钙380毫克、铁16毫克、维生素A428国际单位，还含有黄鳝素A、B及硫胺素等。鳝鱼是一种高蛋白、低脂肪的食品，能够补中益气，治虚疗损、是身体羸弱、营养不良者的理想滋补品。

孕妇常吃黄鳝可以防治妊娠期高血压病和糖尿病。要注意的是黄鳝一旦死亡，体内细菌大量繁殖并产生毒素，故以食用鲜活黄鳝为佳。

孕期宜适量摄入脑黄金

营养学家指出，怀孕期间的饮食非常重要，它直接影响胎儿的生长发育，特别是脑的发育。大脑的发育在胎儿期共有两次高峰，第一次在妊娠三四个月内，第二次在妊娠七个月到足月。

大脑50%~60%是脂肪类物质，其中多烯脂肪酸DHA是脑脂肪的主要成分。它们对大脑细胞，特别是神经传导系统的生长、发育起着重要作用。

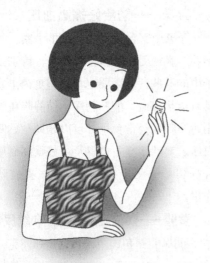

何为"脑黄金"

"脑黄金"是不饱和脂肪酸二十二碳六烯酸的时髦用语，它的英文缩写是DHA，属于人体大脑中枢神经和视网膜发育不可缺少的营养物质。DHA属于长链多不饱和脂肪酸中的一种，同蛋白质、氨基酸一样，是人类健康不可缺少的营养要素之一。人的大脑有140多亿个神经元，而DHA是人脑细胞的主要组成成分，人脑细胞脂质中10%是DHA，DHA还是构成脑磷酯、脑细胞膜的基础，对脑细胞的分裂、增殖、神经传导、突触的生长和发育起着极为重要的作用，是人类大脑形成和智商开发的必需物质。

摄入脑黄金的重要性

胎儿期是人体积聚DHA等大脑营养最迅速的时期，也是大脑和视力发育最快的时期。孕妇摄入DHA等营养可以通过脐带供胎儿吸收，满足胎儿发育需要。若胎儿从母体中获得的DHA等营养不足，大脑发育过程有可能被延缓或受阻，智力发育将停留在较低的水平，而且有可能造成婴幼儿视力发育不良。因此，孕妇及时摄入足量的"脑黄金"是十分必要的。

补充脑黄金的途径

为补充"脑黄金"，除服用含"脑黄金"的营养品外，还要多吃些富含DHA类的食物，如核桃仁等坚果类食品，摄入后经肝脏处理能合成DHA，此外还应多吃海鱼、鱼油、甲鱼等。

四、本周胎教课堂

语言胎教的独特作用

语言胎教是指根据胎儿具有记忆力，对胎儿进行语言训练的方法。很多人对胎儿实施语言胎教感到不可思议，认为胎儿既不会思考也不会说话，根本无法接收语言信息。其实，语言胎教是一套行之有效的胎教方法，它的训练基础并不是建立在胎儿说话的基础上，而是建立在胎儿具有记忆力的科学基础上。

语言胎教的独特作用：

❶ 有助于语言能力的早期开发，使宝宝日后拥有出色的语言能力。

❷ 促进宝宝大脑发育，使大脑产生记忆，有助于提高宝宝智力水平。

❸ 充满亲情爱意的语言胎教，会使宝宝产生安全感、愉悦感。

❹ 增进、加深宝宝出生后与父母的感情，促进健全人格的培养和形成。

语言胎教的基本方法

尽管胎儿所处的环境与常人不同，他是漂浮于羊水中，外界的声波在传到胎儿时要穿过腹壁、子宫壁和羊水，声波的强度会减弱一些（一般减弱20分贝左右），但声音频率、音调和韵律是不会发生明显改变的，依旧能传递给胎儿，胎儿仍然能感觉得到。

实践证明，父母经常和胎儿对话，进行语言交流，能促进胎儿出生后的语言和智能发育。具体的语言胎教方法可以参照以下几点：

语言讲解要视觉化

在进行语言胎教时，不能对胎儿念画册上的文字解释，而要把每一页的画面细细地讲给胎儿听。把画的内容视觉化了。胎儿虽然不能看到画册上画的形象或外界事物的形象，但孕妈妈用眼看到的东西，胎儿用脑"看"即可感受到。孕妈妈看东西时受到的视觉刺激，通过生动的语言描述就视觉化了，胎儿也就能感受到了。

将形象与声音结合

像看到影视的画面一样，先在头脑中把所讲的内容形象化，然后用动听的声音将头脑中的画面讲给胎儿听。这样的话，就是"画的语言"。这样，你就和胎儿一起进入你讲述的世界。你所要表现的中心内容，也就通过形象和声音输入了胎儿的头脑里。

把形象和情感融合

干巴巴地讲，自然收不到好效果，要创造出情景相生的意境。例如你到大自然中散步，一边走一边看，感到轻松愉快，有一种安详、宁静的情绪荡漾在心头的感觉。这时，你就用这样的心情把所见所闻讲给胎儿听："宝宝，你看见红花和绿草了吗？它们是那么的美丽，等你长大了和妈妈再一起来这里好吗？"

语言胎教在孕期的各个时期都可以实施，当胎儿长到5个月后，实施的效果更加显著。

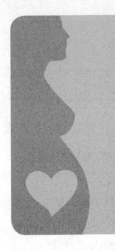

第15周
妈妈胃口好起来

孕妈妈的胃口变得越来越好，但并不是说一个人要吃两个人的饭，合理安排饮食很重要。

一、本周妈妈宝宝

孕妈妈的变化

子宫　脐下7.5～10厘米处可以摸到子宫。此时子宫的大小因孕妈妈不同而有所不同。

体形　这时孕妈妈的腹部已"初具规模"了，很容易看出怀孕了。当穿上普通衣服时，孕妈妈与其他人可能并没有明显的不同。当穿上孕妇服或穿上泳衣时，妊娠就会变得非常明显。

精神　随着妊娠症状的消失，孕妈妈精神上感觉轻松了。

胎宝宝的生长

胎儿大小　15周的胎儿身长大约有11厘米，体重达到60克。在接下来的几周中，胎儿的身长和体重可能会发生很大的变化，体重和身长会增长一倍甚至更多。

打嗝　宝宝在本周发生的最大变化就是他（她）开始在孕妈妈的子宫中打嗝了，这是胎儿开始呼吸的前兆，遗憾的是孕妈妈无法听到这个声音，主要原因是胎儿在这时候气管中充斥的不是空气而是流动的液体。

四肢　这时候宝宝的腿长超过了胳膊，手指甲完全形成，指部的关节也开始运动了。

性别　15周的时候可以通过B超分辨宝宝的性别。

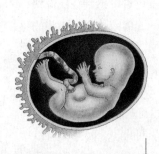

现在，通过B超可以分辨宝宝的性别了。

二、本周保健

怀孕第15周，由于孕期孕妈妈体内激素的变化，孕妈妈的牙齿很容易出现一个不适症。而孕期治疗又比较困难，所以孕妈妈应提前做好口腔的护理工作。

重点关注 孕期口腔护理

口腔保健要持之以恒

民间流传着"生个娃娃掉颗牙"的俗语，这是因为牙齿在孕期容易发生病变，导致很多的口腔问题。但如果孕妈妈在孕期做好口腔保健，就可以避免这些问题。

定期检查口腔 女性一旦怀孕，最好能定期到牙科做口腔检查，对牙齿的疾病，如龋齿、牙龈炎、牙周病等问题进行提前治疗，以防在怀孕期间发生不好的状况。同时，在孕期，孕妈妈要了解自己目前的口腔情况，掌握正确清洁口腔的方法，弄清口腔清洁的注意事项，如果需要也可安排在适当时机进行治疗。

加强牙齿所需营养物质的摄取 孕妈妈在孕期应该加强胎宝宝牙齿发育所需的各种营养物质的摄取，例如维生素A、维生素C、维生素D、钙、磷、铁等。此外，还要保证孕妈妈供应的热量适宜，营养素之间的比例得当，以确保胎宝宝的健康成长。

做好口腔清洁 孕妈妈要养成良好口腔清洁习惯，加强口腔卫生。要做到"早晚刷牙，饭后漱口"，保持口腔清洁。通常，刷牙时间不要少于3分钟，并且按照正确的刷牙方法进行牙齿的清洁。另外，因为齿缝和龈线下是细菌滋生之地，而这偏偏是牙刷不易刷到的地方。因此，可以使用漱口水、牙线作为辅助洁牙的工具进行口腔清洁。

当心牙齿闹"别扭"

孕期常见的牙周问题：

妊娠牙龈炎 这是由于怀孕期间荷尔蒙改变，使牙龈充血肿胀，颜色变红，刷牙容易出血，偶尔有疼痛不适的感觉。

防治妊娠牙龈炎的方法：

1）进行细致的口腔健康维护，吃饭后用牙签和牙刷彻底清洁牙齿。

2）注意均衡营养，补充维生素和钙质。

3）去医院牙科仔细、轻巧地除去一切局部刺激因素，如牙石、菌斑、不良修复体、充填开放的龋洞。若能在妊娠初期及时治疗原有的牙龈炎，并能认真控制菌斑，可预防妊娠期牙龈炎的发生或复发。

妊娠牙龈瘤 这种病症较少见。一般发生在怀孕中期，由于牙龈发炎与血管增生，形成鲜红色肉瘤，大小不一，生长快速，常出现在前排牙齿的牙间乳头区。

妊娠牙龈瘤通常不需治疗，或只针对牙周病进行治疗，如洗牙、口腔卫生指导、牙根整平等，这是为了减少牙菌斑的滞留及刺激。牙龈瘤会在产后随着激素恢复正常而自然消失，若出现妨碍咀嚼、易咬伤或过度出血等，可考虑切除，但孕期做切除手术容易再发。

其他症状 也可偶尔见到牙周囊袋加深、牙齿容易动摇等症状。

这些症状并非每个孕妇都会发生，若会发生的话，通常在怀孕第二个月出现，在第八个月时，会随激素分泌浓度达到高峰而变得较为严重。

孕期头晕的调理方法

头晕是孕妇常见的症状。轻者头重脚轻，走路不稳；重者眼前发黑，突然晕厥。孕妇头晕的原因是多种多样的，常由多种疾病引起。

供血不足，血压偏低

孕妇常常会发生供血不足、大脑缺血的情况，这类孕妇一般在突然站立或乘坐电梯时会晕倒。妊娠的早中期，由于胎盘形成，血压会有一定程度的下降。原有高血压病的孕妇，血压下降幅度会更大。血压下降，流至大脑的血流量就会减少，造成脑血供应不足，使脑缺血、缺氧，从而引起头晕。这种一时性的脑供血不足，一般至孕7个月时即可恢复正常。

调理方法 姿势动作（从躺位、蹲位和坐位转为站立位的过程）要缓慢，以免造成大脑突然供血不足；头晕发生时饮食可偏咸，多喝开水，以增加血容量；锻炼时应避免出汗，冲凉时应避免水温过高，以防血管扩张血压下降；头晕发作时应立即坐下或侧卧休息，必要时到医院请医生给予对症处理。

进食过少，血糖偏低

这类孕妇有时发作头晕，伴有心悸、乏力、冷汗，一般多在进食少的情况下发生。进食少，使血糖偏低，从而导致身体不适。这类孕妇早餐应多吃牛奶、鸡蛋等食物，随身带些奶糖，一旦头晕发作时，马上吃糖，可使头晕得以缓解。

调理方法 w三餐可吃多些、吃好些，尤其是早餐，可多吃些牛奶、鸡蛋、肉粥、蛋糕、糖水和面条等高蛋白、高脂肪和高碳水化合物的食物，必要时可吃第四餐。还可随身携带些方便食品，出现低血糖症状时立即进食，使头晕等低血糖症状得以及时缓解。

体位不妥，压迫血管

这类孕妇一般在仰卧或躺坐于沙发中看电视时头晕发作。该类孕妇的头晕属于仰卧综合征，是妊娠晚期由于子宫增大压迫下腔静脉导致心脑供血减少引起的。只要避免仰卧或半躺坐位，即可防止头晕发生。如发生头晕，应马上侧卧。

调理方法 应尽量采取平坐位，如长时间平坐位累了则可改为侧卧位，或在室内或附近户外散步。总之，要尽量避免仰卧位和半卧位。一旦仰卧综合征发生，应立即侧卧，或侧卧后缓缓平坐，以减轻子宫压迫心脏和下腔静脉，恢复大脑血液供应。

贫血

妊娠后，为适应胎儿的生长需要，孕妇血容量增加，血液相对就稀释了，形成生理性贫血。

调理方法 应多进食富含铁质的食物，如动物血、动物肝脏、猪瘦肉、鸡蛋黄、鹅肉、菠菜、菜花、苋菜、海带、黑木耳和花生等；平时煮菜应少用铝锅，多用传统的铁锅，以便使铁离子溶解于菜肴中随菜食入；必要时可在医生的指导下补充铁剂。

三、本周饮食营养

不宜营养过剩

怀孕期间，为了母亲和胎儿的身体健康，良好的营养是必不可少的。但凡事物极必反，孕期摄入太多的营养不但对母子健康不利，甚至有害。

孕妇过多摄入主食，使热量超标，导致母亲过胖、胎儿过大。母亲过胖可能引起孕期血糖过高、妊高征，胎儿过大可导致难产。胎儿体重越重，难产发生率越高。如新生儿体重大于3500克，难产率可达53%；新生儿体重超过4000克，难产率高达68%。而且，由于营养过剩，体重超过4500克的巨大胎儿也时有出现。这些肥胖婴儿出世，由于身体脂肪细胞大量增殖，往往导致将来孩子发生肥胖、糖尿病、高血压等代谢性疾病。

孕妇过多地进食肉类、鱼类、蛋类和甜食等，可使体内儿茶酚胺水平增高，使胎儿发生唇裂、腭裂机会增加；孕妇过多地进食动物肝脏，体内维生素A明显增高，可影响胎儿大脑和心脏发育，甚至出现生殖器畸形。因此，孕妇对营养丰富的食物不宜吃得过多过饱。

如何判断孕妇营养是否过剩呢？最方便、最常用的指标就是体重。怀孕期间每月称体重至少1次。在正常情况下，妊娠前3个月内体重可增加1.1～1.5公斤；3个月后，每周增加约0.35～0.4公斤，至足月妊娠时，体重比孕前增加10～12.5公斤。如体重增加过快、肥胖过度，应及时调整饮食结构，去医院咨询。

营养不良的害处

孕妇孕期应注意合理均衡饮食，否则有可能造成营养不良，这样对胎儿和母体不利。

对母体的影响：

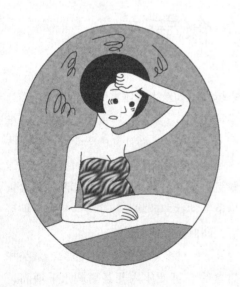

引起孕妈妈贫血

孕妇贫血具有一定的危害性，往往会造成早产，并使新生儿死亡率增高，严重时还会使胎儿肝脏缺少铁储备，易患贫血。孕妇贫血抵抗力低，易发生感染。

对胎儿智力发育的影响：

胎儿大脑发育时期若孕妇营养不良会使胎儿脑细胞的生长发育延缓，DNA合成过度缓慢，也就影响了脑细胞增殖和髓鞘的形成，所以母体营养状况可能直接影响下一代脑组织成熟过程和智力的发展。

胎儿和新生儿死亡率增高

据世界卫生组织统计，新生儿及产妇死亡率较高的地区，母子营养不良比较普遍。营养不良的胎儿和新生儿的生命力较差，不能经受外界环境中各种不利因素的冲击。

先天畸形

孕期某些营养素缺乏或过多，可能导致出生婴儿先天畸形。其中研究和报道较多的有锌、维生素A、叶酸等。现有的研究资料表明，孕早期叶酸或锌缺乏，可引起胎儿器官形成障碍，导致神经管畸形。孕期维生素A摄入过多，亦可导致胎儿先天畸形。

新生儿体重下降和早产儿增多

调查表明，新生儿体重与母亲的营养状况有密切关系。对216名孕妇营养状况调查，其中营养状况良好者，出生婴儿平均体重为3866克，营养状况极差者，出生婴儿平均体重为2643克。

四、本周胎教课堂

和宝宝进行对话胎教

孕妈妈通过动作和声音，与腹中的胎儿对话是一种积极有益的胎教手段。

在对话过程中，胎儿能够通过听觉和触觉感受到来自孕妈妈爱的呼唤，对促进胎儿的身心发育具有十分有益的影响。

对话可从怀孕3～4个月开始，每天定时刺激胎儿，每次时间不宜过长，1分钟足够。对话内容不限，可以问候，可以聊天，可以讲故事，以简单、轻松、明快为原则。例如：早晨起床前轻抚腹部，说声"早上好，宝宝"，打开窗户告诉胎儿："哦，天气真好。"等等。最好每次都以相同的询问开头和结尾，这样循环往复，不断强化，效果较好。

随着妊娠的进展，每天还可适当增加对话次数，可以围绕父母的生活内容，把每一件新鲜事物，把美好的感受反复传达给胎儿。

最后还需提醒大家：由于胎儿还没有关于这个世界的认识，不知道谈话内容，只知道声音的波长和频率。而且，他并不是完全用耳听，而是用他的大脑来感觉，接受着母体的感情。所以在与胎儿对话时，孕妇要使自己的精神和全身的肌肉放松，精力集中，呼吸顺畅，排除杂念，心中只想着腹中的宝宝，把胎儿当成一个站在面前的活生生的孩子，娓娓道来，这样才能收到预期的效果。

孕妇在对胎儿做对话胎教时，应细致地观察胎儿有何反应。若是胎儿反应强烈，就应暂停。

找个话题和宝宝聊聊

孕妈妈经常和腹中的宝宝聊天，一方面可以减轻身心因怀孕而不舒服的感觉，另一方面这些努力与尝试，也将有助于胎教和以后的亲子关系。

聊天的话题可以从平常聊天里寻找，也可以专门去做某些事情与胎宝宝沟通与交流思想感情。比如，可以整理一下相册，回想那些值得回忆的经历，并通过照片将故事说给腹中的胎宝宝听。

在情感的传述中，让胎宝宝在潜意识里能感受到你的爱。通过这些小故事与交流，你和胎宝宝同时得到了欢乐。甚至可以把你怀孕后的点点滴滴录下来，留待以后回味，想必更是一件有意思的事。这种交流与愉悦，对形成胎宝宝乐观向上的性格很有帮助。

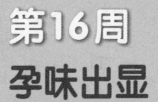

第16周
孕味出显

宝宝越来越大，从外表已经能看出怀孕的迹象，孕妈妈需要穿较宽松的衣服。

一、本周妈妈宝宝

孕妈妈的变化

子宫 随着胎儿的生长，子宫和胎盘也跟着增长。6周前，子宫重约140克。现在，它约有250克。孕妈妈可在脐下约75毫米处明显地摸到自己的子宫。

羊水 环绕胎儿的羊水量也逐渐增加，总量约250毫升。

胎宝宝的生长

胎儿大小 16周的胎儿身长有12厘米多，体重增加到150克，胎儿此时看上去像一个梨。

呼吸 胎儿在第16周时可以不断地吸入和呼出羊水了。

循环系统 循环系统和尿道在这时也完全进入了正常的工作状态。

胎动 宝宝在本周发生的最大变化就是他（她）自己会在母亲的子宫中玩耍了，宝宝在子宫中最好的玩具就是脐带了，他（她）有时会拉它，用手抓它，将脐带拉紧到只能有少量空气进入。但是不必太担心，16周的宝宝自己能掌握好分寸，他（她）是不会让自己一点空气和养分都没有的。

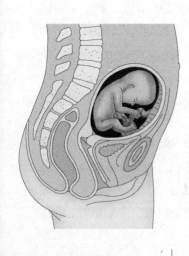

宝宝此时已经有一个梨那么大了。

二、本周保健

因人而异，如果孕妈妈已"孕"味十足，就要换上孕妇装了。"大腹便便"照样能穿出时尚，因此在选择孕妇装时也要把时尚与舒适相结合。另外，年龄在35或35岁以上的孕妈妈，这周医生会要求你做羊水穿刺。做羊水穿刺最好的时间在16～20周之间。

重点关注 羊水穿刺

羊水穿刺又叫"羊膜穿刺术"，是产前特殊检查项目之一。它通过抽取孕妇的羊水样本，来获得有关胎儿健康和发育情况的信息。羊水就是子宫里包裹着宝宝的液体。

选择做羊水穿刺的孕妇，主要是那些基因和染色体异常风险较高的人。

需要做羊水穿刺的情况

❶如果你有早产的迹象，或者由于某种原因需要提前生产，那么可以通过羊水穿刺检查胎儿的肺是否发育成熟，可以出生。

❷某些特殊需要的情况下诊断或排除宫腔感染，比如你的羊水提前破了。

❸如果你有血液不相溶的问题，比如Rh阴性，羊水穿刺可以检查胎儿的健康情况。但针对这种情况，产科医生目前多采用多普勒超声检测，而不是羊水穿刺。

❹唐氏综合征筛查结果表明你的宝宝患唐氏综合征或其他染色体疾病的风险高于平均值。

❺早期B超检查结果显示，你的宝宝有与染色体异常相关的身体结构缺陷。

❻你或你丈夫是囊性纤维化病或镰状细胞贫血病等隐性基因缺陷的携带者。

❼你以前怀过基因异常的宝宝，而且这次再度发生的风险也较高。

❽你或你的丈夫有染色体异常或基因遗传病，或者你们中一人有这样的家族史。这会增加你的宝宝患基因遗传病的风险。

羊水穿刺能检测出的疾病和缺陷

❶几乎所有的染色体异常，比如每个人都接受检查的唐氏综合征、13—三体综合征、18—三体综合征和性染色体异常，比如特纳综合征（也叫"先天性卵巢发育

不全"）和克兰弗尔特综合征（也叫"细精管发育不全"）。羊水穿刺在检测染色体异常疾病方面的准确性能达到99％以上。

❷ 数百种基因遗传病，如家族性黑朦性白痴病、囊性纤维化病或镰状细胞贫血病等。羊水穿刺不是用来同时筛查所有这些疾病的。不过，如果你的宝宝感染这些疾病中一种或几种的风险较高时，羊水穿刺多半可以告诉你，他到底有没有这种病。

❸ 神经管畸形，如脊柱裂和无脑儿等。

不过跟很多外科手术一样，羊水穿刺也有风险。孕妈妈应慎重选择。

孕味十足的穿衣之道

漂亮大方的孕妇装，会让孕妈妈更加年轻美丽，身心舒畅。

面料的选择

通常来说，孕妇装的面料一定要透气性好、易洗耐洗、舒适大方。随着季节的变化，孕妇装的面料选择也各不相同。

一般夏季以棉、麻织物居多，要求面料吸汗且透气，最好选择棉质的面料，易与皮肤接触，吸汗力强，避免发生热痱或者过敏等。冬季最好选择各种呢绒或带有蓬松性透气的面料。要有保暖性，同时还要轻柔。另外，胸部、腹部、腰部及下半身处，最好不要有硬物束缚。

款式的选择

衣服的款式以身体的活动不受拘束及方便为原则。家中的服装以舒适为第一前提，而工作时的孕妇装则多少要透些职业装的气息。

上衣的胸、腹部、袖口要宽松，宜前开襟或肩部开扣、V字领。传统的上小下大的连衣裙装，也因为适合不同月龄的孕妇而受孕妇喜爱。上下身分开的衣装易于穿脱，可以减少孕妇笨重身体的不便。

最流行的款式还有背带裤。背带裤的带子比较宽，不会勒到胸脯，比较适合孕期腹部膨隆的变化；又不会勒到腰部，穿在身上可以掩盖腹部、胸部、臀部的粗笨体形，给人以宽松自然的美感。

型号的选择

由于怀孕使孕妈妈的血液循环加速，孕妈妈常感到身体发热，尤其是孕晚期腿脚容易水肿；衣服紧小会很难受，应穿着比身体大一个型号的孕妇装。最好选择可调节的衣裤，这样整个孕期就不一定要随着身体的变化而准备很多的孕妇装了。

精心挑选内衣裤

由于孕期会发生一些生理性的变化，孕妈妈的内衣更要选择透气性、吸湿性、保温性好的材料，以便缓解身体上的不适。

文胸

舒适性 为适应乳房的胀大，最好

选用可调整型的罩杯。舒适合身的胸罩，在穿起来的时候，应该能够与你整个乳房贴合在一起，乳罩的中央紧贴胸部，没有空隙。

材质 以较透气的棉质胸罩为优先考虑，避免选购样式花哨、可引起皮肤过敏的蕾丝材质。也不要购买用化纤布做的不透气或不吸水的乳罩，以免发生湿疹。

肩带 用心感受一下肩带在你胸廓上的位置。在背部的位置，应该是舒适地贴近你的肩胛骨下方；在胸部的位置，你也不应该会有任何的不适感；最后，再试着举起手臂或耸耸肩，感受一下是否有不适感产生。

吊环 最好选较宽且有衬垫的吊环。

夜间型胸罩 夜晚使用材质较轻的夜间型胸罩，可让胸部得到喘息，缓解不适。

内裤

孕妇阴道分泌物增多，宜选择透气性好、吸水性强及触感柔和的纯棉质内裤，对皮肤无刺激，不会引发皮疹和痒疹。切忌穿化纤衣裤。

推荐两种适合孕妇的内裤：

覆盖式内裤 覆盖式内裤能够保护孕妇的腹部，裤腰覆盖肚脐以上部分，可保暖；松紧可自行调整，随怀孕不同阶段的体型自由伸缩变化；有适宜与多种服装搭配及穿着需要的款式和花色，如平口、灰色等。

产妇专用生理裤 产妇专用生理裤采用舒适的柔性棉制作，弹性高，不紧绷。分固定式和下方可开口的活动式两种，便于产前检查和产褥期、生理期等特殊时期穿着。

挑选鞋袜小要领

孕期随着体重增加，腿和脚压力加重，容易浮肿。因此，选择合脚而舒适的鞋和袜十分重要。选鞋袜应该注意以下几点。

鞋

鞋跟的高度 多数孕妈妈都认为平底是最佳选择，实则不然。平底鞋不能维持足弓吸收震荡，容易引起肌肉和韧带的疲劳及损伤。鞋子最好稍微有点跟，适宜高度为2~3厘米，最好是坡跟样式。

鞋底的防滑性能 鞋底需是先进的防滑材料且配有防滑纹，以确保行走安全。

稳定性 鞋子的大小松紧要合适，足跟都要适度被包裹，以确保稳定性。

透气性 孕妈妈的汗腺旺盛，因此要选择透气性好的鞋子，以免因脚部潮湿而造成细菌感染或其他皮肤问题。

方便性 由于腹部隆起，孕妈妈不方便弯腰穿鞋，最好选择"一脚蹬"的鞋子，尽量避免需要系带的鞋子。

纯棉袜

袜子的选择，同样也是要宽松、吸汗、不易滑倒的纯棉袜，切忌穿尼龙丝袜，因为它既不吸汗又很滑。另外，还要注意袜口不要太紧，否则会影响脚部的血液循环。

三、本周饮食营养

孕妈妈的绝佳零食

❶ 葡萄干：能补气血，利水消肿，含铁量高，可以预防贫血和浮肿。葡萄干不能多吃，尤其有肥胖的或患有妊娠糖尿病的准妈妈。

❷ 大枣：营养价值很高，含有丰富的维生素c，还能补铁。大枣也不能吃得太多，否则很容易使准妈妈胀气。

❸ 核桃：营养价值高，含有丰富的维生素e、亚麻酸以及磷脂等，尤其是亚麻酸对促进大脑的发育很重要。注意：核桃的脂肪含量非常高，也不宜过量。

❹ 无花果：能健胃润肠，还能催乳，富含多种维生素和果糖以及葡萄糖等。

❺ 酸奶：含益生菌，能调理肠胃，富含蛋白质，容易被消化吸收。

❻ 奶酪：牛奶"浓缩"10倍而成的精华，具有丰富的蛋白质、维生素B群、钙和多种有利于准妈妈吸收的微量营养成分。

❼ 苹果：含有构成胎儿骨骼及牙齿所必需的成分，能防治孕妇的骨质软化症。另外，有便秘的准妈妈不妨多多尝试。

❽ 板栗：含有丰富的蛋白质、脂肪、碳水化合物、钙、磷、铁、锌、多种维生素等营养成分，有健脾养胃、补肾强筋、活血止血的功效。

❾ 全麦面包：增加体内的膳食纤维，补充更全面的营养，有利于缓解便秘。

❿ 海苔：富含B族维生素、核黄素和尼克酸，含有15%左右的矿物质，有助于人体酸碱平衡，而且低热量、高纤维。注意：要选择低钠盐类海苔。

补充维生素A不宜过量

维生素A和大家熟悉的胡萝卜素一样属于脂溶性维生素，在胡萝卜、甘薯及黄玉米中的含量较多，乳品、动物肝、肾及蛋中亦含较丰富的维生素A，深绿色蔬菜、花茎甘蓝、南瓜及番茄中也含有。

临床上维生素A缺乏症并不多见。但由于维生素A具有多种生理功能，对视力、生长、上皮组织及骨的发育、精子的生成和胎儿的发育都是必需的，而且孕妇的维生素A需要量较平时高25%，孕期母血中维生素A浓度会起伏波动，所以适当补充维生素A是必要的。

但补充维生素A也不能过量，因为维生素A及胡萝卜素都能够顺利地通过胎盘屏障，大量应用维生素A不仅对母体不利，也会影响到胎儿的生长发育。成人中毒剂量是一次服用150万国际单位。维生素A急性中毒症状包括嗜睡、头痛、呕吐、视乳头水肿等。慢性维生素A过多表现为皮肤干燥、粗糙、脱发、唇干裂、皮肤瘙痒；其他表现有口舌疼痛、杵状指、骨质肥厚、眼球震颤、指甲易碎、高钙血症、肝脾肿大、颅内压升高或低热等。

四、本周胎教课堂

音乐胎教的误区

音乐是动听动人，许多孕妈妈都进行音乐胎教。但专家指出，错误的音乐胎教会伤害胎儿。常见的音乐胎教误区如下：

胎教音乐等于世界名曲

并非所有的世界名曲，都适合作为胎教音乐的，例如贝多芬的交响名曲《命运》、柴可夫斯基的交响名曲《悲怆》、圣桑的名曲《悲歌》，虽说表现与自然、命运的抗争，成年人能欣赏并从中感悟生活，但孕妈妈听来，会有压抑感。胎教音乐还是应该尽量选择些古典、舒缓、欢快、明朗的乐曲。

胎教音乐放在肚子上听

离胎儿太近或声音太大，会影响甚至伤害宝宝的听力，给胎儿听音乐应当使用专用的胎教传声器，音乐频率范围在500～1500赫兹之间。或者说干脆什么都不要，让胎儿隔着妈妈的肚皮听。

不分早晚，想起来就听

胎儿和成年人一样有自己的作息规律。如果希望自己在欣赏音乐的同时，也能让肚里的宝宝有所收获，那么建议先掌握宝宝的作息规律，即什么时候胎儿在睡觉，什么时候醒着而且很活跃。尽量要选择胎儿清醒并很活跃的时候，每天最好养成习惯，也让胎儿形成条件反射。

给胎儿听音乐的时间过长

一般给胎儿听音乐，每次在半个小时之内为宜。音乐胎教要让胎儿反复聆听，才能造成适当的刺激。等到胎儿出生之后听到这些音乐，就会有熟悉的感觉，能够令初生的婴儿产生在母体内的安全感，对于安抚婴儿情绪有相当好的功效。

给胎儿听节奏较快音量较大的乐曲

太快的节奏会使胎儿紧张，太大的音量会令胎儿不舒服。因此，节奏太强烈、音量太大的摇滚乐就不适合作为胎教音乐。音乐的音量放的较大，这会引起胎儿的躁动不安，长期下去，胎儿体力消耗太大，可能出生时体重过低，有时还出现不良神经系统反应。

随意购买胎教传声器

市面上关于胎教的产品很多，应购买经过卫生部鉴定、能保护胎儿耳膜的传声器。胎教传声器放在孕妇的腹壁胎儿头部相应的部位，音量的大小可根据成人隔着手掌听到的传声器中的音响强度，就相当于胎儿在腹内听到的音响强度。

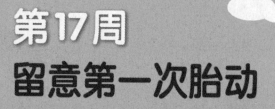

第17周
留意第一次胎动

第一次胎动或许像蝴蝶飞舞，或像鱼儿游动，或者并不认为这就是胎动，留意这激动的时刻吧。

一、本周妈妈宝宝

孕妈妈的变化

子宫 子宫位于脐下3.8～5厘米处。随着妊娠的继续，子宫的底部变得近似球形。它的长度比宽度增加得快，因此子宫的形状更接近于卵圆形而不是圆形。子宫充满了骨盆并且向上到达腹腔。孕妈妈的肠道被推向上方并且靠边。子宫最后几乎可达孕妈妈的肝脏处。

体重 孕妈妈的体重仍在增加，较妊娠前正常增加的体重为2.25～4.5千克。

体形 孕妈妈的体形会变得越来越大。现在孕妈妈的小腹越来越突出并明显地"膨大"，此时，为了舒适必须穿上宽大的孕妇服，鞋要尽量选择软底平跟的。

胎宝宝的生长

胎儿大小 17周的胎儿身长大约有13厘米，体重150～200克，胎儿此时看上去依然像一个梨。

骨骼 宝宝此时的骨骼还是软骨，可以保护骨骼的卵磷脂开始慢慢地覆盖在骨髓上。

心跳 宝宝17周的时候，孕妈妈可以借助听诊器听到宝宝强有力的心跳。

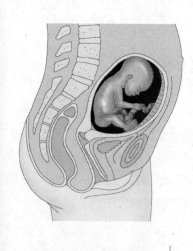

妈妈的小腹越来越突出，慢慢显出孕味来了。

二、本周保健

本周进入了胎宝宝发育的关键时期，怀孕17~20周，孕妈妈可以感觉到第一次胎动，也许就在这一周你就会开始感觉到胎动。在感受胎动喜悦的同时，孕妈妈也要做好饮食和保健的工作。从本周开始是进行胎教的最好时期。

重点关注 感受胎动

1.感受并关注胎动

一般在怀孕16周时，用听筒可以听到胎儿的动静。怀孕18~20周时，孕妈妈自己也能够感受到胎动了。

胎动是胎宝宝在宫内安危的一个重要指标，通过胎动计数可以了解胎宝宝在宫内的情况，例如，胎动减少就是胎宝宝宫内缺氧的一个重要信号，常见于胎盘功能减退、胎宝宝宫内缺氧，是胎宝宝宫内窘迫的重要信号。一旦胎动完全停止，24~28小时内胎心也会消失。

最初的胎动很轻微，似肠子蠕动，随着妊娠的进展，胎动越来越强烈，孕妈妈感觉也会越来越明显。到妊娠28~32周，胎动会达到高峰。而到了妊娠最后一个月，胎宝宝长大充满宫腔，胎动反而略有减少。

2.掌握胎动的规律

正常情况下，一天之中，胎动在上午8~12点比较均匀，下午2~3点时最少，6点以后就开始逐渐增多，到了晚上8~11时最活跃。

胎动的强弱和次数，个体差异很大。有的12小时多达100次以上，有的只有30~40次。但只要胎动有规律，有节奏，变化不大，都说明胎儿发育是正常的。

胎动计数已成为孕妇进行自我监护的基本方法之一。孕妇可在固定时间，早、中、晚各计数胎动1小时，3次相加乘4即为12小时胎动数。正常胎动每小时大于等于3次或12小时大于等于30次。若当天的胎动次数较以往减少30%或以上者，为胎动减少。

胎动阶段特点表

孕16～20周	孕20～25周	临近分娩
运动量：小，动作不激烈 孕妈妈的感觉：微弱，不明显 位置：下腹中央	运动量：大，动作最激烈 孕妈妈的感觉：非常明显 位置：靠近胃部，向两侧扩大	运动量：大，动作不激烈 孕妈妈的感觉：明显 位置：遍布整个腹部
孕16～20周是刚刚开始能够感知到胎动的时期。这个时候的宝宝运动量不是很大，动作也不激烈，孕妈妈通常觉得这个时候的胎动像鱼在游泳，或是"咕噜咕噜"吐泡泡，跟胀气、肠胃蠕动或饿肚子的感觉有点像，没有经验的孕妈妈常常会分不清。此时胎动的位置比较靠近肚脐眼	这个时候的宝宝正处于活泼时期，而且因为长得还不是很大，子宫内可供活动的空间比较大，所以这是宝宝胎动最激烈的一段时间。孕妈妈可以感觉到宝宝拳打脚踢、翻滚等各种大动作，甚至还可以看到肚皮上突出小手小脚。此时胎儿位置升高，在靠近胃的地方了	因为临近分娩，宝宝慢慢长大，几乎撑满整个子宫，所以宫内可供活动的空间越来越少，施展不开，而且胎头下降，胎动就会减少一些，没有以前那么频繁。胎动的位置也会随着胎儿的升降而改变

孕妈妈应对社交问题

同怀孕前相比，孕妈妈在生理和心理上都会有很大的变化，这些都会带来诸多不便。一些社交和应酬是难免的，那么，孕妈妈该如何应对呢？

切勿过度在意形象

❶虽然身材、面色可能不如从前，但在公共社交场合，还是需要注意自己的得体装扮，切不可随意繁冗，但也不可浓妆艳抹。

❷不要涂抹口红和粉底，以免色素沉淀，造成各种皮肤问题；另外，大部分口红都带有有害物质，喝水或进食的时候容易进入体内，给胎宝宝造成一定的伤害。

❸孕期不文眼线、眉毛，最好连眉毛也不要拔。若非得修眉，应改用修眉刀。

❹染发、烫发要绝对禁止，也不要做一些涉及激光、辐射或手术类的美容。

交际应酬应适度

有些工作需要较多的应酬，如公关、某些行业的业务员，孕妈妈不仅经常接触到烟、酒类的刺激品，体力也容易透支。所以，孕妈妈应该这样做：

一开始就明确告诉别人你是孕妈妈，不能接触烟、酒、茶、咖啡等刺激物。

环境嘈杂、人群拥挤的聚会尽量不参加。

交际应酬不要熬得太晚，应寻找适当时机抽身离去，以保证个人体力和精力。

三、本周饮食营养

孕妈妈补钙指南

补钙的时间

从准备怀孕就开始补钙最理想。钙的需求量每天约800毫克，除了从食物中摄取外，需要每天额外补充200~300毫克的钙剂。

孕妈妈补钙最迟不要超过怀孕20周，因为这个阶段是胎儿骨骼形成、发育最旺盛的时期。尤其从第5个月起，胎宝宝牙齿开始钙化，恒牙牙胚开始生长，建造骨骼也需要大量的钙，因此对钙的需求量很大。

缺钙的危害

孕期摄钙不足轻度缺钙时，可调动母体骨骼中的钙盐，以保持血钙的正常浓度。钙是骨骼和牙齿的重要构成成分。如果孕妇钙摄入不足，不能满足胎儿的需要，则会影响胎儿的骨骼发育；若母体缺钙严重，可造成肌肉痉挛，引起小腿抽筋以及手足抽搐，还可导致孕妇骨质疏松，引起骨软化症。

含钙量较多的食物

含钙量较高的食物有牛奶、奶酪、鸡蛋、豆制品、海带、紫菜、虾皮、芝麻、海鱼、蔬菜等。高粱、荞麦片、燕麦、玉米等杂粮较稻米、面粉含钙多，应适当吃些杂粮。

影响钙吸收的食物

高盐、高油、高蛋白的食物会增加钙的排出，如炸鸡、膨化食品等；高磷食品妨碍钙的吸收，如碳酸饮料等；奶和钙剂分开食用。

菠菜、茭白、韭菜都含草酸较多，宜先用热水浸泡片刻以溶去草酸，以免与含钙食品结合成难溶的草酸钙。切菜不能太碎，食物保鲜储存可减少钙损耗。

谨慎选购补钙药保健品

只要了解正确的补钙常识，可以自己在药店购买补钙保健品，但一定要注意用量和选择钙的种类。一般市场上的碳酸钙产品吸收率还是不错的，但也要看制药过程中钙分子微粒的大小，微粒小的更容易吸收。

如何正确服用钙剂

美国关于补钙的研究显示，一次服用大量钙剂会使受体封闭，导致钙无法被吸收。因此，每次服用钙的剂量不要过大，孕妇可以把600~800毫克的钙剂分成2~3次服用。一次服用尽量不要超过500毫克。

补钙不宜过多

钙补多了，容易造成高钙血症，甚至导致肾结石。补钙时若没有足够的维生素D，钙是无法被人体吸收的。如果不注意，服用了过多的维生素D，会造成人体中毒。

四、本周胎教课堂

抚触胎教的独特作用

在妊娠期间，孕妇经常温柔地抚触一下腹内的胎儿，这是一种简便有效的胎教运动，值得每一位孕妇积极采用。具体而言，抚触胎儿有以下益处：

❶ 抚触的过程中可以锻炼胎儿皮肤的触觉，并通过触觉神经感受体外的刺激，从而促进了胎宝宝大脑细胞的发育，加快胎儿智力的发育。

❷ 抚触还能激发胎宝宝活动的积极性，促进运动神经的发育。经常受到抚触的胎儿，对外界环境的反应也比较机敏，出生后翻身、抓握、爬行、坐立、行走等大运动发育都能明显提前。

❸ 抚触胎教的过程中，不仅让胎儿感受到父母的关爱，还能使孕妈妈身心放松、精神愉快。

❹ 通过对胎儿的抚触，母子之间沟通了信息，交流了感情，从而激发了胎儿的运动积极性，可以促进出生后动作的发展。在动作发育的同时，也促进了大脑的发育，会使孩子更聪明。

抚触胎教的基本方法

正常情况下，在怀孕3个月左右胎儿即开始活动，其活动项目丰富多彩，有吞吐羊水、眯眼、握小拳头、咂拇指头、伸展四肢等。大约在怀孕4个月时，孕妇即可感觉出有胎动了。最初抚触胎儿，由于胎儿的月份还小，孕妇一般不容易感觉到胎儿所发回的信号，而随着胎儿月份的增长与对妊娠的逐步体会，渐渐地就会发觉，每当抚触腹内的小家伙，他就会用小手来推或用小脚来踹孕妈妈的腹部。

一般过了孕早期，抚触胎教就可以开始进行了。在胎儿发脾气胎动激烈时，或在各种胎教方法之前可应用抚触胎教。

准 备

（1）抚触胎宝宝之前，孕妈妈应排空小便。

（2）抚触胎宝宝时，孕妈妈避免情绪不佳，应保持稳定、轻松、愉快、平和的心态。

（3）进行抚触胎教时，室内环境舒适，空气新鲜，温度适宜。

姿 势

孕妇仰卧在床上，头不要垫得太高，全身放松，呼吸匀称，心平气和，面部呈微笑状，双手轻放在腹部，也可将上半身垫高，采取半仰姿势。不论采取什么姿势，但一定要感到舒适。

方 法

双手从上至下，从左至右，轻柔缓慢地抚触胎儿，心里可想象你双手真的爱抚在可爱的小宝宝身上，有一种喜悦和幸福感，深情地说着喜爱宝宝的言语。

每次2～5分钟，每天2次。如果配以轻松、愉快的音乐进行，效果更佳。

抚触胎教的注意事项

毕竟腹内的宝宝过于娇嫩，在进行抚触胎教的时候，还是有些事情需要特别的注意。

❶抚触及按压时动作要轻柔，以免用力过度引起意外。

❷有的孕妇在孕中期、孕晚期经常会有一阵阵的腹壁变硬，可能是不规则的子宫收缩，此时千万不可进行抚触胎教，以免引起早产。

❸如果孕妇有不良产史，如流产、早产、产前出血等，则不宜使用抚触胎教，可用其他胎教方法替代。

❹进行抚触胎教时，如能配合对话胎教等方法，效果会更佳。

❺抚触胎教应有规律性，坚持在固定的时间进行，这样胎宝宝才能心领神会地在此时间里做出反应。

第18周
孕妈妈最美

挺着最自信的肚子，露出最灿烂的笑容。怀孕时的女人，是最美丽的天使。

一、本周妈妈宝宝

孕妈妈的变化

子宫 如果用手指去测量孕妈妈可在脐下摸到自己的子宫。在脐下约有两指宽。子宫约有香瓜般大小或稍大一些。

体重 此时孕妈妈的体重较妊娠前应增加4.5~5.8千克。但是，不同的人存在很大的差别。

胎宝宝的生长

胎儿大小 18周的胎儿身长大约有14厘米，体重约200克。

呼吸 胎儿此时小胸脯一鼓一鼓的，这是他（她）在呼吸，这时的胎儿吸入和呼出的不是空气而是羊水。

姿势和动作 宝宝18周的时候建议孕妈妈到医院做一次全面的检查，通过B超检查，孕妈妈可以看到宝宝各种姿势和运动时的动作，如踢、摸、滚动、吸吮手指等。

生殖器官 宝宝18周的时候，如果是女胎，她的阴道、子宫、输卵管都已经各就各位；如果是男胎，宝宝的生殖器已经清晰可见，当然有时因宝宝的位置不同，小小的生殖器也会被遮住。

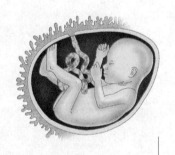

宝宝的小胸脯一鼓一鼓的，这是他(她)在呼吸。

二、本周保健

爱美之心人皆有之，孕妈妈也不例外，由于孕妈妈体内激素的变化，孕妈妈的皮肤可能会出现一些小问题，这时，孕妈妈就应认真做好皮肤的护理和保养工作，同时应尽量远离一些对胎宝宝不利的化妆品。

重点关注 孕妈妈皮肤护理方案

重视皮肤保养

孕妈妈新陈代谢旺盛，容易流汗，分泌物增加，皮肤也易脏污，所以必须格外注重清洁。此时脸部肌肤容易过敏，最好使用平日习惯的化妆品，以免造成皮肤异常。在饮食方面，应均衡摄取营养，不食刺激性食物，除了必须注意营养均衡外，也要多摄取维生素C及维生素B族的食物与水果。

避免过度劳累

充足的睡眠是美容的最佳方法，怀孕时期尤其重要。外出的时候，孕妈妈最好是戴上帽子，或是打遮阳伞。也可时常往脸上搽些营养水，使皮肤保持湿润。

正确使用化妆品

以前使用习惯的化妆品，怀孕之后，仍然可以继续使用。尤其是一些基本的化妆品及保养品，最好不要任意地改变。怀孕期间，孕妈妈脸部比较没光泽，化妆时应强调明快、清爽的感觉。选用粉红系列的乳液型粉底，避免选择水溶液型，注意整体装扮上的协调，眼影宜采用浅色系，腮红则可选用明亮的色彩，口红以粉红、红色系列为佳，千万不要浓妆艳抹，以免刺激皮肤，产生过敏现象。

注意面部清洁

怀孕期间的美容，主要是洗脸。早晚共两次，使用平时常用的温和型香皂或洁面乳，擦出泡沫来，仔细地洗，洗干净以后，擦上化妆品。夏天是容易出汗的季节，可适当增加洗脸次数。洗脸时宜用温水或凉水，不宜用热水，热水会使脸上的水分蒸发掉。

适当按摩

既可加快皮肤的血液流通，增进皮肤的新陈代谢，又能预防皮肤病，保护皮肤的细嫩，使皮肤的机能在产后早日恢复。

按摩的要领

先用洁面膏擦掉脸上的污垢。

用香皂或洗面乳把脸洗干净后，用毛巾将水擦干。

在脸上均匀地擦上按摩膏，然后用中指和无名指从脸的中部向外侧螺旋式按摩。

按摩完，拧一条热毛巾擦拭。

孕期不宜使用的化妆品

化妆本来并非禁止之事，可当您怀孕之后，就要警惕某些化妆品中的有害成分。孕妇应该禁用哪些化妆品呢？有必要作个盘点。

1.染发剂

染发剂不仅会引起皮肤癌、乳腺癌，甚至还可以导致胎儿畸形。

2.冷烫精

孕妈妈头发非常脆弱，而且极易脱落。若再用化学冷烫精烫发，更会加剧头发脱落。冷烫精中常含一种含硫基的有机酸，属有毒化学物质，可影响体内胎儿的正常生长发育。

3.口红

口红是由各种油脂、蜡质、颜料和香料等成分组成。其中油脂通常采用羊毛脂，羊毛脂除了能吸附空气中各种对人体有害的重金属微量元素，还可吸附大肠杆菌。吸附在嘴唇上的有害物随着唾液侵入体内，使孕妇腹中的胎儿受害。

4.指甲油

指甲油大多是以硝化纤维为基料，配以丙酮、乙酯、丁酯、苯二甲酸等化学溶剂和增塑剂及各色染料制成，这些化学物质对人体有一定的毒害作用。指甲油中的有毒化学物质很容易随食物进入体内，并能通过胎盘和血液进入胎儿体内，日积月累，就会影响胎儿健康。

5.脱毛剂

脱毛剂是化学制品，会影响胎儿健康；而电针脱毛不但效果不理想，电流刺激还会影响胎儿。

6.祛斑霜

孕期脸上会出现色斑加深现象，是正常的生理现象而非病理现象。孕期祛斑不但效果不好，还由于很多祛斑霜都含有铅、汞等化学物质以及某些激素，长期使用会影响胎儿发育，有致畸的可能。

7.洗涤剂

洗涤剂中含有酒精硫酸物质，通过皮肤吸入人体，当达到一定的浓度时，就会导致受精卵的死亡，使妊娠中止。

孕妈妈可以化淡妆

孕妈妈可以偶尔化淡妆，但绝不能浓妆艳抹。孕期必须化妆的孕妈妈，请参考以下建议：

❶ 选择透气性好、油性小、安全性强、含铅少、不含激素且品质优良的产品，否则天气热时不利于排汗，会影响代谢功能。

❷ 最好使用同一品牌。像高科技生化产品、祛痘祛斑的特殊保养品、含激素及磨砂类产品，不要使用。我们建议孕妈妈最好使用婴儿用的安全皮肤护理品。

❸ 妊娠期不文眼线、眉毛，不绣红唇，不拔眉毛，改用修眉刀。尽量不要涂抹口红，如有使用，喝水时进餐前应先抹去，防止有害物质通过口腔进入母体。

❹ 每次妆容的清洗一定要彻底，防止色素沉着。

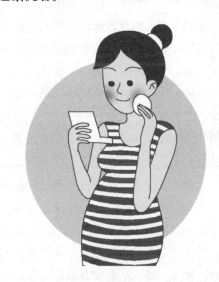

三、本周饮食营养

孕妈妈要适量补锌

孕妇所需要的营养素和无机元素比各个时期都要多，在众多的营养素中，微量元素锌是必不可少的。

锌是人体必需的微量元素，虽然在人体中的含量很少，只有1.4~2.3克，但其功用非常重要。锌是一种具有许多重要生化功能的微量元素，它参与蛋白质合成、核酸代谢、基因表达和免疫功能。锌是体内200多种酶类的辅因子，是核酸和蛋白质合成的必需物质，如RNA和DNA聚合酶，并且还是蛋白质、激素和核酸的结构成分。所以，锌对生长发育的重要性不言而喻。

孕期缺锌会加重妊娠反应，分娩合并症增多，并且会出现新生儿体重低下。婴儿也会因此而产生发育不良，或后天性发育不良及智力损伤、免疫力降低等特征。锌严重缺乏，还会出现胎儿畸形，神经系统功能改变，或造成新生儿出生缺陷。

若孕期血锌浓度偏低，适当补锌不失为一种明智之举。纠正的办法就是合理调配膳食，多吃些含锌较多的食品。

一般认为高蛋白食物含锌量都较高，如猪、牛、羊肉等，另外蛋黄、豆类、芝麻酱、花生、核桃、苹果以及一些海产品等也是锌的良好来源。如果严重缺乏，可吃一些强化锌的食品。

我国营养学会推荐妊娠中晚期孕妇每日锌供给量为20毫克，所以，孕妇每日补锌10~15毫克较为合适。具体个人情况建议咨询专科医生。

孕妈妈不宜贪吃冷饮

孕妇在怀孕期间，胃肠对冷热的刺激非常敏感。多吃冷饮能使胃肠血管突然收缩，胃液分泌减少，消化功能降低，从而引起食欲不振、消化不良、腹泻，甚至引起胃部痉挛，出现剧烈腹痛现象。

孕妇的鼻、咽、气管等呼吸道黏膜往往充血并有水肿，如果大量贪食冷饮，充血的血管突然收缩，血流减少，可致局部抵抗力降低，使潜伏在咽喉、气管、鼻腔、口腔里的细菌与病毒乘机而入，引起嗓子痛哑、咳嗽、头痛等，严重时还能引起上呼吸道感染或诱发扁桃体炎等。

吃冷饮除引起孕妇发生以上病症外，胎儿也会受到一定影响。有人发现，腹中胎儿对冷的刺激也很敏感。当孕妇喝冷水或吃冷饮时，胎儿会在子宫内躁动不安，胎动会变得频繁。因此，孕妇吃冷饮一定要有节制，切不可因贪吃冷饮，而影响自身的健康和引起胎儿的不安。

四、本周胎教课堂

给胎宝宝讲胎教故事

给胎宝宝讲故事要有选择性，故事的内容宜短小、轻快、和谐，最好选择那些色彩丰富、富于幻想的故事。

内容可以选择提倡勇敢、理想、幸福、友爱、聪明、智慧等的故事，那些容易引起恐惧、伤感以及使人感到压抑的故事不宜选择。对于著名童话，如《灰姑娘》中的某些血腥细节，可以适当简略或改善，再讲给胎儿听。

除利用幼儿读物进行讲述外，也可以由父母自编，任意发挥故事内容。此外，孕妈妈还可以给胎儿朗读一些轻快活泼的儿歌、诗歌、散文以及顺口溜等。

讲故事时，孕妈妈应取一个自己感到舒服的姿势，精力要集中，吐字要清楚，声音要和缓，既要避免高声尖叫，又要防止平淡无味照书念，而应以极大的兴趣绘声绘色地讲述故事的内容。孕妈妈一定要把感情倾注于故事情节中去，通过语气声调的变化，将喜怒哀乐传递给胎儿，使胎儿受到感染，单调和毫无生气的声音是不能唤起胎儿感受的。

美丽的童话胎教

如果希望胎宝宝通过与孕妈妈的情感沟通，渐渐成长为充满勇气、情感丰富的孩子，那么就应该采取童话胎教。

童话的"天马行空"可以很好地培养胎宝宝的想象力、创造力。你可以每天选择一个固定的时间，给"胎宝宝"讲一个你精心准备的童话故事，这样不仅能够帮助你缓解焦虑，而且在讲述童话的过程中，你自己也仿佛回到了美好的童年时光。

选择一个好童话

所选择的故事应该注重体现勇敢、善良、聪明、勤劳等美好的品质，故事中所蕴藏的情感要丰富，并且结局也要美好。这样可以给胎宝宝以良性的刺激，有利于胎宝宝成长。

利用画册做教材

孕妈妈可以用画册做教材，不仅要把画册上的文字读出来，同时还要把画册上的画也"读"给胎宝宝听，让胎宝宝不仅能听到故事，还能"看"到画册上所绘的图画。

自己编童话故事

如果孕妈妈有足够的创造力，还可以拿周围常见的事物为题材，自编童话故事讲给胎宝宝听。

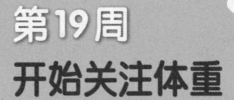

第19周
开始关注体重

孕期增重不是越多越好，孕妈妈要多吃些既营养美味又合理增重的食物。

一、本周妈妈宝宝

孕妈妈的变化

子宫 孕妈妈的子宫可在脐下2厘米左右处摸到。

体重 这时体重较妊娠前增加5.8~6.3千克，孕妈妈会略感身体笨重。

体形 腹部明显隆起，从侧面可看出孕妈妈的体形发生了明显变化。

胎宝宝的生长

胎儿大小 19周的胎儿，身长大约有15厘米，体重约200~250克。

感觉器官 19周的时候，宝宝最大的变化就是感觉器官开始按照区域迅速发展。味觉、嗅觉、触觉、视觉、听觉从现在开始在大脑专门的区域里发育，此时神经元的数量减少，神经元之间的连通开始增加。

其他 胎儿此时能够吞咽羊水，肾脏已经能够制造尿液，头发也在迅速生长。

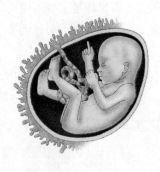

宝宝能够吞咽羊水，肾脏已经能够制造尿液。

二、本周保健

告别早孕反应，孕妈妈食欲大增，但在享受美食的同时，请注意控制体重增加，本周为孕妈妈介绍一些营养又不发胖的饮食方法及孕期体重增加表，以便做好孕期的体重管理。

重点关注 孕妈妈做好体重管理

孕育小生命成长，需要大量的营养。随着妊娠月份的增长，母亲体重随之增加，其中除了胎儿的肌肉、骨骼、内脏及其他组织不断生长外，还有胎盘、羊水、母体的脂肪、乳房等。到分娩前，不论孕妇孕前体重是多是少，孕妇的体重应比孕前平均增加11～13.5千克，不得少于9千克。其中妊娠前半期约增加总量的1/3，后半期增加约2/3。即妊娠1～12周增加2～3千克，妊娠13～28周增加4～5千克，妊娠29～40周增加5～5.5千克。一般妊娠早期因早孕反应，体重增加不明显。妊娠13周后，孕妇食欲增加，体重逐渐增加，每周增重350克左右，不超过500克，直到足月。

如果体重增加明显少于平均数，则胎儿宫内发育迟缓、早产、死胎的危险性增加。如果体重增加过多，则有羊水过多、多胎妊娠、葡萄胎等可能。

孕期体重增加表 （单位：克）

	孕10周	孕20周	孕30周	孕40周
胎儿	5	300	1500	3400
胎盘	20	170	430	650
羊水	30	250	750	800
子宫	140	320	600	970
乳房	45	180	360	405
血液	100	600	1300	1250
组织间液	0	30	801	680
脂肪	326	2050	3480	3345
总计	666	900	9221	11500

孕中期"轻"运动

轻、轻、轻

进入孕中期，早孕反应过去了，心情舒畅了许多。这预示着妊娠进入了稳定期。此时胎儿已经形成，加上胎盘和羊水的屏障作用，可缓冲外界的刺激，使胎儿得到有效的保护。

游泳、健身球、慢舞

孕中期可适度地进行体育锻炼，游泳、球操、跳慢舞都是可行的运动项目。在国外，游泳是孕妇普遍参加的一项活动。孕期游泳能增强心肺功能，而且水里浮力大，可以减轻关节的负荷，消除浮肿、缓解静脉曲张，不易扭伤肌肉和关节。游泳要选择卫生条件好、人少的室内游泳馆进行。下水前先做一下热身，让身体适应水的温度，游泳以无劳累感为佳。这样的运动有益于母亲的消化吸收和胎儿的成长发育。

一定要根据自己的情况来做运动。除了游泳，还可以做一些轻微的活动，比如散散步、跳跳舞、做做健身球操。孕中期的体重增加，身体失衡的情况孕妇还未完全适应，这个时候切记不要做爬山、登高、蹦跳之类的剧烈运动，以免发生意外。

久在空调环境的隐患

孕妇的新陈代谢十分旺盛，皮肤散发的热量也有所增加，在炎热的夏季或寒冷的冬季，常常借助空调纳凉或取暖。其实借助空调纳凉或取暖存在着很多隐患。

对于经常使用空调的孕妈妈一定要注意以下事项：

❶ 保持室内空气的流通，最少每2小时开窗通风一次。

❷ 室内外温差不可过大，温差过大容易引起感冒，影响胎儿发育。

❸ 开空调时间不宜过长，每次打开时间不要超过30分钟，关闭1小时以上再打开。

❹ 尽量避免到开着空调的小房间或人流量大的公共场所，这些地方空气流通不好，容易感染病菌。

❺ 尽量少用空调，避免空调病。

三、本周饮食营养

素食妈妈吃素的讲究

孕妈妈能均衡饮食当然好，不过如果有的孕妈妈必须吃素，在掌握一定的饮食方法后，同样能让肚子里的宝宝健康！

❶ 广泛地选择各类食物，不但要吃得够，而且要均衡。

❷ 如果动物性食品或蛋、奶类均不能食用，必须采用氨基酸食物营养互补的方式，如豆类及豆制品与五谷类（米饭、面食等）配合食用，或坚果类（如花生、腰果）与豆类及其制品配合食用，或豆类、绿叶蔬菜与全谷类配合食用。

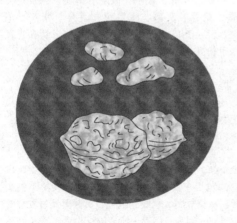

❸ 选择各种不同的蔬菜，特别是深绿色蔬菜，以提供维生素A、维生素C及钙、铁。但草酸含量高的蔬菜，如菠菜，摄取量不能太多，否则体内的钙质与草酸结合将无法利用。

❹ 每餐要吃水果，尤其是富含维生素C的水果，如柳丁、橘子之类的水果及番石榴等，以增加铁质的吸收。

❺ 每天固定两份坚果类，补充不饱和脂肪酸的摄入。必要的时候补充微量元素、矿物质等营养素的摄入。

❻ 多选用未经精制的五谷以及根茎类，例如糙米饭、全麦面包、番薯、芋头等，同时摄取量要足够，以获得足够的热量、铁质及B族维生素。

❼ 烹饪用油虽是植物油，但是要控制用量，避免因摄取过多热量，而导致体重增加过多。整个孕期都应注意体重增长不宜过多。

❽ 避免食用加工、腌制或烟熏食物，如腌黄萝卜、烟熏豆皮、榨菜等。

素食妈妈摄取营养素的方法

下面是一些素食妈妈比较容易缺乏的营养素，只要在素食的基础上改变下饮食结构和习惯，就能改善摄取的不足，得到更全面的营养！

营养素	摄入量	主要来源
蛋白质	标准值为每天80克，孕早期每天增加5克左右，孕中期每天增加15克左右，孕晚期每天增加20克左右	如果是蛋奶素的素食者，牛奶、酸奶、奶酪、鸡蛋都是非常好的蛋白质来源，每天喝足3杯牛奶十分有利。全素者则可通过谷物（如大米、全麦面包等），豆类（如青豆、红豆、黑豆等，其中以大豆为优质蛋白质），以及蔬菜坚果（如黄花菜、口蘑、杏仁、花生、芝麻、干果等）来补充
钙	标准值为每天800毫克，孕早期每天也为800毫克，孕中期每天需要1000毫克，孕晚期每天需要1200毫克	玉米、大麦、荞麦。上述豆类及其制品，仍以大豆为主。薯类淀粉、藕粉。蔬菜类菜心、油菜、芥菜、甘蓝、萝卜缨、苋菜、野苋菜、荠菜、金针菜、白沙蒿、茵陈蒿、口蘑、木耳、海带、发菜最高。水果干果类酸枣、沙棘、柠檬、核桃、松子、杏仁、瓜子、芝麻最高
铁	孕早期每天需要15毫克，孕中期每天需要25毫克，孕晚期每天需要35毫克	小米、小麦、荞麦、香米、莜麦、藕粉，以及豆类及制品，苋菜、莴笋、水芹菜、百合、紫菜、干果、白沙蒿、茵陈蒿、干蘑菇、木耳、云耳和青稞含铁量也较高
锌	孕早期每天需要11.5毫克，孕中期、孕晚期每天需要16.5毫克	大麦、黑豆、饭豆、干辣椒、笋干、干蘑菇、口蘑、松蘑、木耳、核桃、松子、杏仁、腰果、花生、瓜子、芝麻、黑芝麻较高。蔬菜类以大白菜、白萝卜、紫萝卜、茄子中含锌量较高
B族维生素	标准量为每天200微克，但是，它与身体热能总需要量成正比，孕期需要热能增加500千卡，因此维生素B也就增加为1.5mg/天	多选全谷类、糙米饭、五谷粥或面等五谷根茎类，少用精致面包当主食。对于维生素B_{12}纯素食（不食奶蛋）者需从臭豆腐、豆豉、纳豆、黄酱等经过发酵的豆类中摄取，因为自然界中所有的维生素B_{12}都是细菌制造的，不经过微生物的污染，植物中不存在这种物质。奶蛋素者可由奶类或鸡蛋等摄取
维生素D	妊娠早期每天摄入5维克，中期、晚期每天摄入10维克	可以多吃一些白萝卜，其含大量维生素D，最好是生吃，因为加热后维生素D就受到破坏了。晒太阳也可以解决。口服维生素D也可预防胎儿佝偻病

四、本周胎教课堂

稳定情绪的呼吸法

孕妇良好的情绪是胎教的最高境界。胎教最大的障碍则是孕妈妈的心烦意乱、情绪不安。

这里介绍一种呼吸训练法，对于稳定情绪和集中注意力较为有效，孕妈妈们可以试一试。

实施呼吸法，场所可以随意选择，可以在家庭任何环境中：床上、沙发上或坐在地板上都可以。要尽量使自己的腰背舒展，全身放松，微闭双眼，手随意放在身体两侧，只要不引起不适感，也可以放在腹部。

准备好以后，用鼻子慢慢地吸气，以5秒钟为标准，在心里面默数1、2、3、4、5……然后一边大口深深地吸气，肺活量大的人可以延长到6秒钟，如果感觉到吸气时间太长可以改为4秒钟。吸气过程中，要让自己感到气体被储存到腹中，然后用8～10秒的时间慢慢地把气呼出去，用嘴或鼻子呼都可以。总之，要缓慢、平静地呼出气。

经过几次呼吸以后，再开始作呼与吸时间跨度的调整，延长呼气时间，逐渐把呼气时间调整到吸气时间的一倍，吸5秒钟，就呼1秒钟，这样反复呼吸1～3分钟以后，就会感到心情平静，头脑清醒。

实施呼吸法时，尽量脑子里不去想其他的事情，把注意力集中到自己的吸气和呼气过程中，逐渐习惯后，注意力就能很快集中。

预防焦虑引起剧烈胎动

孕妈妈的情绪过分紧张、极度疲劳、腹部的过重压力以及外界的强烈噪声等，都可使胎儿躁动不安，产生剧烈骚动。胎儿长期不安，可导致体力消耗多，从而影响胎儿的健康发育，甚至影响到胎儿出生后生理、心理及智力的发育，如胎儿出生后有瘦小体弱、体重较轻、躁动不安、喜欢哭闹、不爱睡觉等表现。

当孕妈妈情绪不安时，胎动次数会较平时多3倍，最多达正常的10倍。如胎儿长期不安，体力消耗过多，出生时往往比一般婴儿体重轻400～1000克。如有的孕妈妈与人争吵后3周内情绪不好，在此期间，胎动次数较前增加1倍。

为了下一代的健康成长，希望孕妈妈在孕期要保持乐观情绪，遇事不急不躁，要尽量避免不良情绪给胎儿带来的不利影响。

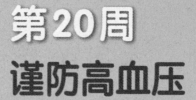

第20周
谨防高血压

孕妈妈的血压会比孕前有所升高，应尽早了解妊娠期高血压的防治方法。

一、本周妈妈宝宝

孕妈妈的变化

子宫 此时，子宫底高度在脐下1~2横指。子宫的变化在这时可能是不规律的，但在20周后，则规律得多。

阴道分泌物增加 妊娠期间阴道流液或分泌物增加是正常的，这叫做白带。这种液体通常是白色或黄色的，相当黏稠。它不是一种感染，可能是由于阴道周围皮肤和肌肉血流量增加所致。这种在早期妊娠时由于血流量增加引起的可见症状称为查德韦克氏征，此时阴道可呈紫色或蓝色。

腹部瘙痒 子宫越来越将盆骨充满，腹部皮肤和肌肉会拉长，许多孕妈妈抱怨伴随皮肤的拉长引起了腹部的瘙痒。

胎宝宝的生长

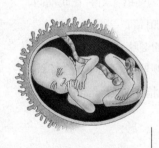

宝宝会吸吮大拇指，或是拿着脐带玩。

胎儿大小 身长15~16厘米，体重约260克。

皮肤 皮肤开始分化为两层，它们分别是表皮层，位于表面；真皮层，位于较深层。

毛发 这一时期，胎儿毛发将被从新毛囊长出的厚密头发代替。

动作 这一时期，从超声波扫描中，人们常常能看到宝宝抚摸自己的脸蛋儿吸吮大拇指，或是拿着脐带在玩。

二、本周保健

怀孕第20周，孕妈妈可能会出现妊娠期高血压疾病，为了避免孕妈妈受到妊娠高血压疾病的困扰，孕妈妈应尽早了解妊娠期高血压疾病的防治方法，以及一些饮食调理方法。

重点关注 妊娠期高血压疾病

引发妊娠期高血压疾病的原因

妊娠高血压疾病简称妊高征，是妊娠期妇女所特有而又常见的疾病，发生在妊娠20周以后至产后2周。以高血压、水肿、蛋白尿、抽搐、昏迷、心肾功能衰竭等症状，本病严重威胁母婴健康。引发妊娠高血压疾病的因素有如下几点。

❶年轻初孕妇及高龄初产妇。

❷家族中有高血压或肾炎、糖尿病病史者。

❸多胎妊娠、羊水过多、葡萄胎患者。

❹营养不良，重度贫血者。

❺寒冷季节、气压升高时，发病增多。

妊娠高血压疾病的症状

轻度妊娠高血压疾病：主要表现为血压轻度升高，可能伴有轻度水肿和微量蛋白尿。此阶段可持续数日至数周，可逐渐发展或迅速恶化。

水肿：是妊娠高血压疾病最早出现的症状。开始时仅表现为体重增加（隐性水肿），以后逐渐发展为临床可见之水肿。水肿多从踝部开始，逐渐向上发展，按其程度分为四级，以"+"表示。

（+）小腿以下凹陷性水肿，经休息后不消退；（++）水肿延及至大腿；

（+++）水肿延及至外阴或腹部；（++++）全身水肿，甚或有胸腹水。

高血压：妊娠20周前血压不高，妊娠20周后血压升高达17.3/12KPa（130/90mmHg）以上，或较基础血压升高4/2KPa（30/15mmHg）。

蛋白尿：出现于血压升高之后，无或微量。

中度妊娠高血压疾病：血压进一步升高，但不超过21.3/14.7KPa（160/110mmHg），尿蛋白增加，伴有水肿，可有头晕等轻度自觉症状。

重度妊娠高血压疾病

包括先兆子痫及子痫。血压超过21.3/14.7KPa（160/110mmHg），尿蛋白增加，水肿程度不等，出现头痛、眼花等自觉症状，严重者抽搐、昏迷。

先兆子痫：除以上三种主要症状外，出现头晕、头痛、视觉障碍、上腹不适、胸闷及恶心呕吐等，表示颅内病变进一步发展。此时血压多在21.3/147KPa（160/110mmHg）以上，水肿更重、尿少、尿蛋白增多，随时可能发生抽搐，应积极治疗，防止发生子痫。

子痫：在上述各严重症状的基础上，抽搐发作，或伴有昏迷。少数患者病情进展迅速，子痫前期症状可并不显著，而骤然发生抽搐，发生时间多在孕晚期及临产前，少数在产时，更少的还可在产后24小时内发生。

防治妊娠期高血压疾病的方法

知道了妊娠高血压疾病的病症后，对于孕妈妈来说最重要的就是要知道如何预防和应对妊娠高血压疾病，那么有如下建议以供孕妈妈参考。

❶ 实行产前检查，做好孕期保健工作。妊娠早期应测量1次血压，作为孕期的基础血压，以后定期检查，尤其是在妊娠36周以后，应每周观察血压及体重的变化、有无蛋白尿及头晕等自觉症状。

❷ 加强孕期营养及休息。加强妊娠中、晚期营养，尤其是蛋白质、多种维生素、叶酸、铁剂的补充，对预防妊高征有一定作用。因为母体营养缺乏、低蛋白血症或严重贫血者，妊娠高血压疾病发生率增高。孕妈妈在加强营养的同时，更应注意好好休息。

❸ 重视诱发因素，治疗原发病。仔细想一想家族史，孕妇的外祖母、母亲或姐妹间是否曾经患妊娠高血压疾病，如果有这种情况，就要考虑遗传因素了。孕妇如果孕前患过原发性高血压，慢性肾炎及糖尿病等均易发生妊娠高血压疾病。妊娠如果发生在寒冷的冬天，更需加强产前检查，及早处理。

❹ 冬天注意保暖。因为冬天气候寒冷，全身血管遇冷后收缩，会导致血压升高。所以冬季是妊娠高血压疾病的高发季节，孕妈妈要特别注意保暖。

❺ 睡姿能稳定血压。左侧卧的睡姿可以帮助孕妈妈稳定血压。

孕期运动注意事项

进行时间长短

孕妇的运动时间依个人体能状况可连续做20~60分钟不等，但怀孕前未养成运动习惯的孕妇，每次运动应从20分钟开始，待习惯运动的感觉后再逐渐拉长时间。

以一堂一小时的运动课为例，在运动半小时后，就会让孕妈妈稍作休息，这里的休息指的是喝点水、上洗手间，但只是1~2分钟的时间，而不会让孕妈妈休息太久，以免体温瞬间降低便接着进行肌力或伸展运动，反而会有危险性。

穿着透气衣物

运动时孕妇应选择穿着没有束缚、透气的衣裤，以及有弹性的运动鞋，另外也别忘了穿件可以支撑胸部的内衣。提醒孕妈妈，穿着的衣服不要过于宽松，否则有些动作没办法看到体态，无法得知肢体是否正确。

随时补充水分

孕妈妈在运动的前、中、后，皆应随时补充水分，以帮助调节体温。在做孕妇瑜伽前，孕妇应先去喝水及上洗手间；而从有氧运动进入肌力运动前，孕妈妈也应补充水分，有饥饿感的孕妇也可吃点小饼干补充热量，避免血糖过低造成危险。

视状况调整动作

多数孕妇的有氧运动都是以站姿进行，但没有运动习惯的孕妇，以及怀孕晚期肚子较大的孕妈妈，做站姿的动作可能会感到吃力，此时建议不要逞强，宜改为选择坐姿或侧躺姿的运动，不要让身体承受太大的负担；如果有仰卧姿势时，记得不可超过3~4分钟以免压迫到下腔静脉，孕晚期的孕妈妈则不适合做此姿势。

手不高过肩膀

由于手臂上举高过心脏位置，连带的会使血压与心跳升高，故孕妈妈在做运动时必须减少双手高于肩膀的动作。

维持正确姿势

怀孕的妈咪容易因肚子变大而挺起腰部，或因胸部变大而弯腰驼背，这些不正确的姿势都可能造成孕期腰酸背痛。故孕妈妈在进行肌力与伸展运动时，要特别注意姿势是否正确，并在正确的姿势之下完成动作，以帮助身体归位、保持身体延长的感觉。

运动前，先了解身体状况

为了孕妈妈的安全考量，有以下情形的孕妇是绝对不能进行运动的，包括：进行性心肌疾病、淤血性心脏机能不全、风湿性心脏疾病、血栓静脉炎、肺塞栓症、急性感染病、早产之危险性、多子怀孕、子宫出血、严重同种免疫症、重度高血压症等。

另外，有实态性高血压、贫血或身躯过大、甲状腺疾病、糖尿病、重度肥胖或者体重过轻等情况的孕妈妈，也务必先与医师讨论，以判断你究竟适不适合运动或者选者适当的运动。

三、本周饮食营养

妊娠期高血压疾病的饮食调理

发现自己患有妊娠高血压疾病，孕妈妈也不用过分紧张，可以通过"1减少、2控制、3补充"的合理饮食来进行调理。

减少动物脂肪的摄入

患有妊娠期高血压疾病的孕妈妈应少摄食动物脂肪，炒菜最好用植物油，每日20～25克。饱和脂肪酸的供热能应低于10%。

控制钠盐的摄入

钠盐在防治高血压中发挥着重要作用。若每天食入过多的钠，会使血管收缩，导致血压上升，因此患有妊娠期高血压疾病的孕妈妈应每天限制在3～5克以内。同时，还要远离含盐量高的食品。

补充蛋白质

重度妊娠高血压的孕妇因尿中蛋白丢失过多，常有低蛋白血症。因此，应及时摄入优质蛋白，如牛奶、鱼虾、鸡蛋等，以保证胎儿的正常发育。每日补充的蛋白质量最高可达100克。

补充含钙丰富的食物

患妊娠高血压的孕妇最好多吃含钙丰富的食品，如奶制品、豆制品、鱼虾、芝麻等，也可适当补充钙剂。若为低钙血症，每天的钙摄入量可达2000毫克。

补充锌、维生素C和维生素E

患妊娠高血压疾病的孕妇，血清锌的含量较低，因此，膳食中若供给充足的锌能够增强孕妈妈身体的免疫力。另外，维生素C和维生素E能抑制血中脂质氧化的作用，降低妊娠高血压疾病的反应，因此也需要适当补充。

孕妈妈吃好宝宝视力好

女性怀孕时应多吃油质鱼类，如沙丁鱼和鲭鱼，这样有利于宝宝视觉功能系统的发育，日后可能比较快地达到成年人的视觉程度。这是由于油质鱼类含有一种构成神经膜的要素，被称为omega-3脂肪酸，而omega-3脂肪酸含有的HDA与大脑内视神经的发育有密切关系，能帮助胎儿视力健全发展。

胎儿如果严重缺乏HDA，会患视神经炎，视力模糊，甚至失明。但不建议孕妇吃鱼类罐头食品，最好购买鲜鱼自己烹饪。孕妇每个星期至少吃一次鱼。

除了油质鱼类外，孕妈妈还应多吃含胡萝卜素的食品，以及绿叶蔬菜，防止维生素A、B族维生素、维生素E缺乏。

缺钙的孕妇所生的孩子在少年时患近视眼的几率高于不缺钙的孩子三倍，因此，怀孕期间补充足够的钙是非常必要的。

孕妇的饮食与孩子的视力发展有密切的关系。为了腹中的宝宝有一双明亮健康的眼睛，要鼓励自己多吃对孩子有益的食品。

四、本周胎教课堂

关于"胎儿大学"

最早的"胎儿大学"是美国加利福尼亚州妇产科专家范德·卡尔于1979年创办的，学生是双身人，即具有双重身份的孕妇。"胎儿大学"招收妊娠5个月的孕妇上课，担当教员的有产科医生、心理学家和家庭教育学家。从这所"大学"毕业（出生）的"学生"，其大脑中约有几十个单词和初步的曲调，一个4岁的幼儿已经能听、说英语、西班牙语，喜欢跟8~10岁的小孩玩，并懂得照顾自己；有的婴儿刚出生时就会用小手轻轻拍妈妈的脸。这都是在没有受过胎教训练的婴儿中从未见过的现象。

我们不妨简要地把这所独特的大学的课程设置和教授方法介绍给读者。

语言课 学校教会准妈妈用特制的扩音器把有关朗读的内容一字一句向腹内胎儿一再重复，让胎儿加强记忆，使得胎儿对这些语句有很深的印象。

音乐课 准妈妈把一个玩具乐器放在腹部，奏出音符，让胎儿经常聆听一些曲子。

运动课 教会准妈妈让胎儿练习"踢肚游戏"的运动项目，使胎儿有意识地和准妈妈进行游戏锻炼。

以上"胎儿大学"所开的课程，只是胎教内容的一部分。等到胎儿的感官发育基本定型，即怀孕5个月以后，还可以进行以下几个方面的教育：如道德品质心理素质的教育，生活艺术美的教育，音乐训练的教育，抚摸训练以及养成良好的生活习惯。

日本系统化胎教课程

在日本，有人将胎教的方法加以统合，做成系统化的课程，指导孕妇来进行胎教。他们将接受胎教的准妈妈，分为怀孕5~8个月的前段班，以及怀孕8个月以后的后段班。

胎教课程四大要素包括：

放松 是指自律训练，它是在开始所有的课程前，所进行的一种预备动作。准妈妈在一间灯光柔和的房间里，尽量放松自己。这是为了促进副交感神经系统，使身体和精神达到稳定的状态。

创造力 是以促进与情绪、感觉、空间感、绘画感有关的右脑的脑开发为目的的课程。包括庭园式盆景制作和纸黏土制作这些具体方式。

对话 是指对腹中的胎儿说话。这种称之为胎谈方式，可以从打招呼开始，也可以说说花和鸟的名字，教一些数字、字母等。

音乐 是胎教中最常被运用的。所选用的曲子除了古典音乐和童谣之外，也可以配合母亲的喜好，听流行音乐。

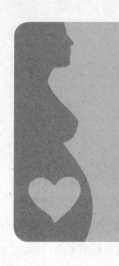

第21周
宝宝继续成长

本周，宝宝已经可以听到孕妈妈的声音了，选择一些胎教故事讲给宝宝听吧。

一、本周妈妈宝宝

孕妈妈的变化

子宫 孕妈妈可摸到自己的子宫约在脐上1厘米处。在医院检查，子宫底部到耻骨联合处的长度约有21厘米。

体重 体重较妊娠前增加5.8~6.5千克，腰已经比较粗了。

腿部发胀 妊娠期一个严重的并发症是臀部和腹股沟的血栓形成，这一症状的表现是腿部相应区域发胀，伴随疼痛、发红、发热。此时，孕妈妈会感觉到下肢发胀，尤其在一天工作结束时。

胎宝宝的生长

胎儿大小 身长大约18厘米，体重300~350克，这个时候的胎儿体重开始大幅度增加。小宝宝的眉毛和眼睑清晰可见，手指和脚趾也开始长出指（趾）甲。

听力 听力达到一定的水平，已能够听到母亲的声音了。

消化系统 消化系统初具功能，本周小肠出现运动，并可推动经过它的物质。小肠可从小肠腔吸收糖分，并进入胎儿的体内。

感官 随着大脑和神经末梢的发育，宝宝的各种感官正在逐步完成，味蕾开始在舌面上形成。

吞咽 消化系统发育，使胎儿有能力吞咽羊水，吞咽羊水后，胎儿可吸收其中的大部分水分而把不能吸收的物质输送到大肠。

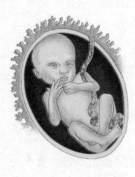

宝宝的眉毛和眼睑清晰可见了。

二、本周保健

怀孕21周，孕妈妈的腹部已渐渐隆起，行动多有不便，孕妈妈可以学习一些正确的姿势，以免因为错误的姿势带来身体的不适。此时也是孕妈妈外出旅游的最好时间。

重点关注 日常活动的正确姿势

1.俯身弯腰的正确方法

孕妈妈要尽量避免俯身弯腰的动作，以免给脊椎造成重负。如果孕妇需要从地面捡拾起什么东西，俯身时不仅要慢慢轻轻向前，还要屈膝，同时把全身的重量分配到膝盖上。孕妇在清洗浴室或是铺沙发时也要参照此动作。

2.起身站立的正确方法

孕中晚期，孕妈妈起身站立时要缓慢有序，以免腹腔肌肉过分紧张。仰躺着的孕妇起身前要先侧身，肩部前倾，屈膝，然后用肘关节支撑起身体，盘腿，以便腿部从床边移开并坐起来。

3.徒步行走的正确方法

徒步行走对孕妇很有益，可以增强腿部肌肉的紧张度，预防静脉曲张，还可以强壮腹腔肌肉。一旦孕妈妈行走时感觉疲劳，就要马上停下来，找身边最近的凳子坐下歇息5~10分钟。在走路时，孕妈妈的身体要注意保持直立，双肩放松。散步前要选择舒适的鞋，以低跟、掌面宽松为好。

4.正确的站姿

站立时，孕妈妈应选择一种最舒适的姿势。比如，收缩臀部，就会体会到腹腔肌肉支撑脊椎感觉。需要长时间站立的孕妇，为促进血液循环可以尝试把重心从脚趾移到脚跟，从一条腿移到另一条腿。

5.正确的坐姿

孕妇正确的坐姿是要把后背紧靠在椅子背上，必要时还可以在背后放个小枕头。

长途旅行注意事项

身体状况许可，适当外出旅行，非常有利于自己和胎儿的身心健康。为了减缓孕妈妈旅途疲劳，减轻身体的压力，下面介绍孕妈妈出行注意事项，供孕妈妈参考。

减缓旅途劳顿 随身行李最好是少而精的。如果行李太多，尽量寻求随行人员的帮助。等候的时间可抓紧休息以补充旅途中消耗的能量。一旦到达目的地，一定要让自己先休息，调整一下再安排事情。晚上要早睡以保证第二天精力充沛的活动工作。

加倍呵护自己 孕期的身体比以往任何时候都需要格外的体贴和呵护。在旅途中你更应该加倍细致地照顾自己。利用一切可以利用的时间休息来保存并产生能量。一天的疲劳过后，在酒店里泡一个澡，或做个足部的按摩，都可以帮助你迅速恢复体力，并有助于睡眠。

多带可口食物 外出旅行，由于舟车劳顿，孕妇更容易饥饿，准备些小零食来备不时之需。建议备些能慢慢咀嚼的食物，如果仁、葡萄干、甘草柠檬，甚至酸乳酪等。

不要憋尿 孕期会出现尿频的情况。孕妇必须在旅行中充分利用休息停顿的时间来方便一下，长时间的憋尿对身体和胎儿都会有不良的影响。

保护双脚 长途跋涉会造成孕妇脚踝小腿等处乏力酸胀，严重的会出现水肿等症状。如果开车旅行，请每90分钟停一次车，站到地上轻轻的伸展小腿和双臂以缓解疲劳。如果乘飞机，多用手按摩脚踝和小腿肌肉以缓解肢体疲劳促进血液循环。

注意卫生 我们知道外出会大大增加孕妇感染病毒和细菌的机会，因此要随时注意个人卫生和饮食卫生，做好保健工作，以避免不必要的麻烦。通常路途中容易患呼吸系统、消化系统及泌尿系统等疾病。一旦感觉身体不适，应立即到最近的医院就诊。

不宜睡席梦思床

席梦思床柔软舒适，是当今家庭常用卧具，但过软的席梦思床对孕妇则不宜。

孕期腹部逐渐长大，腹内压力也随之增大，更压于腰肌。席梦思床的弹性会使腰肌更加紧张和得不到稳妥的支撑，久而久之腰肌会发生疼痛和劳损。腰肌张力出现减弱现象，分娩时还可能导致腰痛及生产不顺利的情况的发生。

一般人夜间睡眠时体位经常变化，辗转反侧可达20次左右，这有助于大脑皮质抑制扩散，调节肌肉疲劳，提高睡眠效果。而孕妇睡席梦思床深陷其中，不易翻身。妊娠晚期为避免仰卧综合征的发生，孕妇宜采用左侧卧位或左右交替侧卧，但睡席梦思床恐怕难以做到。

为让孕妇睡着舒适，可以在棕棚床或木板床上铺上9厘米厚的棉垫，枕头松软、高低适宜，这样既有利于孕妇本人，对胎儿也有利。

三、本周饮食营养

不发胖的饮食方法

并非少吃就能减肥，进食的技巧、食物的烹调、食物的选择等，皆是控制体重的关键。

改变进食行为

❶改变进餐顺序：先喝水→再喝汤→再吃青菜→最后吃饭和肉类。

❷养成三正餐一定要吃的习惯。

❸生菜、水果沙拉应刮掉沙拉酱后再吃，或要求不加沙拉酱。

❹只吃瘦肉。

❺不吃油炸食品。

❻浓汤类只吃固体，但不喝汤水。

❼带汤汁的菜肴，将汤汁稍加沥干后再吃。

❽以水果取代餐后甜点。

❾用开水或不加糖的饮料及果汁，取代含糖饮料及果汁。

❿吃完东西立刻刷牙，刷过牙就不再进食。

⓫睡前3个小时不进食（白水除外）。

改变烹调方式

❶尽量用水煮、蒸、炖、凉拌、红烧、烤、烫、烩、卤的烹调方式。

❷以上烹调方式尽量不要再加油，可加酱油。

❸烹调时少加糖。

❹烹调时少用勾芡。

❺烹调时少加酒。

❻煮饭、买菜前，先算好吃饭人数及分量，避免吃下过多剩菜。

❼多吃青菜，但最好以烫的为主，或将汤汁滴干以减少油脂的摄取（或用清汤、开水洗）。

❽吃饭勿淋肉汤。

❾少用糖醋、醋熘、油炸、油煎的烹调方式。

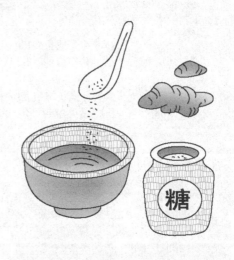

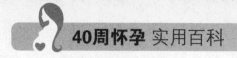
营养不发胖的饮食结构

构成	说明
5份 水果和蔬菜	日常饮食应该至少5份水果和蔬菜，才可以提供足够的维生素、矿物质和纤维，帮助消化，有效预防便秘。蔬菜不要煮得太久，最好能生吃，这样可以最大程度保留蔬菜的营养价值。但一定要将蔬菜冲洗干净
4～6份 淀粉类食物	每天应该吃4～6份热量不高的淀粉食物，如面包、马铃薯或者意大利面条等。这些食物是碳水化合物和纤维的重要来源。但过分加工会破坏这些食物中的营养成分，如有可能应尽量吃全麦面包或者是麦片
2～4份 蛋白质类食物	怀孕期间，对蛋白质的需求会上升50%左右，因此日常饮食中应添加2～4份富含蛋白质的食物，如肉类、鱼类、豆类和乳品

附注：份的量因人而异，例如，如果每日摄取食物总量为1300克，蔬菜、淀粉和蛋白质的摄取比例为5：5：3，则每份食物为100克。也就是说每天应吃500克的水果和蔬菜、500克的淀粉类食物、300克的蛋白质类食物

营养不发胖的全日食谱安排

早餐 （早上7：00）	主食（包括面食、米饭、稀饭、粥类或面包）100克 鸡蛋（可按自己喜欢的口味做成荷包蛋或炒鸡蛋等）50克 蔬菜（西红柿、海带、黄瓜、卷心菜等）100克
早午餐 （早上10：00）	牛奶或豆浆200克（也可以果汁或新鲜水果代替） 饼干或小点心25克
午餐 （12：00）	主食（米饭或面食）150克 蛋类50克　肉类100克　蔬菜100～150克
下午茶 （下午3：00）	果汁或新鲜水果200克（可以牛奶或豆浆代替，最好与早、午餐不同） 点心50克
晚餐 （下午7：00）	主食（米饭或面食）150克 蛋类100克　蔬菜150克
夜宵（睡前1小时）	水果100克

四、本周胎教课堂

准爸爸参与抚触胎教

孕妈妈的得力助手

胎儿最喜欢准爸爸的抚触和男性频率较低的声音，所以抚触胎教，准爸爸一定要参加。准爸爸应当经常隔着肚皮轻轻地抚触胎宝宝，并协助孕妈妈让胎宝宝进行一些宫内运动，最好是一边抚触一边与胎宝宝说话，同时告诉宝宝是爸爸在抚触、与宝宝交流。一家人一起玩游戏，一定会乐趣无穷，也会让胎儿充分地感受到家的温馨。

母子之间的调解员

当胎儿的活动过于激烈，让孕妈妈感觉难受时，准爸爸可以一边隔着肚皮轻抚胎宝宝，一边温和地说："乖宝宝，爸爸和你商量商量，踢得轻一点儿好吗？妈妈感觉有些吃不消了。"这样做的效果不由你不信，准爸爸出面调解沟通，特别管用。

深情款款的拍打胎教

在宝宝出生之前，孕妈妈都是靠着感知宝宝的胎动来了解宝宝的生活规律、健康状况的，而肚子里的宝宝也是通过这样的"拳打脚踢"来和妈妈"聊天"的。

怀孕中期以后的胎儿，体表绝大部分表层细胞已具有接受信息的初步功能，子宫中羊水的流动不断向胎儿提供更多的触觉刺激。孕妈妈通过深情款款地拍打腹壁，给予胎儿良好刺激，可增进胎儿的智力发育。拍打胎教也可以归为运动胎教中的一种，拍打胎教在孕6个月以后进行。

拍打时的姿势

孕妇全身放松，呼吸匀称，心平气和，仰卧在床上，头不要垫得太高，面部呈微笑状，双手轻放在胎儿上，也可将上半身垫高，采取半仰姿势。不论采取什么姿势，但一定要感到舒适。

拍打的方法

拍打胎教可以和抚触胎教相结合，做完抚触胎教之后可以进行拍打胎教。

将手掌平贴于孕妈妈腹壁，食指放中指上，然后食指迅速滑下，轻轻拍打腹壁，刺激胎儿活动，如同与胎儿玩耍一般。

拍打胎教要在胎动较频繁时进行。每次持续3~5分钟，每日1次。

拍打时的注意事项

❶ 拍打胎宝宝前，孕妈妈应排空小便。

❷ 进行拍打胎教时，室内环境舒适，空气新鲜，温度适宜。

❸ 拍打胎宝宝时，孕妈妈避免情绪不佳，应保持轻松、愉快、平和的心态。

第22周
宝宝皮肤是皱的

> 宝宝的体重依然偏小，所以皮肤是皱皱的，这是为皮下脂肪的生长留有余地。

一、本周妈妈宝宝

孕妈妈的变化

子宫 子宫宫底高出肚脐2厘米，如果从耻骨联合处测量子宫宫底则高出骨联合处约22厘米。

腹部 腹部还不是很大，对孕妈妈不会造成太多不便，孕妈妈仍然可以弯腰，坐下时也不会感到不适，走路也不用花费太大力气。所以在这一阶段孕妈妈会觉得妊娠还比较舒服。

行动 腹部还未太笨重，弯腰、起坐、行走还不太费劲。

胎宝宝的生长

胎儿大小 身长大约19厘米，体重约350克，这个时候的胎儿体重开始大幅度增加，看上去已经很像小宝宝的样子了。

牙齿 牙齿这时开始发育了，主要是恒牙的牙胚在发育。

皮肤 宝宝由于体重依然偏小的缘故，这时候的皮肤依然是皱的。当然皱褶也是为皮下脂肪的生长留有余地。

脂肪 宝宝体表看上去像覆盖了一层白色的滑腻的物质，我们称之为胎脂。胎脂可避免皮肤在羊水长期的浸泡下受到损害。很多宝宝在出生时候身上还会带有这样的胎脂。

生殖器官 男孩的睾丸将从骨盆降到阴囊内，原始精子已经形成，女孩的阴道开始呈现中空的形状。

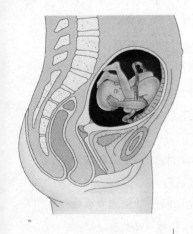

宝宝的牙齿开始发育，看上去已经很像小婴儿的样子了。

二、本周保健

怀孕第22周，孕妈妈发现身体上的妊娠纹越来越多了，这些妊娠纹往往让孕妈妈很苦恼，下面我们就为孕妈妈支几招来解决妊娠纹的苦恼。另外，做好乳房护理是孕期的一件大事，孕妈妈不可忽视。

重点关注 减少妊娠纹的方法

妊娠纹是指在肚皮下、胯下、大腿、臀部、皮肤表面出现看起来皱皱的细长型的痕迹，这些痕迹最初为红色，微微凸起，慢慢地，颜色会由红色转为紫色，而产后再转为银白色，形成凹陷的疤痕。

形成妊娠纹的原因一般有：一是怀孕时，肾上腺分泌的类皮质醇（一种激素）数量会增加，使皮肤的表皮细胞和纤维母细胞活性降低，以致真皮中细细小小的纤维出现断裂，从而产生妊娠纹。二是怀孕中后期，胎儿生长速度加快，或是孕妇体重短时间内增加太快等，肚皮来不及撑开，都会造成皮肤真皮内的纤维断裂，从而产生妊娠纹。

减轻妊娠纹的方法如下表：

均衡饮食	怀孕期间应补充丰富的维生素及蛋白质。而由于胶原纤维本身是蛋白质和维生素C所构成，所以可以多摄取含丰富蛋白质的食物。避免摄取太油、甜食（容易肥胖）、太咸（容易水肿）的食物
体重增长	在怀孕时体重增长的幅度上，每个月的体重增加不宜超过2公斤，整个怀孕过程中应控制在11~14公斤
使用托腹带	可以承担腹部的重力负担，减缓皮肤过度的延展拉扯
使用专业的去妊娠纹产品	这个是最有效的预防和消减妊娠纹方法了，有条件的孕妈妈可以购买适合自己的去妊娠纹霜
沐浴前后保养皮肤	沐浴时，坚持用冷水热水交替冲洗相应的部位，促进局部血液循环。沐浴后，在可能发生妊娠纹的部位涂上滋润霜
避免日光直射	日光的照射会使妊娠斑加重，因此孕期应注意避免日光的直射

拍孕味写真照

孕期是每个女人最美丽的时候，孕期十月，你每月都可以留下孕影。至于拍专业写真，适合的时间要到6个月以后，那时肚形与孕味才充分显现。在最后的两三个月里，孕妈妈都应该去专业的孕妇馆拍摄。

记录你最美丽的瞬间

孕中期，孕妈妈的腹部开始凸显出美丽的曲线，行动也比较方便，因此，此时是拍写真最好的时间。孕妈妈们，赶快趁着这个珍贵和难得的时刻，和准爸爸一起带着腹中的宝宝拍个写真吧，留下这珍贵和难得的瞬间，它将成为你们永恒的记忆。

写真照的类型

通常的写真照包括个人写真与夫妻写真两部分内容，个人写真只单独拍摄孕妈；夫妻写真就要求准爸爸们来做陪衬了，共同记录两人迎接小生命即将到来的幸福与甜蜜。

拍写真照注意事项

孕妈妈们注意在拍摄前一定要休息好，最好选择就近的照相馆进行拍摄，避免路途遥远而产生疲劳。拍摄前，孕妈妈不必自己化浓妆，如果为了照相效果更佳，可以让照相馆专业的化妆师化淡妆就好了。出于拍摄的良好效果，专业的照相馆通常都会为孕妈妈们准备漂亮舒适的孕妇装。孕妈妈们可以根据自己的喜好和需要进行挑选，切记不可选择过于紧绷的衣服，以免对胎儿不利。

孕妈妈们，要拍照了，绽放你脸上自豪而灿烂的笑容吧，这一刻将为你的人生增添更加绚丽的色彩。

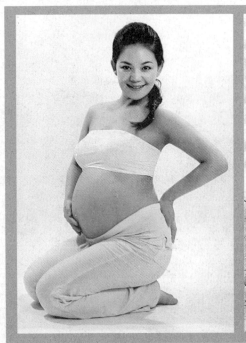
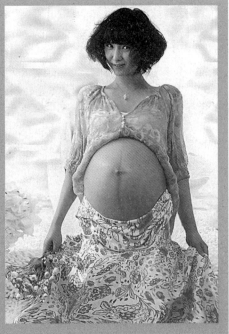

三、本周饮食营养

孕期要补铁

铁的作用

铁是血红蛋白的组成成分，并参与氧的运输和存储以及人体能量代谢。铁的正常含量是健康的保证，缺乏或过量都会威胁健康。

孕妇发生缺铁性贫血，不但会导致孕妇出现心慌气短、头晕、乏力，容易在分娩时发生各种合并症，还可导致胎儿宫内缺氧、胎儿宫内发育迟缓、低出生体重、早产、死产、新生儿死亡、生长发育迟缓，出生后智力发育障碍，在出生后6个月之内易患营养性缺铁性贫血等。

补铁的最佳时间

在妊娠前半期对铁的需求增长不多。从孕20周开始，由于母体红细胞总量扩充加快和胎儿发育需求增多，每日需铁量增至5~10毫克。因此，13周早孕反应消失，饮食恢复正常后，就应多吃含铁丰富的食物。

食疗补铁

含铁食物与维生素C同时吃可以促进铁吸收。维生素C广泛存在于新鲜蔬菜、水果中，但它非常娇嫩，常温下食物每存放24小时，其含量就衰减一半，促进铁吸收的作用会大打折扣，而维生素C药品就更差了。

含铁丰富的食物有 动物血、肝脏、鸡胗、牛肾、大豆、黑木耳、芝麻酱、牛肉、羊肉、蛤蜊和牡蛎。其次是瘦肉、红糖、蛋黄、猪肾、羊肾、干果、鱼、谷物、菠菜、扁豆、豌豆、芥菜叶、蚕豆、瓜子等。

维生素C含量高的蔬菜、水果 含量最高为鲜枣、沙棘、猕猴桃、柚子。其次为青椒、番茄、草莓、甘蓝、黄瓜等。

另外，铁锅炒菜也是增加菜肴中铁含量的好方法。还有不要在饭后喝茶，因为茶叶中的鞣酸可妨碍铁的吸收，更不要喝浓茶。

服用铁剂

服用铁剂的作用：铁剂是治疗缺铁性贫血的特效药，一般服用铁剂10天左右，贫血症状就会开始逐渐减轻，连续服用2~3个月，贫血可得到纠正。

常用的口服药 硫酸亚铁，每次口服0.3~0.6克，每日3次，也可服用10%枸橼酸铁胺10毫克，每日3次，或葡萄糖酸亚铁，右旋糖酐铁等。

如何服用效果最好 服用铁剂同时加服10%稀盐酸10毫升，或维生素C100毫克，有利于铁吸收。

服药要坚持 服药不可间断，贫血被纠正后还应继续服药1~2个月，但此时每天服药1次即可。

四、本周胎教课堂

胎宝宝其实会做游戏

随着医学科学的发展和超声波的问世，人们已经发现胎儿在母体内有很强的感知能力。父母对胎儿做游戏胎教训练，不但能增进胎儿活动的积极性，而且有利于胎儿智力的发育。

下面是通过超声波的荧屏显示看到的情景：胎儿在早晨醒来伸了一个懒腰，打了一个哈欠，又调皮地用脚蹬了一下妈妈的肚子，这使他感到很满意。一个偶然的机会使胎儿的手碰到了漂浮在旁边的脐带。很快脐带成了他的游戏对象，他一有机会便抓过来玩弄几下，从胎儿这些动作，再结合大脑的发育情况分析，科学家们认为胎儿完全有能力在父母的训练下进行游戏活动。

和胎宝宝做踢肚小游泳

踢肚小游戏是一种寓教于乐的方式：透过游戏的亲子互动来刺激胎宝宝的脑部成长。父母与胎宝宝做游戏进行胎教训练，不但增进了胎宝宝活动的积极性，而且有利于胎宝宝智力的发育。这不失为一种比较有效的胎教法。因此，孕妈妈可以通过拍打胎宝宝的肢体与其建立条件反射，每天早晚各进行1次，每次3～5分钟，其姿势同抚触胎教法。游戏过程中当胎宝宝踢肚子时，孕妈妈可轻轻拍打被踢部位，然后再等第二次踢肚。一般在1～2分钟后，胎宝宝会再踢，这时再拍几下，接着停下来。如果你拍的地方改变了，胎宝宝会向你改变的地方再踢，注意改变拍的位置离原来踢的地方不要太远。

研究证明，经过拍打肢体训练的胎儿，出生后其肢体肌肉强健有力，抬头、翻身、坐爬、走等动作均早于一般婴儿。经过触压、拍打，增加了胎宝宝肢体活动，是一种有效的胎教方法。当胎宝宝出现蹬腿不安时，要立即停止训练，以免发生意外。

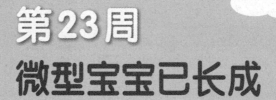

第23周
微型宝宝已长成

宝宝看起来已经很像个微型宝宝了，嘴唇、眉毛和睫毛已清晰可见，也具备了微弱的视觉。

一、本周妈妈宝宝

孕妈妈的变化

子宫　子宫宫底高出肚脐3.75厘米，如果从耻骨联合处测量的话，则高出耻骨联合处约23厘米。

体重　这时孕妈妈身体越来越重，大约以每周增加250克的速度在迅速增长，而且较孕前将增加6.0~6.6千克的重量。

体形　虽然腹部增大较缓慢，但现在一定是圆形体态。

行动　子宫增高压迫肺，上楼时感到吃力，呼吸相对困难。

胎宝宝的生长

胎儿大小　胎儿身长大约22厘米，体重400克左右。

脸　脸和身体与出生后样子已很相像了，胎儿的眼睛已经形成，但是虹膜（眼内彩色的部分）内还没有沉淀色素。

身材　身体正在逐渐地发育丰满，身材也越来越匀称了。

皮肤　尚未形成足够的皮下脂肪，皮肤显得皱巴巴的。

毛发　毛发继续生长着，此时毛发的颜色比以前更深了。

听力　由于胎儿内耳的骨头已经完全硬化，因此他（她）的听力进一步敏锐，已经能够辨认妈妈说话的声音、妈妈心跳的声音、妈妈肠胃蠕动发出的声音。

呼吸系统　肺中的血管形成，呼吸系统正在快速建立。

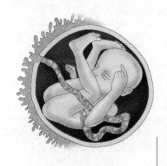

宝宝的身体逐渐丰满，
身材也越来越匀称了。

二、本周保健

怀孕第23周，由于孕期孕妈妈阴道分泌物的增加，孕妈妈很容易出现尿道感染，应做好特殊护理。另外，孕妈妈还可以学一些消除脸部浮肿的手指操。

重点关注 孕期尿道感染的防治

尿道感染也称"尿路感染"，是妊娠期出现的常见病症之一。该病多半是由孕妈妈特殊的生理特征和孕期的主要变化所致。孕妈妈一定要留心尿道感染的发生！

孕期尿道感染的类型

孕期尿道感染分为以下两类：一类是无症状性菌尿，临床上仅有腰酸，容易被忽视；另一类是症状性肾盂肾炎，除有菌尿外，孕妇常伴有寒战、高热、尿频、尿急、尿痛、排尿不尽及腰酸腰痛等临床表现，所以确诊比较容易。

孕期尿道感染的预防

❶**正确的饮食习惯**：孕妈妈应该多喝水，养成良好的饮水习惯。孕妈妈也可以用西瓜、冬瓜、青菜等一些具有清热解毒、利尿通便功效的食物代替白开水。另外，喝一些清热利尿的汤品，如绿豆汤、银耳莲子羹等，也可以预防尿道感染。

❷**清洁的个人卫生**：细菌经常侵入不洁的尿道里，因此保持外阴部和尿道的清洁，对于防治尿道感染是至关重要的一步。孕妈妈要注意经常洗澡，勤换内衣裤，保持清洁。孕妈妈的内裤最好选用棉材质，透气性要好。每次清洗的时候用沸水消毒，并放置在阳光下暴晒杀菌。裤子不要过紧，以免裤子直接压到外阴部而滋生细菌。

孕期尿道感染的治疗

治疗的基本原则是，疏通积尿和消除感染。首先，在急性期应卧床休息，取侧卧位，左右轮换以减少妊娠子宫对输尿管的压迫；其次，多饮开水或静滴5%葡萄糖液，使每日尿量保持在2000毫升以上，并摄入足量的新鲜水果和蔬菜以促进大便通畅；在抗生素方面选择对革兰氏阴性菌有效，且对胎儿影响小的氨苄青霉素、先锋霉素等药物。

手指操轻松消除脸部浮肿

妊娠中后期，脸部会慢慢出现肿胀现象，会影响心情，甚至不愿照镜子。肿胀是由于脸部血液循环受阻、新陈代谢失衡所致。这里推荐教手指按摩操，帮你轻松解决苦恼。

手指操	操作步骤	操作要领	操作功效
双手大拇指按摩操	用双手大拇指的指根部轻轻按住同侧的太阳穴，以局部酸痛为宜，持续5秒钟即可	按压时，可以先向太阳穴的斜上方按压，然后朝外侧慢慢推移	可以有效地消除双眸浮肿，并还孕妈妈一双迷人的大眼睛
双拳敲打按摩操	孕妈妈将两只手紧握成拳，轻轻放置在太阳穴处，然后从太阳穴一直敲打到脸颊，可反复来回敲打数次，注意敲打时力度适度	双拳来回敲打时，孕妈妈一定要注意掌握好敲打的力度，不可太过用力，尤其是太阳穴，以免产生不适	可以调整、美化孕妈妈的脸部线条，让其脸部线条更纤细、完美
三指指尖按摩操	孕妈妈用食指、无名指、中指的指尖，轻轻按摩整个脸部，重点按摩从嘴角到太阳穴的各个部位	按摩时，可以采用轻轻揉按式，也可以采用划圈式，力度以自我感觉舒服为宜	能够有效地改善浮肿的面部，舒缓肌肤，并放松心情

唇部护理不可忽视

为防止细菌等，我们都知道要勤洗手，护理手，往往会忽视对唇部的护理，其实唇部的护理对于孕妈妈的健康同样重要。

外出回来时给嘴唇做个清洁

一般，孕妈妈很少想到嘴唇也同样应该做卫生。空气中不仅有大量尘埃，而且还混杂不少的有毒物质，如铅、氮、硫等，它们落在孕妈妈脸上的同时，也会落在嘴唇上。

孕妈妈经常在没有清洁嘴唇的情况下喝水、吃东西，或时不时地总去舔嘴唇。殊不知这些不经意的小动作，却将附着在嘴唇上的很多有害物质和病原微生物带入了口腔。这些物质对一般人群没多大影响，但对孕早期各器官都处于形成关键期的胎宝宝来说，却会带来很大的影响。

嘴唇干燥时可以使用润唇膏吗

一般而言，润唇膏属于外用药品，各厂家的选料、配方、制作技术都不同，虽然有些产品标出是孕妇唇膏，但实际上大部分唇膏是合剂，成分多样，给判断能否使用该种药品带来较大的困难。因此，建议孕妈妈最好选用天然的维生素E来滋润嘴唇，还可以通过多补充花生油（天然植物油）来改善嘴唇干裂的症状。

三、本周饮食营养

孕妈妈怎样喝茶不伤身

茶对人体有营养价值和保健功效，但孕妇是一个特殊的群体，该如何喝茶，喝什么茶好呢？孕妇喝茶需辨清体质，适当饮用淡茶。不当饮茶可能伤身。

茶从治病的药物逐步发展成为日常的饮料，其间经历了很长一段时间。茶叶不仅具有提神清心、清热解暑、消食化痰、去腻减肥、解毒醒酒、生津止渴、降火明目、止痢除湿等药理作用，还对现代疾病，如辐射病、心脑血管病、癌症等，有一定的药理功效。可见茶叶是其他饮料无法替代的。

中医认为人的体质有燥热、虚寒之别，而茶叶经过不同的制作工艺也有凉性及温性之分，所以体质各异，饮茶也有讲究。燥热体质的人，应喝凉性茶，虚寒体质者，应喝温性茶。

中医是这样说的："产前一盆火，产后一盆冰。"意思是产前饮食宜偏凉性，产后饮食宜偏温性。所以孕妇应该喝凉性的茶，比如绿茶、清茶（铁观音）、花茶等。这些茶有清热降火、疏肝解郁、理气调经的功效。而对于体质虚弱的孕妇，可以适当喝一点温性茶，比如红茶、普洱茶。

不管是选择什么样性质的茶叶，都忌喝浓茶，因为浓茶里含有过量的咖啡因，会使孕妇兴奋，给胎儿带来过分的刺激。

工作餐同样吃得营养美味

工作餐是困扰孕妈妈的一个头疼问题。本来怀孕期间继续上班已经很辛苦了，同时还要吃没有营养、千篇一律的工作餐，营养会不会跟不上呢？尤其是到了孕中期，孕妈妈胃口大开，外面卖的清汤寡水的工作餐，根本没有办法满足孕妈妈的好胃口，怎么办？

吃工作餐不可避免，但孕妈妈也不必过于担心，只要做到以下三点，工作餐也可以吃得营养又美味。

首先，对待工作餐要秉持挑三拣四的第一原则，避免吃那些对孕期不利的食物。毕竟工作餐是为普通人设计的，可不会对孕妈妈进行特殊照顾。

其次，孕妈妈应该讲究五谷杂粮、平衡膳食，不能再由着性子爱吃什么就吃什么，而应从营养的角度出发来选择食物，降低对口味的要求。

最后，自备些零食，如水果、面包、坚果、牛奶等，饿了就吃。

孕期饮食禁忌参见本书14页。

四、本周胎教课堂

给胎宝宝上常识课

对于孕妈妈来说，喃喃自语般地将一天中看到的、听到的和经历的事情讲述给腹中的宝宝，既是语言胎教中很有意义的常识课内容，又是维系母子之间感情、培养胎宝宝感受能力和思维能力的基础。例如，当孕妈妈正在散步时，可以一边走，一边给腹中的胎宝宝上课："宝宝看，树上的两只小鸟。鸟儿是有翅膀的，它们可以在天空中飞翔，它们有的还特别会唱歌，歌声可好听啦！"在吃饭时，也可对胎宝宝这样说："宝宝，你看，餐桌上有什么？让妈妈来告诉你——有鱼、鸡翅、豆角，还有一盘水果沙拉，这些都是妈妈喜欢吃的，这些可都是爸爸为你和我准备的哟！"

虽然只是一些平时的小常识，但是，在你娓娓道来的同时，腹中的胎宝宝却在感受着你对他的这份关爱，可以明显提高胎宝宝的感受能力。

教胎宝宝认识动物

在与胎宝宝对话、讲故事的基础上，再进一步进行教胎宝宝认识动物的游戏。

我们可以制作一些简单的图像卡片，或是去书店买些动物卡片，也可以选用手偶玩具。通过深刻的视觉印象将卡片上描绘的图像、形状与颜色传递给胎宝宝。

例如，孕妈妈可以拿出一张画有小猫的卡片，读给胎宝宝听，并教他辨认，再拿出一张画有小狗的卡片，也读给胎宝宝听。最后抚触着肚子问胎宝宝，"认得小猫小狗了吗，说说看，小猫小狗哪个更可爱？"这样，寓教于乐，达到了母子间的感情充分交流的目的，对胎宝宝的身心发展大有益处。

学习美学知识

孕妈妈学点美学知识，能陶冶情趣，改善情绪，使胎儿能置身于母体美好的同外环境中，受到美的熏陶。

孕妈妈可以尽可能多地欣赏艺术作品，如参观工艺美术展览等，也可以买些画册，在休息时细细品读玩味。西方的美术作品中的人体艺术，如人体雕塑、古典人体绘画，往往高度融合了人的内在美和形体美，使人产生对完美的人与自由的生命的渴望。

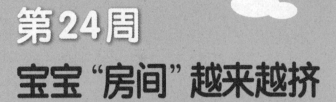

第24周
宝宝"房间"越来越挤

可供宝宝自由活动的空间越来越小，这个"房间"变得越来越挤了，这是人类生存的最小空间吧。

一、本周妈妈宝宝

孕妈妈的变化

子宫 子宫宫底已高出脐部3.75～5.1厘米，如果从耻骨联合处测量的话则高出耻骨联合处约24厘米。有时会因压迫到膀胱，导致孕妈妈发生尿频现象。

眼睛 有时孕妈妈还会感觉眼睛发干，畏光。

妊娠斑 脸上和腹部的妊娠斑更加明显，并且增大。

乳房 乳房明显增大，有肿胀感，偶尔会分泌少量稀薄初乳。

体形 这时孕妈妈的腹部已经变得又大又圆了。

胎宝宝的生长

胎儿大小 身长大约25厘米，体重500克左右。宝宝这时候在子宫中占据了相当大的空间，开始充满了整个子宫。

身体 宝宝现在依然很瘦，但身体的比例更加匀称。

皮肤 此时的宝宝皮肤薄而发红，而且有很多的小皱纹，浑身覆盖着细小的绒毛。手脚上的皮肤比其他部位略厚一些。

肺部 通过吸入羊水练习呼吸，肺部进一步完善。肺内密布着空气管道和毛细血管，肺泡液开始发育。因为没有空气，所以肺泡还是扁平的。此外，肺内的细胞开始分泌表面活性物质，可防止肺泡相互粘连，同时也有利于促进肺泡在分娩时扩张。

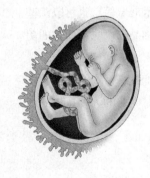

宝宝皮肤薄而发红，浑身覆盖着细小的绒毛。

二、本周保健

妊娠第24~28周间，孕妈妈可以进行妊娠糖尿病筛检了，妊娠糖尿病往往会危害胎儿和孕妈妈的健康，所以要做到早发现，早治疗。

重点关注 防治妊娠期糖尿病

妊娠糖尿病的危害

妊娠糖尿病是孕期形成的糖尿病，是孕期体内不能产生足够水平的胰岛素而使血糖升高的现象，可能会引起胎儿先天性畸形、新生儿血糖高及呼吸窘迫症候群、死胎、羊水过多、早产、孕妇泌尿道感染、头痛等，不但影响胎儿发育，也危害母体的健康。

妊娠糖尿病的高危人群

有糖尿病家族史、过于肥胖、过去有不明原因的死胎或新生儿死亡、前胎有巨婴症、羊水过多症的孕妈妈，以及年龄超过30岁的孕妈妈，都属于妊娠糖尿病的高发人群。建议这些孕妈妈重视妊娠期间糖尿病的筛检。

妊娠糖尿病的检查方式

妊娠糖尿病筛检虽然并未纳入产前检查的必做项目，医学界仍然建议孕妈妈于妊娠24~28周间，接受50克葡萄糖耐糖试验，事前无需刻意禁食空腹，在喝了糖水一小时后抽血，血糖值超过140mg/dl以上者为阳性反应，大约占20%。

这些阳性反应孕妇必须安排进一步的耐糖试验，于前一夜至少禁食空腹八小时，先抽一次血糖值后，喝下100克葡萄糖水，三个小时内每隔一个小时再抽一次血，四个血糖值中若有两个异常偏高，即可确定诊断为妊娠糖尿病患者，其发生率约为2%~3%。

尿糖试纸孕妈妈"有备无患"

尿糖试纸是尿糖患者用来检查自己尿糖情况的专用试纸。由于尿糖试纸具有快速、方便、价廉的优点，现在已被广大糖尿病人所采用，通过尿糖试纸检查，可自我掌握尿糖变化情况，以利控制病情发展。

试纸的正确使用：首先将尿糖试纸浸入尿液中，湿透约1秒钟后取出，在1分钟内观察试纸的颜色，并与标准色版对照，即能得出测定结果。

化验结果表明：根据尿中含糖量的多少，试纸呈现出深浅不同的颜色变化。由于试纸的颜色变化各异，故得出的化验结果也不一样，有阴性与阳性之分。如

试纸颜色	试纸说明	化验结果
蓝色	尿中无糖，代表阴性结果	一个负号（−）
绿色	尿中含糖0.3%~0.5%	一个加号（+）
黄绿色	说明尿中含糖0.5%~1.0%	两个加号（++）
橘黄色	尿中含糖1%~2%	三个加号（+++）
砖红色	尿中含糖2%以上	四个加号（++++）或以上

正确应对妊娠糖尿病

多数妊娠期糖尿病妇女，尽管血糖已经升高，但无不适症状，因此多查血糖至关重要。应密切监测三餐后的血糖水平，必要时还要查一下睡前血糖的情况，一般每天至少查一次血糖，就诊时将记录结果带给医生。下面介绍两种应对妊娠糖尿病的方法。

❶运动疗法　运动疗法不仅有益于母子健康，而且可控制糖尿病。因此，除去有糖尿病急性并发症、先兆流产、习惯性流产而需保胎者及有妊娠高血压疾病者，孕妇应到室外参加适量运动。运动宜在饭后1小时左右，持续时间不宜过长，一般20~30分钟较合适。运动项目应选择较舒缓不剧烈的，如散步、缓慢的游泳等。

❷胰岛素疗法　如果经过饮食管理与运动疗法仍不能控制血糖时，应进行胰岛素治疗，既可有效控制血糖，又不通过胎盘，对母子来说都是安全的。在应用胰岛素时应注意，最好用人胰岛素，需知道所用胰岛素的类型、剂量和注射时间，并注意注射部位的轮换。掌握避免低血糖的方法和一旦发生如何处理的方法。继续控制饮食、适当运动，更加密切监测血糖并详细记录。

为了避免孕期糖尿病，产后42天产妇应复查75克葡萄糖耐量试验，每2~3年复查葡萄糖耐量试验。

托腹带的使用

孕妇托腹带的主要作用是帮助怀孕的妇女托起腹部，并对背部起到支撑作用，减轻日渐膨隆的腹部给孕妇造成的负担。

需要使用托腹带的特殊妈妈

一般情况下孕妈妈不需要用托腹带，只有在以下特殊情况下，孕妈妈可以使用托腹带：

连接骨盆的各条韧带发生松弛性疼痛的孕妈妈。

胎位为臀位，经医生做外倒转术转为头位后，为防止其又回到原来的臀位，可以用托腹带来限制。

多胞胎，胎宝宝过大，站立时腹壁下垂比较剧烈的孕妈妈。

有过生育史，腹壁非常松弛，成为悬垂腹的孕妈妈。

怎样选购合适的托腹带

选择伸缩性强的托腹带，这样才可以从下腹部托起增大的腹部，从而阻止子宫下垂，保护胎位并能减轻腰部的压力。

应选用可随腹部的增大而增大，方便拆下及穿戴，透气性强不会闷热的托腹带。

注意，为了不影响胎宝宝发育，托腹带不可包得过紧，晚上睡觉时孕妈妈应解开托腹带。

三、本周饮食营养

糖尿病孕妈妈的饮食原则

糖尿病孕妈妈除了可以进行运动和胰岛素两种疗法，还可以从饮食上着手，遵循糖尿病孕妈妈的健康饮食原则，饮食管理对糖尿病的控制至关重要。

注意热量需求	妊娠早期不需要特别增加热量，中、晚期必须依照孕前所需的热量，再增加300千卡/天。由于体重减轻可能会使母体内的酮体增加，对胎儿造成不良影响，故孕期中不宜减重
注意餐次分配	为维持血糖值平稳及避免酮血症的发生，餐次的分配非常重要。因为一次进食大量食物会造成血糖快速上升，且母体空腹太久时，容易产生酮体，所以建议少量多餐，将每天应摄取的食物分成5~6餐。特别要避免晚餐与隔天早餐的时间相距过长，所以睡前要补充点点心
摄取正确糖类	糖类的摄取是为提供热量、维持代谢正常，并避免酮体产生。不应误以为不吃淀粉类食物可控制血糖或体重，而完全不吃饭；而是应尽量避免加有蔗糖、砂糖、果糖、葡萄糖、冰糖、蜂蜜、麦芽糖的含糖饮料及甜食，可避免餐后快速的血糖增加。如有需要可加少许代糖，但应使用对胎儿无害的成分。尽量选择纤维含量较高的未精制主食，可更有利于血糖的控制。妊娠糖尿病孕妇早晨的血糖值较高，因此早餐淀粉类食物的含量必须较少
注重蛋白质摄取	如果在孕前已摄取足够营养，则妊娠初期不需增加蛋白质摄取量，妊娠中期、晚期每天需增加蛋白质的量各为6克、12克，其中一半需来自高生理价值蛋白质，如：蛋、牛奶、深红色肉类、鱼类及豆浆、豆腐等黄豆制品。最好每天喝至少两杯牛奶，以获得足够钙质，但千万不可以牛奶当水喝，以免血糖过高
油脂类要注意	烹调用油以植物油为主，减少油炸、油煎、油酥的食物，以及动物的皮、肥肉等
多摄取纤维质	在可摄取的份量范围内，多摄取高纤维食物，如：以糙米或五谷米饭取代白米饭、增加蔬菜的摄取量、吃新鲜水果而勿喝果汁等，如此可延缓血糖的升高，帮助控制血糖，也比较有饱足感。但千万不可无限量地吃水果

吃孕妇奶粉的好处

怀孕后需要吃孕妇奶粉吗？

即使孕妈妈膳食结构比较合理、平衡，但有些营养素只从膳食中摄取，还是不能满足身体的需要，如钙、铁、锌、维生素D、叶酸等。而孕妇奶粉中几乎含有孕妇需要的所有营养素。所以应该吃孕妇奶粉，来满足孕妈妈对各种营养素的需求。

什么时候开始吃孕妇奶粉？

从准备怀孕时开始吃，这样有利于做好受孕后的营养储备，可以提高体内的营养素的水平，有利于保证孕期充足的营养。

孕妇奶粉比鲜奶好吗？

从营养成分来讲，孕妇奶粉优于鲜奶。

目前市售的鲜奶大多只是强化了维生素A和维生素D或一些钙质等营养素，而孕妇奶粉几乎强化了孕妇所需的各种维生素和矿物质。比如，丰富的钙质是牛奶的3.5倍，可以为孕妇和胎儿提供充足的钙质，防止发生缺钙性疾病。

吃了孕妇奶粉还需要补充其他营养素吗？

如果无特殊情况，原则上不再需要补充其他营养素，以免造成营养摄取过量。孕妇奶粉里富含孕期所需的各种维生素和矿物质，基本上可以满足孕妇的营养需要。

孕期应该怎样吃孕妇奶粉？

应按照孕妇奶粉的说明，每天最好吃两次，早晚各一次。但由于每个人的饮食习惯不同，膳食结构也不同，所以对于营养素的摄入量也不完全相同。最好在营养专家或医生的指导下做一些恰当的增减，以免某些营养素过量，甚至引起中毒。

四、本周胎教课堂

日记也是一种胎教

通过日记的形式记录下孕期的感受和经历，不仅具有纪念意义，其实也是一种很好的胎教方法。

首先，写日记能调节心情，你能在日记中自由表达，排解不良情绪。其次，孕期写日记，很自然地已经多了一个最重要的倾诉对象——你的宝宝。"母爱是最好胎教"。无论你想什么、写下什么，毫无疑问，都是充满母爱的，都是在进行胎教。

写什么或怎样写？

这完全由各人自己决定，一切你认为或者你想写的，都是同样珍贵的。

写下你每一天的感受——欢乐、担心，或是做些什么会让自己感觉更舒服些。重点是你想写什么就写什么。你可能想要强调一些特别的事情，比如说发现怀孕了、第一次胎动、第一次买婴儿衣物、第一次子宫收缩等。告诉宝宝在这些重要时刻，你有什么样的感受。

我人们普遍认同，怀孕是女人一生最伟大的一部分。一位孕妈妈说，怀孕期间，她常觉得自己的生活近乎完美，所做的一切就好像正是自己想要做的。自己从未像孕期这样感觉身为女人竟是如此美好。她说即使用全世界来交换这种感觉也不愿意换。

她还想到了自己的母亲，并满怀感激之情。她好奇并且希望能够完全了解母亲怀她时的感觉是什么样的。她真希望母亲能写日记，将怀孕时的点点滴滴都记录下来该多好。

为宝宝写日记

在将来的某一天，孩子即将为人父母时，他如果能看到你的孕期日记，读到有关他在母体中的情况，甚至婴儿时代的记录，他一定会非常感动并充满积极的力量。日记是最好的亲子通道，你的怀孕日记会成为你最珍贵的财产之一。你可以用精美的日记本，也可用你觉得合适的任意一个册子上。

孩子在子宫内的时间，在他的一生中是很短暂的，但这段历程十分珍贵，值得记录并保留一辈子。拿起笔，记下珍贵的故事，只有你才能够把它流传下去。

同时，要鼓励准爸爸也记日记。毕竟，父亲也会有他的感受的。

第25周
妈妈身体越来越重

随着胎儿的不断增大，孕妈妈身体越来越重，下肢可能会出现浮肿的现象。

一、本周妈妈宝宝

孕妈妈的变化

子宫　子宫远远高出脐部，腹部日益膨大。

体形　本周从侧面看时，孕妈妈的体形明显变大了很多。

妊娠纹和妊娠斑　子宫不断增大使腹壁绷紧，腹部出现明显的浅红色或暗紫色的妊娠纹，有时乳房及大腿部也可能出现这种现象。有的孕妈妈体内黑色素分泌增多，面部可出现妊娠斑，同时乳头周围、下腹部、外阴部皮肤颜色也逐渐加黑，这些都属于正常现象。

胎宝宝的生长

胎儿大小　25周的胎儿身长大约30厘米，体重约600克。

口唇　牙龈深处，恒牙的牙蕾开始发育。宝宝6岁后换牙时恒牙才会逐渐冒出来。口腔和嘴唇部位的神经越来越敏感，可能是为了出生以后寻找母亲的乳头这一基本动作做准备。

大脑　25周时候的胎儿大脑的发育已经进入了一个高峰期，宝宝的大脑细胞迅速增殖分化，体积增大。

重要器官　肺内的血管继续发育，除了肺部以外，宝宝的大部分重要器官都已发育成熟。

脐带　胎儿重要生命线——脐带，开始变粗并富有弹性。

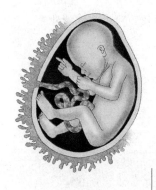

宝宝的牙龈深处，恒牙的牙蕾开始发育。

二、本周保健

孕期身体增加的负担很容易给腿部带来麻烦，最常见的就是浮肿，虽然这些症状大部分都属于正常现象，但了解了相关的预防和控制方法，孕妈妈就可以轻松缓解一些不适。

重点关注 孕期下肢浮肿的调理

正常孕妇到了妊娠中后期常有轻度下肢浮肿，这是由于增大的子宫压迫了下腔静脉，使血液回流受阻引起的。一般白天有水肿，经一夜卧床休息后，浮肿即能消退。如果休息后仍不能消退，就属于不正常现象。孕妇下肢皮肤紧而发亮，弹性降低，用手指按压后出现凹陷。浮肿的程度分轻重，由踝部开始，逐渐向上扩展到小腿、大腿、腹壁、外阴，严重的可蔓延全身，甚至伴有腹水。

下肢浮肿是孕期的正常现象，但并不一定就要忍受这些不适，下面我们介绍一些方法来预防和控制浮肿。

睡觉时——左侧卧位

消除浮肿最有效的办法是静养和充足睡眠。因为静养时心脏、肝脏、肾脏等负担会减小，排尿量也会由原来的500～600ml渐渐增加到1000ml，帮助排出体内多余的水分。另外，每天卧床休息至少9～10小时，中午最好能有1小时的午睡，左侧卧位还有利于消退水肿。

坐着时——把脚稍稍垫高

为了使腿部积存的静脉血能够回到心脏，坐在椅子上的时候，可以把脚放到凳子上，与臀部同高；坐在地板上时，可用坐垫把脚垫高。

平躺时——把脚抬高

下半身的静脉血很难返回心脏是因为人类的心脏离脚实在太远了。静脉血是依靠肌肉的收缩和血管里的某种"阀门"而被送回到心脏的，因此平躺时把脚稍稍抬高能够使血液更容易回到心脏，浮肿也就比较容易消除了。

踏步抬腿运动

可以抓住一个支点保持身体平衡，然后进行踏步抬高大腿运动。走台阶锻炼小腿的肌肉也是同理。

按摩小腿、脚背

可以由准爸爸帮忙做一下按摩，按摩时要由下往上，这样才有助于血液返回心脏，力度以舒服为宜。睡前的按摩，可以解除腿部酸痛，有助于睡眠。另外，洗澡时按摩也是个不错的选择。

热水泡脚

血液循环不畅时，体内多余的水分会排出困难。特别是冬天，双脚泡个热水还会感觉暖和。足浴后擦干脚，再进行按摩，效果会更好。

经常散步

借助小腿肌肉的收缩可以使静脉血顺利地返回心脏，因此，散步对于浮肿的预防是很有效果的。

偶尔游泳

游泳也是锻炼腿部的一种运动。所以在得到医生的允许之后，可以试着游泳。

穿合适的鞋袜

对鞋子的要求：鞋后跟高度最好在2厘米以下，轻便、透气（不透气的鞋会加重双脚浮肿）；尺寸稍大一点。

对袜子的要求：长期穿着孕妇专用的弹性长筒袜，利用袜子适当的压力，能让静脉失去异常扩张的空间，从而使得水肿现象得到改善并逐渐消除。一定要坚持穿，不可断断续续。每天早上下床前穿上，能起到最好的效果。

使用外用药要慎重

孕期外用药也应慎用，因为一些外用药能渗透皮肤被吸收进血液，引起胎儿或乳儿中毒，造成胎儿神经系统器官受损。

杀癣净 其成分是克霉唑，多用于皮肤黏膜真菌感染，如体癣、股癣、手足癣等，动物实验发现它不仅有致胚胎毒性作用，哺乳期妇女外用，其药物成分还可以分布入乳汁，虽然临床上未见明显不良反应和畸变报道，但此药应该慎用。

达克宁霜 含硝酸咪康唑，有刺激性，皮肤敏感的易发生接触性皮炎，或因刺激发生灼感、红斑、脱皮起疱等。如出现上述反应，应停用，以免皮损加重或感染。

百多邦软膏（莫匹罗星） 是一种抗生素外用软膏，在皮肤感染方面应用较广泛。但有不少专家认为，孕期最好不要使用，因为此膏中的聚乙二醇会被全身吸收且蓄积，可能引起一系列不良反应。

阿昔洛韦软膏 属抗病毒外用药。抗病毒药物一般是抑制病毒核糖核酸的复制，但同时对人体细胞的核糖核酸聚合酶也有抑制作用，从而影响人体核糖核酸的复制。所以，妊娠期在使用各种抗病毒外用药时应慎重。

皮质醇类药 应用于皮肤病较多。这类药具有抗炎、抗过敏作用，如治荨麻疹、湿疹、药疹、接触性皮炎等。但是，妊娠期妇女大面积使用或长期外用时，可造成婴儿肾上腺皮质功能减退，并能透过皮肤吸收，小剂量分布到乳汁中。此外，这类药还可造成妇女闭经、月经紊乱，故准备怀孕的妇女最好不用。

总之，在孕期、哺乳期，无论是使用口服药物，还是外用药物都应该在医师的指导下进行，才能保证用药安全有效。

孕妈妈不宜戴隐形眼镜

因为妇女在怀孕期间体内激素的分泌会发生变化，特别是在怀孕期最后三个月，由于激素分泌的不规律，引起孕妇体内含水量的改变。首先受害的是眼角膜，往往会导致角膜水肿。孕晚期孕妇们眼皮肿大就是角膜水肿所致。这时，由于角膜变厚，与原来选配的隐形眼镜镜片的幅度不相符合。若继续配戴，会造成不适感。更为不利的是，原来配选合适的隐形镜片，由于角膜的肿大，使二者紧紧贴在一起，隐形眼镜的通气性变弱，从而会影响到角膜营养的供给，导致眼组织缺氧、角膜损伤或出现新生血管，从而影响视力。

另一个后果是增加患溃疡性角膜炎的可能。而角膜炎是一种细菌感染性疾病，可引起视力减退，甚至造成失明。

孕妈妈护眼有方

妊娠期间，孕妈妈的内分泌、血液、心血管、免疫乃至新陈代谢等，都会发生改变，以适应胎宝宝的生长需要。这些身体变化会间接地影响到孕妈妈的眼部。

眼角膜水肿

体内黄体素分泌量增加及电解质不平衡引起的。正常人眼角膜含有70%的水分，孕妈妈的眼角膜及水晶体内水分却增加了，这就形成了眼角膜轻度水肿，其眼角膜厚度平均可增加约3%，且越到孕晚期越明显。由于角膜水肿，敏感度将有所降低，常影响角膜反射及保护眼球的功能。这种现象一般在产后6～8周即恢复正常。

屈光不正

这是由于孕妈妈眼角膜的弧度在妊娠期间会变得较陡造成的，其结果可导致远视及睫状肌调节能力减弱，看近物模糊。原本近视的孕妈妈，此时眼睛的近视度数则会增加。这种现象会在怀孕晚期更加明显，但多在产后5～6周恢复正常。建议不必忙于配换眼镜，可在分娩一个多月后再验配，那时验出的度数才相对准确。

干眼症

正常眼睛有一层泪液膜，覆盖在角膜及结膜之前，起保护眼球及润滑作用。由于受孕期激素分泌的影响，泪液膜的均匀分布遭到破坏。到孕晚期，约80%的孕妈妈泪液分泌量会减少。泪液膜量的减少及质的不稳定，很容易造成干眼症现象。建议孕妈妈多摄入对眼睛有益的维生素A、维生素C等营养素。

三、本周饮食营养

鸭肉的食疗作用

大多数人在怀孕期间常吃鸡肉，但事实上鸭肉的营养价值也非常高。

鸭肉性和而不热。它富含蛋白质、脂肪、铁、钾、糖类等，有清热凉血功效。不同品种的鸭，食疗作用不同。

青头鸭肉 通利小便，补肾固本。常吃可利尿消肿。对于各种水肿，尤其是妊娠水肿有很好的治疗作用。有慢性肾炎病史的孕妇常吃，可以保护肾脏。

纯白鸭肉 清热凉血，患高血压者宜常食。

老母鸭肉 生津提神，补虚滋阴，大补元气。对于舌干、唇燥、口腔溃疡等症有很好的食疗作用。

研究表明：鸭肉中的脂肪不同于黄油或猪油，其化学成分近似橄榄油，有降低胆固醇的作用，对防治妊娠高血压综合征有益。

孕期多吃粗粮好

孕妈妈的日常饮食，对于宝宝发育十分重要，那么这是不是意味着孕妈妈只能吃精制的细粮，而对于粗粮置之不理呢？这种观点是错误的。因为有些营养素更多是包含在粗粮里，此外粗粮还有意想不到的食疗作用，比如玉米、红薯、糙米，就是粮食中的上等佳品。

玉米

黄玉米含有丰富的不饱和脂肪酸、淀粉、粗蛋白、胡萝卜素、矿物质、镁等多种营养成分，它的每个部位都富含人体所需的营养成分，比如玉米子，其中的黄玉米子，富含镁，能够舒张血管，加强肠壁蠕动，促进身体新陈代谢，加速体内废物排泄，它还富含谷氨酸，能促进脑细胞的新陈代谢，排除脑组织中的氨。而红玉米子，则富含维生素B_2，如果经常食用，可以预防并且治疗舌炎、口腔溃疡等因缺乏核黄素而引发的病症。

红薯

红薯富含淀粉、钙、铁等矿物质，而且所含氨基酸、维生素A、B族维生素、维生素C都要远远高于那些精制细粮。红薯还含有一种类似于雌性激素的物质。孕妈妈经常食用，能令皮肤白皙、娇嫩。

糙米

每100克糙米胚芽就含有3克蛋白质、1.2克脂肪、50毫克维生素A、1.8克维生素E以及含锌、铁各20毫克，镁、磷各15毫克，这些营养素都是孕妈妈每天都要摄取的。

孕妈妈们一定要注意饮食的合理搭配，全面摄取营养，这样，你的宝宝才会长得更聪明、更漂亮，也更可爱。

孕妈妈应多吃芝麻酱

芝麻酱是具有独特营养的调味品，它含有丰富蛋白质、钙、铁、磷、核黄素，这些恰恰都是孕妈妈消耗及胎宝宝生长发育所需的营养素。

每100克纯芝麻酱含铁高达58毫克，是猪肝含量的1倍，鸡蛋黄的6倍，因此孕妈妈在膳食中适量增加芝麻酱的摄入，可以有效预防缺铁性贫血。

芝麻酱的含钙量也高，每100克含钙870毫克。举例来讲，吃10克的芝麻酱所含的钙就相当于吃30克豆腐或140克白菜所含的钙，因此孕妈妈适量吃些芝麻酱还有助于胎儿骨骼和牙齿的发育。

四、本周胎教课堂

胎教音乐的不同效果

胎教音乐主要有两种：一种是给孕妈妈听的，特点是优美、宁静、情绪安静；另外一种则是供胎儿欣赏的，以E调和C调为主，基调是轻松、活泼、明快，能较好地激发胎儿情绪反应。

音乐的门类极多，并不是所有的音乐都能对胎儿身心健康带来裨益，不同类型的音乐能对人的心理行为产生不同的影响。

欢快明朗音乐

如《江南好》、《春风得意》、《月亮代表我的心》等，听着这些曲子，心情自然而然就欢快了起来。

如民族管弦乐曲《春江花月夜》、《塞上曲》、《小桃红》以及琴曲《平沙落雁》等。

解除忧郁的音乐《喜洋洋》、《春天来了》及约翰·施特劳斯的《春之声圆舞曲》等。这类作品使人心情平静，仿佛看到春天穿着美丽的衣裳同我们欢聚在一起，其曲调优美酣畅，起伏跳跃，旋律轻盈优雅。

消除疲劳音乐

如《假日的海滩》、《锦上添花》、《矫健的步伐》、奥地利作曲家海顿的乐曲《水上音乐》等。这类作品清丽柔美，抒情明朗，在疲劳的生活中多听听这些音乐，会让人舒适无比。

催眠音乐

有些乐曲有着非常好的催眠效果，如二胡曲《二泉映月》，古筝曲《渔舟唱晚》，此外还有《平湖秋月》、《军港之夜》以及德国浪漫派作曲家门德尔松的《仲夏夜之梦》等。

促进食欲音乐

如果有时候胃口不好，可以听听下面的音乐。如《花好月圆》、《欢乐舞曲》

等。这些作品充满生活热情，令人心情愉快，食欲大增。

胎教音乐的选择应根据自己的身体状况、兴趣爱好以及胎儿的承受能力综合考虑，不能光凭自己的一时兴趣。

保持好心情的方法

在人的胚胎发育期内，孕妈妈的情绪与胎儿的生长发育关系密切。孕妈妈的情绪，还将直接影响胎儿出生后的外表、生理功能、智力、情绪及行为等。

为了孕育一个聪明、健康活泼的孩子，孕妇以对腹内胎儿的博大爱心，加强自身修养，学会自我心理调节，善于控制和缓解不健康情绪，随时保持良好的心情。

那么，当孕妈妈心情不好的时候，该怎么办？

社交法　闭门不出会使孕妇郁郁寡欢。孕妇应积极参与孕妈妈俱乐部活动，广交朋友，将自己置身于乐观向上的人群中，充分享受友情的欢乐。

告诫法　在孕期要经常告诫和提醒自己不要生气、不要着急，时刻要想着宝宝正在无时无刻关注着自己。

释放法　这是相当有效的情绪调剂方法，可通过打电话或写信等方式向可靠的朋友叙说自己的处境和感情，使你的烦恼烟消云散，得到令人满意的"释放"。

协调法　每天抽出半个小时的时间，到附近草木茂盛的宁静小路上散散步、做做简易的体操，心情就会变得非常舒畅起来。

美容法　可以尝试着改变一下自己的形象，如改变一下发型，换一件衣服。还可买一些家居饰品，点缀家庭的同时，也让自己拥有一份良好的心境。

转移法　消除烦恼的最好办法是离开使人不愉快的环境。可以通过能引起自己兴趣的活动，如听音乐、看画册、郊游等，使情绪转向欢乐。

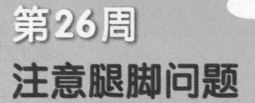

第26周
注意腿脚问题

脚部问题的确普遍，除了浮肿外，可能还会静脉曲张及小腿抽筋，值得重视。

一、本周妈妈宝宝

孕妈妈的变化

子宫 子宫宫底已高出脐部6厘米，如果从耻骨联合处测量的话，则高出趾骨联合处约26厘米。

体重 在这个阶段，如果孕妈妈的本周饮食营养丰富，搭配合理，体重较妊娠前将增加7.2～9.9千克。

体态 随着腹部增大，体态越来越臃肿，行动变得笨拙。

不适感 此时会出现一些不适，如腰痛、骨盆压迫感、腿部痉挛、头痛等，而且这些症状会经常出现。

胎宝宝的生长

胎儿大小 胎儿身长约32厘米，体重约800克。

呼吸 26周的胎儿开始有了呼吸，宝宝依然不是呼出吸入真正的空气，原因主要是因为胎儿的肺部还没有发育完全。

眼睛 这时，胎儿已经可以睁开眼睛了，而且出现了眼眉和睫毛。如果用手电筒照自己的腹部，胎儿会自动把头转向光亮的地方，这说明胎儿视觉神经的功能已经开始在起作用了。

身体 皮下脂肪开始出现，但宝宝依然很瘦，全身覆盖细细的绒毛。为了支撑不断发育的身体，脊椎越来越坚固和柔韧。

动作 10个手指已经齐全，能抓住小脚丫或握住拳头。

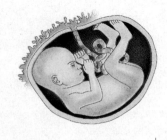

宝宝已经可以睁开眼睛了，还出现了眼眉和睫毛。

二、本周保健

　　孕妈妈的腿部除了有浮肿的问题外，还可能会有静脉曲张、小腿抽筋的问题，这些问题也属于正常情况，不过孕妈妈也可以了解一下应对的方法，尽量减少这些不适带来的痛苦。

重点关注 应对孕期静脉曲张

　　妊娠期静脉曲张是可以减轻和预防的。除妊娠造成的原因外，主要是休息不好，特别是那些久坐、久站和负重的孕妇，出现下肢静脉曲张者较多。因此应注意：

　　加强休息 每天夜里保证8个小时的睡眠，中午最好休息1个小时。

　　选择正确的坐姿 孕妇坐椅子的正确姿势应该是：要深深地正正地坐在椅子上，后背笔直地靠着椅背。两腿股关节和膝关节要呈直角，大腿呈水平状态。坐在椅子边缘上容易滑倒，如果椅子放不稳还有跌倒的危险。坐椅子一定要先检查椅子稳不稳，然后把屁股放在椅面上，再一点一点向后移动，靠上椅背。孕妇最好坐有椅背的椅子，不要坐无背的方凳，方凳无依靠，危险性大，容易摔倒。坐椅子时间长时，要在脚下放一木台阶，有利于休息。

　　选择正确的走姿 抬头，伸直脖子，挺直后背，绷紧臀部，使身体重心稍向前移，并能使较大的腹部抬起来，保持全身平衡地向前行走，眼睛既能远眺前方又能平视脚前，这样一步一步踩实了再往前走，既可防止摔跤，又能轻松不累。

　　减少负重 一些体力活可交由丈夫和家人干，在单位不宜从事体力活，可要求调换工作岗位等。

防治孕妈妈小腿抽筋

　　小腿抽筋多发生于怀孕7个多月后。较易发生在熟睡醒来后，或是在长时间坐着、伸"懒腰"伸直双腿时。发生的原因如下：

❶在孕期中体重逐渐增加，双腿负担加重，腿部的肌肉经常处于疲劳状态。

❷孕妈妈为满足胎宝宝发育，需要较常人更多的钙，尤其在孕中、晚期，更应增加

孕妈妈钙的摄入量。如果饮食中摄取钙不足，血钙浓度低，当体内缺钙时，肌肉的兴奋性增强，容易发生肌肉痉挛。而此时你的腿部肌肉负担要大于其他部位，因此更容易发生肌肉痉挛。

❸ 夜间血钙水平比日间更低，故小腿抽筋常在夜间发作。

小腿抽筋的应对措施如下：

抬脚热敷 睡眠时保持下肢温暖，并采取侧卧姿势，可以减轻症状；不要过度疲劳，避免走路太多或站得太久；休息时可平躺将脚部稍微抬高，脚趾向上伸展，可使小腿后部肌肉舒张，减轻肿胀和不适；常按摩抽筋的脚部肌肉使循环增加以利排除代谢物，并可以搭配热敷，晚上洗澡时，双腿泡热水10分钟，效果会更加显著。

饮食习惯 平时多吃含钙丰富的食物，多摄取维生素（尤其是维生素D）；少吃太咸、腌制食物，以免造成水肿。每天喝数杯新鲜橙汁、石榴汁或番茄汁补充矿物质，这都可以预防抽筋。

抽筋时立刻脚着地 发生抽筋的时候，可下床脚跟着地，或平躺时脚跟抵住墙壁；也可以将脚掌向上弯以抽伸小腿；另外，伸直膝盖，并把脚掌向膝盖的方向翘，向上屈曲，小心地以踝进行绕圈运动，也可减轻症状。

孕妈妈助产球操

妊娠7个月了，孕妈妈有必要进行一些健身运动，既可以为即将到来的分娩助一臂之力，又可以放松身心，克服自身的产前忧郁症状，还有助于胎宝宝的生长发育。最近比较流行的孕期健身方式是球操，孕妈妈不妨学着做做吧！

助产球操	操作步骤	操作要领	操作频率	操作功效
蹲姿滚动	1.孕妈妈准备个大球，放置在墙边。双腿分开，双手放在腹部上，臀部抬起，后背紧紧地靠在球上 2.孕妈妈保持重心，双腿左右摇摆，坚持2～3分钟为宜	首先应该保证球的质量，不要轻易被压破，孕妈妈背靠在球上的时候，因为臀部略抬起，所以特别需要保持重心	每天早晚各练习一次，每次控制在约20分钟为宜	这套操通过锻炼臀肌和下肢肌肉的力量，对孕妈妈分娩时用力有很大的帮助，有利于激发孕妈妈的分娩，从而缩短产程
站姿靠球	1.孕妈妈取站位，双腿分开，与肩同宽，双手叉腰，一个球放在孕妈妈的腰背部，然后顶住墙，保证球不下滑 2.孕妈妈双腿微微向前弯曲，做下蹲动作，再站直，如此反复	孕妈妈下蹲时，应该根据腹部的大小而定，要尽力下蹲，也要量力而为，且不勉强，以免伤及胎宝宝。另外，下蹲时，上身要一直保持挺直状态	每天坚持练习20次左右为宜	下蹲动作，有利于纠正异常胎位，还可以锻炼盆底肌的力量，对顺利分娩有极大的促进作用

三、本周饮食营养

七种食物对抗黄褐斑

有研究表明，黄褐斑的形成与孕期饮食有着密切关系，如果孕妈妈的饮食中缺少一种名为谷胱甘肽的物质，皮肤内的酪氨酸酶活性就会增加，引起黄褐斑的可能性就会增加。下面我们推荐几种对防治黄褐斑有很好疗效的食物，爱美的孕妈妈不妨试试。

猕猴桃 含有丰富的食物纤维、维生素C、B族维生素、维生素D以及钙、磷、钾等微量元素和矿物质。猕猴桃中的维生素C能有效抑制皮肤内多巴醌的氧化作用，使皮肤中深色氧化型色素转化为还原型浅色素，干扰黑色素的形成，预防色素沉淀，保持皮肤白皙。

西红柿 具有保养皮肤、消除雀斑的功效。它丰富的西红柿红素、维生素C是抑制黑色素形成的最好武器。有实验证明，常吃西红柿可以有效减少黑色素形成。

柠檬 也是抗斑美容水果。柠檬中所含的枸橼酸能有效防止皮肤色素沉着。使用柠檬制成的沐浴剂洗澡能使皮肤滋润光滑。

各类新鲜蔬菜 新鲜蔬菜维生素C丰富，具有消褪色素作用。其代表有西红柿、土豆、卷心菜；瓜菜中的冬瓜、丝瓜，孕妈妈也要多多享用，它们也具有非同一般的美白功效。

黄豆 大豆中富含的维生素E能够破坏自由基的化学活性，不仅能抑制皮肤衰老，更能防止色素沉着于皮肤。

牛奶 牛奶有改善皮肤细胞活性，延缓皮肤衰老，增强皮肤张力，刺激皮肤新陈代谢，保持皮肤润泽、细嫩的作用。

带谷皮类食物 随着体内过氧化物质逐渐增多，极易诱发黑色素沉淀。谷皮类食物中的维生素E，能有效抑制过氧化脂质产生，从而起到干扰黑色素沉淀的作用。

进食不宜狼吞虎咽

消化液中各种消化酶，可将食物的大分子结构变成小分子结构，有利于消化吸收。

细嚼慢咽，可以使消化液的分泌增多。咀嚼食物引起的胃液分泌比食物刺激胃肠而分泌的胃液数量更大，持续时间更长。可见，咀嚼食物对消化液的分泌起着重要作用。

吃得过快、食物嚼得不精细，不能使食物与消化液充分接触，未经充分咀嚼就进入胃肠道的食物，与消化液接触的面积会大大缩小，影响食物与消化液的混合，食物中的营养成分有一部分不能被人体吸收。此外，有时食物咀嚼不够，还会加大胃的消化负担或损伤消化道黏膜，使消化液分泌较少，易患肠胃病。所以孕妇进食切忌狼吞虎咽。

四、本周胎教课堂

给胎儿英语启蒙教育

国外有个教师埃伦·罗伊说："只需一个袖珍耳筒式录音机，一盘磁带和英文唱的摇篮曲，就可以使胎儿将来成为精通两种语言的人才。"

英语启蒙教育的方法是：把一个袖珍耳筒式录音机固定在腹部，在孕期的最后4个月或5个月以英语儿歌的节奏摇晃腹中的胎儿，每天进行3～5次，但每次不要超过45分钟。因为超过这个时间，胎儿就烦了，不听了。

英语歌曲应选用温柔舒缓的，不能选用摇滚乐，否则，孩子出生后会变为神经质。要进行英语启蒙教育，孕妇应学会观察胎儿的蠕动，以确定胎儿是否醒着的时候，才能打开安放在腹部的录音机，而且，音量应该适当，决不能过大，因为胎儿怕噪音。

胎教新工具BabyPlus

国外发明出一种叫"BabyPlus"的胎教工具，经过18年科学研究，证明这一工具确实有效，全世界6万名儿童从中受益匪浅。

这种胎教工具使用简单，每天孕妇只要佩带两小时，即早晨1小时，晚上1小时，就能收到良好的胎教效果。

BabyPlus由16种经科学设计的不同节奏的声音组成，这些音节模仿孕妇的心跳声并随着孕期的增加，节拍逐渐加快，胎儿可非常清晰地听到这些有节奏感的声音，同时，将听到的来自"BabyPlus"的声音与来自妈妈的声音加以区别。

BabyPlus发出的声音尽管单调，但它的节拍随着孕期不同而微妙的变化，却对胎儿的大脑发育非常有利，最初BabyPlus的搏动频率为每秒1次（1赫兹）。这与孕妇的心跳频率和新生儿的脑波频率（1～2赫兹）非常接近。这种搏动的声音传递到胎儿耳中，使胎儿听起来非常像孕妇体内动脉血液流经子宫的声音。随着BabyPlus模拟声音节拍速度的加快（每周进行一次频率调整）胎儿会将这种声音与他所听到的周围背景"噪音"（孕妇的呼吸心跳、胎盘血流、静脉血流声等）进行比较对照，从而辨认出节拍的变化。模拟音节拍的加速，促使胎儿不得不提高大脑抓取和处理这些声音信号的速度。以便将其与其他背景"噪音"进行比较。这就自然激励了胎儿脑神经网络和大脑记忆库的发育。

使用"BabyPlus"进行胎教的益处还有如下表现形式：

❶ 婴儿生下来后眼睛和手都是张开的，精神放松，很少哭泣；

❷ 婴儿睡眠好；

❸ 能够及早辨别出父母的声音；

❹ 注意力能较长时间集中。

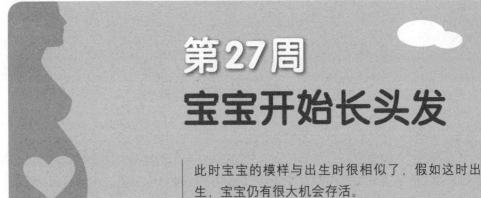

第27周
宝宝开始长头发

此时宝宝的模样与出生时很相似了，假如这时出生，宝宝仍有很大机会存活。

一、本周妈妈宝宝

孕妈妈的变化

子宫 子宫宫底高出脐部约7厘米，如果从耻骨联合处测量的话，则高出耻骨联合处27厘米。

乳房 在妊娠早期乳房可能有触痛感或酸胀感，这些不适在妊娠中晚期会随着乳房的增大而加剧。

平衡感 身体日益笨重，重心偏移而容易出现不平衡。

其他不适感 这一阶段，有些孕妈妈会出现心悸或呼吸困难的现象，有些孕妈妈还会有饱胀感，一次进食的量有所减少。

胎宝宝的生长

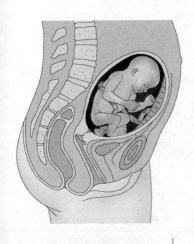

宝宝的眼睛已经能睁能闭了，睫毛已完全长出来。

胎儿大小 27周的胎儿身长大约35厘米，体重约900克。

眼睛 这时候宝宝的眼睛已经能睁开和闭合了，同时有了睡眠周期。睫毛已经完全长出。

大脑 胎儿的大脑活动在27周时是非常活跃的。大脑皮层表面开始出现特有的沟回，脑组织快速增长。

身体 随着皮下脂肪的增加，宝宝变得越来越丰满起来。

动作 宝宝有时也会将自己的大拇指放到嘴里吸吮。

其他 肺仍在发育，大量的味蕾出现在舌头上，并开始发挥作用。此外，胎儿在这时已经长出了头发。

二、本周保健

怀孕27周，"大腹便便"的孕妈妈是否为睡眠的姿势不舒服或是睡不着而苦恼呢？睡眠对于孕妈妈是至关重要的，所以我们为孕妈妈推荐几种促进睡眠的方法，以供孕妈妈参考。另外，羊水的多少关系到胎宝宝的健康情况，孕妈妈要多多关注。

重点关注1 羊水过多或过少

羊水是维系胎宝宝生存的要素之一，从胚胎开始形成之前，就必须先要有羊水将厚实的子宫壁撑开来，提供胎宝宝生长发育所需的自由活动空间。它还是子宫遭受外力冲击时的缓冲剂，能维持稳定的温度，可以通过分析其成分来了解胎宝宝的健康情况与成熟度等，而且阵痛时借着水囊传导力亦可协助扩张宫颈。

羊水过多

症状 妊娠期羊水量超过2000毫升时就是羊水过多，羊水过多大都发生在妊娠7~10个月，发生得愈早愈严重。

原因 胎儿先天畸形往往伴有羊水过多，约占羊水过多总数的40%。此外，在妊娠高血压、妊娠合并糖尿病及双胎时，可发生羊水过多。

危害 羊水过多，使胎儿在宫腔内过于浮动，容易发生胎位不正。破水时，有发生脐带脱垂的危险。

治疗 羊水过多，首先应查明原因，针对疾病进行治疗。

轻度的羊水过多，不需特殊治疗，大多数在短时间内可自动调节。如果羊水急剧增加，孕妇应请医生诊治，同时减少食盐的摄入。

假若中度羊水过多，可通过忌盐饮食、利尿药物应用、中医中药治疗以缓解病情，也可在医院通过穿刺的办法减少羊水。

羊水过少

症状 怀孕足月时羊水量少于300毫升，称为羊水过少。孕妈妈常无自觉症状，只有医生作腹部触诊，并进行B超检查后才能诊断。

原因 胎儿畸形。如先天性肾脏缺损、肾脏发育不全、输尿管或尿道狭窄等泌尿器官畸形，致使胎儿尿少或无尿。胎儿尿液是羊水的组成部分，所以羊水量也就少了。

过期妊娠。由于胎盘缺血缺氧、功能减退，引起胎宝宝血液重新分配，使胎宝宝血液主要供给胎宝宝脑和心脏，致使肾血流量减少，使胎宝宝尿液减少，因此羊水量减少。

胎膜本身病变，也可引起羊水过少。

危害 羊水过少如果发生在孕早期，使胎膜和胎体发生粘连，可造成胎宝宝严重畸形，如肢体缺损。如果发生在孕中、晚期，子宫四周压力直接作用于胎体，易引起胎宝宝斜颈、曲背、手足畸形及肺发育不全等。发生在孕晚期时，常导致胎宝宝宫内窘迫、新生儿窒息及围产儿死亡等。

治疗 羊水过少的治疗也要先查明发病原因。如果羊水过少，胎儿经检查无畸形，孕妇没有严重并发疾病，可在大夫的指导下，通过快速饮水的办法增加羊水量。凡足月未临产而又属缺乏羊水的孕妇，可在2小时之内饮水2000毫升（约4碗水），如果仍然达不到要求，还可重复上述办法。这种办法安全、有效、简便、易行，也没有副作用，可在医生的指导下进行。

重点关注2 采取左侧卧位

孕晚期孕妈妈的睡姿会影响到子宫的位置及胎儿的健康，不正确的睡姿会增加妊娠子宫对周围组织及器官的压迫，影响子宫和胎盘的血流量。孕妇在妊娠晚期，采取左侧卧位是孕妇的最佳睡眠姿势。

保证胎盘血液供给

左侧卧位可减轻增大子宫对动脉的压迫，可维持子宫正常血流量，保证胎盘血液供给，给胎儿提供生长发育所需的营养物质。

减轻妊娠高血压疾病

左侧卧位可减轻子宫对下腔静脉的压迫，增加回心血量，使肾脏血流量增多，改善脑组织的血液供给，有利于避免和减轻妊娠高血压综合征的发生。

有利于胎儿的发育

在妊娠晚期，子宫呈右旋转，左侧卧位可改善子宫的右旋转程度，由此可减轻子宫血管张力，增加胎盘血流量，改善子宫内胎儿的供氧状态，有利于胎儿的生长发育，这对于减少低体重儿的出生和降低围产儿死亡率有重要意义。特别是在胎儿发育迟缓时，采取左侧卧位可使治疗取得更好效果。

孕妈妈睡眠促进法

孕妈妈睡眠充足，是孕育健康宝宝的前提，因此孕妈妈在怀孕晚期更应该注意自己的睡眠质量。下面就为那些经常失眠的孕妈妈介绍几种睡眠促进法。

放松心情促进睡眠

孕妈妈放松心情的方法有很多，如睡前洗个热水澡以放松全身、睡前不要过于兴奋、听一些和缓的音乐，都可以使自己完全地冷静下来，促进孕妈妈入睡。另外，孕妈妈还可以参加一些经验交流活动，如孕妈妈课堂等，以克服自己的产前恐惧心理，从而提高孕妈妈的睡眠质量。

六种睡姿促进睡眠

❶ 若要采取仰卧位的姿势入睡，最好在膝盖下垫一个枕头或靠垫，以帮助更好地入睡，也可以睡得踏实。

❷ 当孕妈妈腹部越来越大的时候，可以适当地改变睡姿，采取侧卧位，同时为了让自己睡得舒服，也可以在两腿之间夹一个枕头或靠垫等。

❸ 妊娠中晚期时，孕妈妈最好完全采取侧卧位睡姿，同时，将上面的那条腿向前弯曲，紧紧地与床贴着，让腹部也紧紧地贴在床上，这样可以帮助孕妈妈更好地入睡，且睡得更加安心。

❹ 孕妈妈的腹部变得更大的时候，可以放一个长长的枕头，以供孕妈妈倚靠，起到安心的效果，也可以将枕头夹在孕妈妈的两腿之间，以帮助其舒服地入睡。

❺ 若孕妈妈的腿部出现大面积的水肿现象，则应该在侧卧位时，拿一个枕头或靠垫放在脚下，帮助孕妈妈抬高双脚，促进血液循环，达到消肿的目的。

❻ 孕妈妈在妊娠晚期，因为腹部越来越大，在选择左侧卧位时，应该将枕头叠起来或将枕头垫高于头部，并在背部靠一个枕头，以缓解腰部不适，减轻腹部的压力，从而促进睡眠。

三、本周饮食营养

均衡饮食营养充足

随着食欲增加和胎儿迅速长大，应注意增加饮食中蛋白质和维生素的摄取量。胎宝宝生长迅速需要增加热能。热能主要从主食中摄取，如米和面，摄取不足就会出现肌肉酸痛、身体乏力等不适。

❶ 优质蛋白是胎宝宝大脑发育的最理想的"原料"，也是生长的物质基础。牛奶、鱼类、豆类都是优质蛋白质的最佳来源。

❷ 不要整天进食大鱼大肉，而忽略主食的摄取。应选择标准米和标准面粉，少吃精米、精面。最好多吃面食，面食较大米含铁多，肠道吸收率也高。同时搭配一些小米、玉米面、燕麦等杂粮。

❸ 每天喝1～2杯牛奶或豆浆。常吃豆类及豆制品，各种瘦肉也是很好的优质蛋白来源，其中以猪肉为佳。

❹ 多吃富铁食物，比如瘦肉、禽、血（鸭血、猪血）及蛋类，每周至少吃50克动物肝脏，同时多吃新鲜蔬菜和水果，以促进铁的吸收。

❺ 经常吃一些核桃仁、松子、葵花籽、杏仁、榛子、花生等脂类食物，这些食物富含大脑发育必需的脂肪酸。

不宜过多食用鱼肝油

孕妇可以适量吃些鱼肝油，因为鱼肝油所含的维生素D可促进人体对钙和磷的吸收，但孕妇体内如果积蓄维生素D过多，则对胎儿不利。研究表明，如果孕妇体内维生素D含量过多，会引起胎儿主动脉硬化，影响其智力发育，导致肾损伤及骨骼发育异常。

资料表明，如果孕妇过量服用维生素A（鱼肝油的主要成分之一），会出现进食锐减、头痛及精神烦躁等症状。

胎儿在母体内长到5个月时，牙齿开始钙化，骨骼迅速发育，这时特别需要对钙质的补充。孕妇可以多吃些肉类、蛋类和骨头汤等富含矿物质的食物。此外，孕妇还应经常到户外活动，接触阳光，这样在紫外线的照射下，可以自身制造维生素D，不需要长期服用鱼肝油，也完全可以保证胎儿正常发育。

四、本周胎教课堂

准爸爸协助做胎教

专家指出，父亲对诞生聪明健康的小宝宝作用很大。尤其在情绪胎教中准爸爸有着义不容辞的责任，请做好以下几方面的工作：

当好"后勤部长"：孕期生活非常劳累，营养不足或食欲不佳，严重地影响胎儿的智力发育。丈夫要关心妻子孕期的营养问题，全力当好妻子和胎儿的"后勤部长"。

丰富生活情趣：早晨陪妻子散步，做早操，嘱咐妻子白天晒晒太阳。这样，妻子也会感到丈夫温馨的体贴，心情舒畅惬意。

风趣幽默处事：由于孕期身体不适，体内激素分泌变化大，情绪不太稳定，因此，特别需要向丈夫倾诉。这时，丈夫要用风趣的语言及幽默的笑话宽慰及开导妻子。

协助妻子胎教：丈夫对妻子的体贴与关心，爸爸对胎儿的抚触与"交谈"，都是生动有效的情绪胎教。

父亲与胎儿的对话

一些婴儿，父亲一逗就哭。这正是孩子从胎儿期到出生后的一段时间里，对男性的声音不熟悉造成的。为了消除孩子对男性包括对父亲的不信任感，所以，在呼唤胎教中父亲应该扮演一个非常重要的角色。

声学研究表明：胎儿在子宫内最适宜听中、低频调的声音，而男性的说话声音正是以中、低频调为主。因此，父亲坚持每天对子宫内的胎儿讲话，让胎儿熟悉父亲的声音，能够唤起胎儿最积极的反应，有益于胎儿出生后的智力及情绪稳定。

父亲的开场白和结束语

在开始和结束对胎儿讲话的时候，可用抚慰及能促使胎儿形成自我意识的语言对胎儿讲话。开场白结束语的设计可以如下：

开场白："宝宝（或者叫乳名），我是你的爸爸，我会天天和你讲话，我会告诉你外界一切美好的事情。"

对话结束时给予鼓励："宝宝学习认真，真是个聪明孩子，我对你讲授的一切都能对你将来的人生有用。今天就到这儿，再见！"父亲尽量每天和胎儿对话，以加深感情。

与胎儿对话的方法

让妻子坐在自己身旁舒适的椅子上，然后由妻子对胎儿说："乖孩子，爸爸就在旁边，你想听他对你说什么吗？"然后准爸爸用平静的语调开始对话，并逐渐提高声音，不能一下子发出高音而惊吓了胎儿。

话题最好事先构思好，内容可以是一段动人的小故事、一首儿歌或浅显的古诗，也可以谈谈自己周围的事物。用诗的语言，童话意境，告诉孩子外面美丽的新世界。

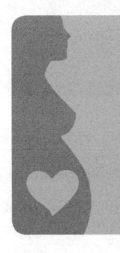

第28周
做好自我监护

自我监护可以及时发现妊娠并发症，及时有效地预防早产，并减少难产的发生率。

一、本周妈妈宝宝

孕妈妈的变化

子宫 子宫宫底高出脐部约8厘米，如果从耻骨联合处测量的话宫底则高出耻骨联合处约28厘米。

体重 本周孕妈妈的体重较妊娠前增加7.7~10.9千克。

胎动 现在，孕妈妈已经更明显地感觉到胎动了。

胎宝宝的生长

胎儿大小 28周的胎儿身长大约38厘米，体重约1100克。

皮肤和皮下脂肪 宝宝的皮肤呈红色，被胎儿皮脂完全覆盖和保护。皮下脂肪在继续增加，肌肉组织正在发育。

头发 宝宝的头发继续增加，尤其是在脑后部位。

呼吸 宝宝的肺已经具有呼吸功能，这时宝宝已经具有周期性的呼吸动作，虽然这种动作使羊水进入到主要支气管而并非肺部，但羊水的进出有助于肺泡的发育。

听觉 随着听觉神经的发育完善，宝宝能听到很多的声音，并且对声音很感兴趣。

动作 宝宝很喜欢吸吮自己的手指头。

生殖器官 男孩的睾丸差不多已经降到阴囊部位；女孩的阴唇仍很小。在妊娠的最后几周，两侧的阴唇将逐渐靠拢。

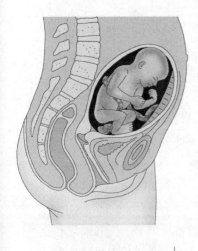

宝宝很喜欢吸吮自己的手指头。

二、本周保健

怀孕第28周，孕妈妈要进行自我监护，以便随时了解胎宝宝在子宫内活动的情况，一旦发现异常，可以立即就诊，为医生及时采取治疗措施赢得时间。

重点关注 孕妈妈做好自我监测

孕妇进行简易的自我监护可以及时发现妊娠并发症，预防早产，减少难产的发生率。家庭自我监护的内容很多，主要有以下三项：

胎动计数：这是预测胎儿在宫内安危的重要指征。一般怀孕4个月以后，孕妇可感觉到胎动，但初次做妈妈的人，也可能到怀孕5个月才感到胎动。在妊娠28～32周时，胎动达到高峰，38周后逐渐减少。一天中胎动下午2～3时最少，晚上8～11时最频繁，故测胎动不能随便选一个时间段，而应在每日早、中、晚各测1小时（晚上须在8～10点进行），然后将所测的胎动数相加乘以4，即得到12小时的胎动总数。这个数若小于20次则提示胎儿在宫内有缺氧情况，如果胎动突然消失，应立即到医院诊治以保证胎儿的安全。需要说明的是胎儿开始动到停止算一次胎动。每日测量的三个时段最好取相同的时间。

听胎心音：怀孕5个月左右可以听到胎儿心跳的声音，腹壁厚的孕妇会稍晚些。胎心音系双音，第一音和第二音相接近，如钟表的滴嗒声，次数在每分钟120～160次之间。听胎心音要求每日至少一次，每次不得少于1分钟。若超过正常范围，且有胎动，可等待胎动结束，若无胎动，则嘱咐孕妇向左侧卧位或等待5分钟后再听一次，如仍不正常，则应到医院去诊治。若胎心音出现时快时慢不规则的情况，也说明胎儿有危险，应立刻到医院检查。准爸爸将耳贴于孕妈妈腹壁听胎心，是最简单的监护方法，一般胎儿背部所在一侧胎心较响亮。如何进行胎心监护，下周还将详细讲解。

测宫底高度：宫底高度可以了解胎儿在子宫内生长的情况。一般怀孕6个月可长到与肚脐相平，9个月时在胸骨剑突下三横指位置，8个月时在肚脐和剑突连线的中点上。

宫底高度可以每周测量一次。若连续2～3周宫底高度无变化，或宫高明显低于怀孕月份，应及时到医院查找病因。如果过分高于怀孕月份也应到医院检查，以排除羊水过多、滋养细胞疾病等，还可了解是否有多胎妊娠的情况。

孕妈妈自测宫高

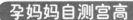

　　孕期子宫的增大有一定的规律性，每月的增长是有一定的标准的。到孕晚期通过测量宫高和腹围，还可以估计胎儿的体重。因此，从宫高的增长情况也可以推断妊娠月份和胎儿发育情况。

孕期10个月子宫大小和宫底高的大致变化

月份	子宫大小与宫底变化
孕1月末	子宫比孕前略增大一些，像个鸭蛋
孕2月末	子宫增大至拳头般大小
孕3月末	在耻骨联合上2~3厘米
孕4月末	在耻骨联合与脐之间
孕5月末	在脐下1~2横指
孕6月末	平脐，或脐上1横指
孕7月末	在脐上2~3横指
孕8月末	在脐与剑突之间
孕9月末	在剑突下2~3横指
孕10月末	下降至脐与剑突之间或稍高

在家自测宫底高

　　测量前，孕妈妈应该排空膀胱，然后平躺在床上，保持全身放松。然后将测量尺的末端放置于耻骨联合的上缘顶端，测量尺平置在腹部上，到达宫底顶端，读取两者之间的距离。

　　宫底高度可以每周测量一次。若连续2～3周宫底高度无变化，或宫高明显低于怀孕月份，应及时到医院查找病因。如果过分高于怀孕月份就应到医院检查，以排除羊水过多、滋生细胞疾病等，还可了解是否有多胎妊娠。由于家庭监护往往需丈夫配合完成，故不仅可保障母儿健康，还可促进父亲对胎儿的感情。

孕期流鼻血不用惊慌

孕妈妈流鼻血是较常见的一种现象，在怀孕的早期、中期、晚期都可能会出现，尤其是在怀孕的中晚期会更严重，所以不必太着急。

导致流鼻血的原因

女性怀孕以后体内会分泌出大量的孕激素使得血管扩张充血，同时，血容量比非孕期增高，而人的鼻腔黏膜血管比较丰富，血管壁比较薄，所以容易破裂引起出血。尤其是当经过一个晚上的睡眠，起床后，体位发生变化或擤鼻涕时，就更容易引起流鼻血。

此外，鼻息肉、血液病、凝血功能障碍、急性呼吸道感染等疾病，也会导致流鼻血的现象经常发生。

流鼻血的预防

注意调整饮食结构，少吃辛辣的食物，多吃含有维生素C、维生素E的食品，比如：绿叶类蔬菜、黄瓜、西红柿、苦瓜等，苹果、芒果、桃子等水果，以及豆类、蛋类、乳制品等食物，以巩固血管壁，增强血管的弹性，防止破裂出血的情况发生。

少做比如擤鼻涕、挖鼻孔等动作，避免因损伤鼻黏膜血管而出血。

每天用手轻轻地按摩鼻部和脸部的皮肤1～2次，促进局部的血液循环与营养的供应，尤其是在冬天。

流鼻血的处理

随身携带一些纸巾备用。若有发生流鼻血，请不要紧张，可走到阴凉处坐下或躺下，抬头，用手指部捏住鼻子，然后将蘸冷水的药棉或纸巾塞入鼻孔内。

如果不能在短时间内止住流血，则可以在额头上敷上冷毛巾，并用手轻轻的拍额头，从而减缓血流的速度。

三、本周饮食营养

孕晚期母体基础代谢率增至最高峰，胎儿生长速度也达到最高峰。另外，此期胎儿体内营养素贮存速度也加快。这均要求孕晚期膳食应在孕中期基础上作相应的调整。

孕晚期营养要素

碳水化合物 孕8月，胎儿开始在肝脏和皮下储存糖原及脂肪。碳水化合物摄入不足，将造成蛋白质缺乏或酮症酸中毒，所以孕8月应增加主粮的摄入。一般每天平均需要进食400克左右的谷类食品，这对保证热量供给、节省蛋白质有着重要意义。另外还要增加一些粗粮，如小米、玉米、燕麦片等。

膳食纤维 孕晚期，很容易发生便秘。便秘又可引发内外痔。为了缓解便秘带来的痛苦，孕妈妈应该注意摄取足够量的膳食纤维，以促进肠道蠕动。全麦面包、芹菜、胡萝卜、白薯、土豆、豆芽、菜花等各种新鲜蔬菜水果中都含有丰富的膳食纤维。

硫胺素 最后一个月，必须补充各类维生素和足够的铁、钙，充足的水溶性维生素，尤其以硫胺素最为重要。如果硫胺素不足，易引起孕妈妈呕吐、倦怠、体乏，还可影响分娩时子宫收缩，使产程延长，分娩困难。硫胺素在海鱼中的含量比较高。

豆类蛋白质 孕晚期除保证畜禽肉、鱼肉、蛋、奶等动物性食品摄入外，可多增加一些豆类蛋白质，如豆腐和豆浆。这两种食品都是大豆食品的精华，它包含了大豆的全部营养成分，蛋白质含量丰富，并除去了难以消化的纤维素和大豆中的抗营养因子，提高了蛋白质消化吸收率。豆腐与豆浆的分别是固体与液体之分。豆腐的营养价值与牛肉和猪肉相比毫不逊色。

钙 为了满足大量钙的需要，应选择食用海带、紫菜、虾米、虾皮等食物。紫菜不仅钙含量高，而且是理想的蛋白质。

孕晚期饮食原则

孕晚期，饮食上要增加富含蛋白质的豆制品，如豆腐和豆浆等。多食用海产品，如海带、紫菜等，多食用动物内脏和坚果类食品。注意控制盐分的摄入量。

第8个月：胎儿发育仍较快营养需求量较大。应继续保证全面营养，多吃豆制品等，同时应限制对食盐的摄入量。在饮食安排上应采取少吃多餐的进食方式。

第9个月：在保证全面营养的同时，要限制钠的摄入，增加铁及维生素K的摄入，为分娩做好准备。

第10个月：胎儿即将出世，母体即将放下重负。应多吃富含维生素K、维生素C、铁的食物，如牛奶、紫菜、猪排骨、菠菜、豆制品、胡萝卜、鸡蛋等。

185

四、本周胎教课堂

剪纸艺术与胎教

剪纸，也是一种艺术胎教。孕妈妈可以先勾轮廓，然后再剪，剪个胖娃娃、"双喜临门"、"喜雀登梅"、"小放牛娃"，或孩子的属相，如猪、狗、猴、兔等，别怕麻烦，别说没时间，别说不会剪，因为问题不在于你剪得好坏，而在于你在进行艺术胎教，你在向胎儿传递深深的"爱"，传递"美"的信息。曾有专家对多名孕妈妈的行为研究发现，那些勤于动手动脑的孕妈妈生出的宝宝智商很高，而过于慵懒的孕妈妈生出的宝宝反应缓慢的比例要高于勤劳的孕妈妈。

编织艺术与胎教

经胎教实践证明，孕期勤于编织的孕妈妈，所生的孩子都会比在孕期不喜欢动手动脑的孕妈妈所生的孩子，在日后的教育培养上更手巧心灵一些。

运动医学研究证明，在进行编织时，会牵动肩膀、上臂、小臂、手腕、手指等部位的30多个关节和50多块肌肉。

这些关节和肌肉的伸屈活动，只有在中枢神经系统的协调配合下才能完成。管理和支配手指活动的神经中枢在大脑皮层上所占面积最大。手指的动作精细、灵敏，可以促进大脑皮层相应部位的功能发展，通过信息传递的方式，可以促进胎儿大脑发育和手指的精细动作。

编织的物品：

❶设计图案，给宝宝织毛衣、毛裤、毛袜或线衣、线裤、线袜。

❷钩针钩织宝宝生活用品等。

❸绣花，在家可以做点十字绣，给宝宝绣条方巾也可以。

❹编织其他美术品，如壁挂（各种娃娃等）或贴花等。

不管编织的东西样式是否好看，只要是用心去做，带着好心情去做，那么胎教的目的也就达到了。

第29周
孕晚期到了

孕晚期，宝宝可以自由伸展的空间更小了，他的双腿已经蜷缩到了胸部。

一、本周妈妈宝宝

孕妈妈的变化

子宫 从脐部量起，孕妈妈的子宫在脐上部8~10.2厘米处，宫底高出耻骨联合处27厘米左右。

体重 孕妈妈的体重较妊娠前增加8.55~11.25千克。

假宫缩 29周的时候，有些孕妈妈会偶尔觉得肚子一阵阵发硬发紧，这是假宫缩，是这个阶段的正常现象，不必紧张。

胎宝宝的生长

胎儿大小 这个阶段，宝宝的身长约为40厘米，体重约有1250克。随着胎儿体重的增加，头部与身体的比例更加匀称。

胎动 由于子宫内空间越来越小，宝宝很难像以前那样做各种"杂耍"了，但仍会设法活动四肢，偶尔还会在妈妈腹部踢上一脚。通常，每天早上孕妈妈会感到10次以上明显的胎动。

大脑 此时，大脑的发育程度令人惊喜。颅骨非常柔软，以适应发育迅速的大脑需要。在大脑的表面，出现了越来越多的不规则皱褶和沟痕，即大脑的沟回，它们是神经细胞建立联系的结果。现在，大脑功能相当完善，能够控制呼吸和体温。

感官 各项感官更加敏感。睡觉时，宝宝的眼睛晶体会不时地移动，同时宝宝对光线、声音、味道和气味也非常敏感。

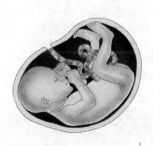

宝宝的眼睛晶体会不时地移动。

二、本周保健

从本周开始进入孕晚期了。理论上称为孕晚期，这个阶段也可能更长一些，孕妈妈会延长到42周。本周胎宝宝脑的发育又进入了另一个高峰期，孕妈妈也应多吃有利于胎儿大脑发育的食物。另外，从现在开始孕妈妈也要做胎心监护了。

重点关注 做好胎心监护

什么是胎心监护

胎心监护是一种简单、无痛的产前检查，用于评估胎儿的状况。在胎心监护检查过程中，医生能够监测胎儿的心跳，包括宝宝休息和活动时的胎心率分别是多少。你活动的时候心跳会加速，胎儿也一样，他活动或踢腿的时候胎心率应该加快。如果你孕期一切正常，那么医生通常会建议从你怀孕第36周开始每周做一次胎心监护。但如果你有妊娠并发症，可能根据情况从怀孕第28～30周就要开始做胎心监护了。

需要做胎心监护的情况

如果你有以下情况之一，那么胎心监护对你来说就可能会格外重要：

❶你有糖尿病，并且在进行胰岛素治疗。你血压高，或有其他疾病可能会影响你孕期的健康。

❷你的宝宝比较小，或者发育不正常。

❸你的宝宝比平时胎动少了。

❹你羊水过多或羊水过少。

❺你做过胎儿外倒转术等来纠正胎位，或者在孕晚期做过羊水穿刺。做过羊水穿刺后，医生会建议你做胎心监护，以确定你的宝宝状况良好。

❻你已经过了预产期，医生想看看宝宝在你的肚子里状况怎么样。

❼你以前曾经在孕晚期出现过胎死宫内，或者造成上次流产的问题在这次怀孕中有可能再次出现。这种情况下，医生可能会建议你从怀孕28周就开始做胎心监护。

怎样做胎心监护

做胎心监护前，你可以吃点东西，据说这样可以刺激胎儿动得更多。虽然没有证据表明吃东西真的有效，但也没什么坏处。做之前最好去趟洗手间，因为你最长可能要在胎心监护仪旁待上40分钟。

做胎心监护时，最好左侧位躺着，还可以在背后垫个靠背。医院里，胎心监护操作人员会把两个小圆饼形状的小设备绑在你的肚子上。这两个小圆饼，一个用来监测宝宝的心跳，另一个记录你的宫缩情况。有时，操作人员还可能会让你在感觉到宝宝动了时，按一下按钮。每次胎心监护通常会持续20～40分钟。操作人员可以听到胎儿的心跳，还能在一个电子屏幕上看到胎儿的心跳情况，同时，胎心监护仪还会把宫缩情况记录在纸上。

如果你的宝宝没有动，可能是因为他在睡觉呢。你可以喝点儿水或果汁，让他动起来。操作人员也可能会轻轻推揉你的整个肚皮，碰碰小宝宝，让他醒过来。

孕期背痛的防治

背痛是半数孕妇在怀孕晚期几乎会天天抱怨的症状。

怀孕期间，韧带组织因为要让宝宝比较容易通过骨盆，逐渐放松，而松弛的韧带会造成肌肉负担过重，尤其是支撑脊柱的那些肌肉。另外，过度拉扯的腹部肌肉迫使孕妇依靠背部来支撑体重，从而增加了背部肌肉的工作负担。尤其在怀孕后期，一些工作过度的肌肉和背部韧带会因此产生疼痛。

背痛预防

（1）穿柔软合适的低跟或坡跟鞋，不要穿高跟鞋，防止下肢浮肿。

（2）避免在坚硬的路面慢跑。

（3）不要扭转脊椎。

（4）避免长时间的站立或坐着，不要过多走路，下腹部使用腹带。

（5）晚上睡的床垫应硬度适中。采用侧睡，每次醒过来就更换姿势。

（6）以正确的方式搬重物，即在搬重物时，要像一个刚学步的孩子，用大腿使劲。不要把腰背部当成了起重机。

（7）注意休息和睡眠，饮食方面多吃些猪腰、芝麻、核桃等补肾利腰之品。

背痛治疗

（1）在疼痛的地方冷敷或热敷。

（2）淋浴时，用热水淋冲疼痛的地方。

（3）请丈夫按摩背部：沿着她的脊柱两侧，利用拇指按压的方式，由上往下按摩。接下来，继续往她的下背部两侧，沿着她的骨盆上缘按摩。最后按摩肩膀，揉捏她的颈部和肩膀肌肉，然后往下按摩她的脊柱，以及横向按摩她的下背部。

假如疼痛向下延伸到腿部，甚至到脚上，就应该去看骨科医生，进一步的检查和治疗。

减缓孕期腰痛的方法

怀孕晚期，孕妇的腰痛通常局限在下腰部，每天只痛一会，或每周只痛一次。有人则稍重一些，当站、坐、弯腰、提重物时，便感到腰痛。走路、打喷嚏、用力解大小便时，疼痛更加厉害，或引起臀部和大腿酸痛，以致不能走远路、做家务。

孕妇腰痛基本上是一种生理性反应，不必过于忧虑。怀孕前应注意经常锻炼，增强体质。要注意劳逸结合，特别是不要增加腰部负担。平卧睡觉的时候，可在膝关节后方垫以枕头或软垫，使髋关节、膝关节屈曲起来，帮助减少腰腿后伸，使腰背肌肉、韧带、筋膜得到更充分的休息。孕妇不要穿高跟鞋，防止因此加重挺腰的姿势，又影响足部的血液供应。

孕妇腰痛绝大部分不需要治疗，如症状严重，除了休息外，可以对症治疗。但要注意，不少治疗腰痛的中药常含有活血化淤的成分，孕妇不宜服用，也不宜贴膏药，以免影响胎儿发育，甚至流产。分娩以后，这些症状就会消失。

个别孕妇腰痛是患了腰椎间盘突出症，宜采用卧硬板床休息、牵引等方法治疗。

手脚冰凉有暖招

怀孕后，孕妈妈的血流量会增加，体温也会升高，但仍有部分孕妈妈可能会出现手脚冰凉的现象。如果置之不理，可能会影响到胎儿的发育，造成胎儿器官成熟度不足。为了从根本上调理手脚冰凉的现象，有如下"暖招"可供参考。

补充铁质以增加造血量

供血量不足是造成手脚冰冷的重要原因，而铁质有助于造血，特别对孕妈妈来说，适量补充铁质也就更为重要。

铁主要存在于畜禽的肝脏、瘦肉和海鲜类食物中，所以增加动物性食品的摄入量，既可增加血色素铁的供给，而且铁不受植物性食物中植酸和草酸的影响。

促进血液循环

随着胎儿渐渐地成长，子宫开始压迫到骨盆腔的静脉，容易造成血液回流受阻，导致血液积存在下肢，间接影响四肢末梢神经的血液循环，从而引发手脚冰凉的状况。针对这中情况，孕妈妈晚上睡觉或休息时可以在腿部放个小枕头，将腿部垫高；也可适时按摩或热敷下肢，这些做法都有助于让血液循环畅通，防止或缓解手脚冰凉的状况。

从平时的保养做起

由于女性每个月都会流失经血，多多少少会有贫血的现象，因此，女性应该在孕前就做好保养，这才是根本的养生保健之道。孕妈妈在妊娠前的日常生活中应注意营养均衡搭配，多参加户外运动，做好保暖工作，即可促进血液循环，达到缓解手脚冰冷的效果。

三、本周饮食营养

七种坚果补脑益智

坚果含有胎儿大脑发育所需的第一营养成分脂类（不饱和脂肪酸），还含有15%～20%的优质蛋白质和十几种重要的氨基酸，这些氨基酸都是构成脑神经细胞的主要成分。所以为了宝宝更聪明，孕妈妈应多吃坚果。

	功 效	推荐食用方法
花生	蛋白质含量高达30%，其营养价值可与鸡蛋、牛奶、瘦肉等媲美，而且易被人体吸收。花生皮还有补血的功效	与黄豆一起炖汤，也可和莲子一起放在粥里或是米饭里。最好不要用油炒
核桃	补脑、健脑，含有的磷脂能增长细胞活力及机体抵抗力，并可促进造血和伤口愈合。另外，还能镇咳平喘，尤其是冬季孕妈妈，可把核桃作为首选的零食	核桃可以生吃，也可以加入适量盐水，煮熟吃，还可以和薏仁、栗子等一起煮粥吃
松籽	富含维生素A和维生素E，以及人体必需的脂肪酸、油酸、亚油酸和亚麻酸，还含有其他植物所没有的皮诺敛酸。它不但具有益寿养颜、祛病强身之功效，还具有防癌、抗癌作用	生着吃，或者做成美味的松仁玉米
夏威夷果	原产于大洋洲，别名叫昆士兰果或澳洲胡桃。含油量高达60%~80%，还含有丰富的钙、磷、铁、维生素B_1、维生素B_2和氨基酸	可以鲜食，但更多的是加工成咸味或甜味的，也可以作为糖果、巧克力和冰淇淋等的配料
榛籽	含有不饱和脂肪酸，并富含磷、铁、钾以及维生素A、维生素B_1、维生素B_2、烟酸，常吃可以明目、健脑	不想单吃榛籽，可以压碎伴在冰淇淋里或是放在麦片里一起吃
瓜籽	南瓜籽可以防治肾结石病；西瓜籽中医认为性味甘寒，具有利肺、润肠、止血、健胃等功效；葵花籽所含的不饱和脂肪酸能起到降低胆固醇的作用	大多是炒熟或煮熟了吃。不过在煮的过程中可以依据自己的口味加入香料或调味剂，如五香的、奶油的等等
杏仁	降气、止咳、平喘、润肠通便的功效。对于预防孕期便秘有好处。但是中医认为杏仁有一定的毒性，不宜多食。	一般来说，目前能够买到的大部分是袋装的杏仁，如果你不喜欢吃，或者可以尝试一下带杏仁的巧克力。

孕妈妈多吃益智食物

胎儿大脑发达必须具备三个条件：大脑细胞数目更多；大脑细胞体积更大；大脑细胞间相互连通更多。这三点缺一不可。根据人类大脑发育的特点，脑细胞分裂活跃又分为三个时间段：妊娠早期、妊娠中晚期的衔接时期及出生后的三个月内。此时，胎宝宝大脑的发育已经进入了一个高峰期，在这时候宝宝的大脑细胞迅速增殖分化，体积增大。

孕妇此时的饮食营养对胎儿的智力有明显的影响。人的大脑主要是由脂类、蛋白质、糖类、B族维生素、维生素C、维生素E和钙等营养成分构成，孕妇如果充分保证这几种营养成分的摄取量，就能促进胎儿大脑的发育。富含这几类营养素的食品被称为益智食品。

益智食品主要包括大米、小米、玉米、红小豆、黑豆、核桃、芝麻、红枣、黑木耳、金针菜、海带、紫菜、花生、鹌鹑蛋、牛肉、兔肉、羊肉、鸡肉、草莓、金橘、苹果、香蕉、猕猴桃、柠檬、芹菜、柿子椒、莲藕、西红柿、萝卜叶、胡萝卜等。

孕期益智的饮食原则

❶ 全面原则　人脑主要由脂类、蛋白类、碳水化合物类、维生素(B、C、E)和钙等营养成分构成。营养摄取必须全面。营养学家建议每天最好摄取40种食品，至少也要14种以上。

❷ 均衡原则　当脂肪摄取量占人体总热能的30%、蛋白质占15%、碳水化合物占55%左右，人体就会达到一个良好的平衡状态。虽然人体营养的细化平衡很难掌握，但只要做到广吃博食，不偏食，不挑食，也就大致差不多了。

❸ 自然原则　从家常天然食物中精选对胎儿智力有突出贡献的食物，作为三餐结构的主体。上面提到的益智食品就是三餐的主要食物。

❹ 植物性食物功效非凡　研究资料显示：与肉食相比，以植物性食物为主的孕妇所生婴儿可能偏小，但骨骼结实，大脑皮层沟回因有充足的营养而大量增加，大脑沟回也更加粗犷。而大脑沟回的多少直接影响到孩子的智力，沟回越多，记忆的贮存量就越大，记忆力也越持久。所以，植物性食物要充分摄取。

❺ 多吃健脑食物　从怀孕第18周开始，脑细胞数量的增多已近最高峰，但脑细胞的突触正在不但生长发育，此时孕妇宜多食用一些健脑食物。推荐智力食物：蛋黄、鸡肝、猪肾、猪脑、猪心、瘦肉、大豆等，基本上都会提供各种大脑细胞形成过程中所需要的氨基酸。

❻ 补充铁质的食物　铁质不足会导致胎儿智商低。如果不及时补充足够的铁，会使胎儿在子宫里吸收不到足够的氧气，导致发育不良、智商低。推荐智力食物：动物肝、动物血、红肉、黑木耳是首选。另参见本书149页。

四、本周胎教课堂

妊娠晚期的胎教任务

从妊娠29周至分娩为妊娠晚期。这一时期，随着胎儿的长大，母体负担日益沉重，往往身体后倾，行动不便，出现心跳气喘、食欲不振等现象。孕妇一方面急切地盼望分娩，另一方面又对分娩怀有恐惧感，这一时期胎教的主要任务是：

❶ 情绪放松，保持镇静。孕妇要意识到怀孕、分娩是每个女性的必经之路，它给人生增添了一份幸福与痛苦交错的体验。一个渴望做妈妈的人就必须勇敢地去面对它，以安详的心态去迎接新生命的到来。

❷ 继续给胎儿以音乐、语言和抚触的刺激。

❸ 保证营养，控制糖类和脂肪的摄入。一方面孕妇要保证胎儿旺盛生长所需的营养量，另一方面要适当控制糖类和脂肪的摄入量，防止胎儿生长过大，给分娩带来困难。

❹ 禁止性生活，防止早产。

孕晚期的放松运动

妊娠最后2个月，不宜进行剧烈运动，以免早产。但运动胎教还是要继续进行，可以经常做一做放松运动。学会放松，有助于孕妈妈孕期健康及顺利分娩，同时享受与胎儿共处的每一刻。

可以每次拿出20分钟时间，找到自己肌肉紧张和放松的区别。然后，做几项放松身心的运动：

❶ 戴上耳机，调暗灯光，坐在舒适的椅子上或躺下。孕晚期不能平躺，可以用垫子支撑住腰腹部或侧卧。

❷ 用一段时间，平静下来，脑子里什么都不想。

❸ 伸展脚趾，感受到牵拉力，然后慢慢放松，再摇几下。

❹ 用力绷紧双膝和大腿肌肉，保持几秒钟，然后再放松，让大腿向两侧摆动。

❺ 轻轻地适当绷紧腹肌，给胎儿一点儿紧缩力量，然后尽量放松，使胎儿活动空间加大。

❻ 握紧拳头，保持一小段时间，然后尽量放松手指。

❼ 尽量向上提肩，保持一小会儿后再放下，反复几次，使双肩得到放松和舒适。

❽ 深呼吸，体会身体放松的感觉，让胎儿在越来越拥挤的空间中得到更多的氧气。

第30周
艰难时刻来临

胎宝宝喜欢活动手脚，如果他的生物钟和妈妈不一致，孕妈妈将度过许多不眠之夜。

一、本周妈妈宝宝

孕妈妈的变化

子宫 从脐部量起，子宫底大约在脐上10厘米左右，子宫的底部距耻骨联合处约30厘米。

体重 增加的体重，有一半是子宫、胎儿、胎盘以及羊水的增加量，增长的部位主要位于腹部及盆腔的前方。

不适感 腹部和盆腔处会感到更加不适。因身体负荷增加，变得容易疲劳，傍晚容易下肢水肿，早上起来手指发麻。个别孕妈妈还会出现眼花、静脉曲张、痔疮、便秘、抽筋等。

胎宝宝的生长

胎儿大小 身高约42厘米，体重约1500克。

头部 胎儿头部在继续增大，头发开始变得浓密。

胎毛 胎毛（早期的体毛）正在逐渐消失，在几周之内逐渐脱落，但某些部位的小片胎毛将一直残留到出生后。

视觉 眼睛可以开闭自由，能辨认和跟踪光源。

胎动 听到声响会以踢腿回应，并能够做出有节奏的呼吸动作。胎儿被羊水包围，随着胎儿的增长，胎动逐渐减少。

其他发育 皮下脂肪继续增长。骨骼已经取代了肝脏的造血功能，肌肉和肺部继续发育。

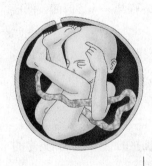

宝宝的眼睛可以开闭自由，辨认和跟踪光源。

二、本周保健

进入孕晚期孕妈妈身体上的不适就更明显了，如皮肤瘙痒、胃灼痛等，孕妈妈可能为这些不适烦恼，不过这些也是属于孕期的正常情况，孕妈妈只要学会正确应对，症状就会有所缓解。

重点关注1 预防肝内胆汁淤积症

许多孕妇在妊娠中晚期，甚至妊娠早期就出现全身广泛性瘙痒，最典型是首发于手掌和脚掌，然后逐步延及小腿、大腿、上肢、后背、前胸及腹部，除了抓痕以外还伴有皮损，瘙痒程度各有不同，可从轻度偶然的瘙痒到严重的全身瘙痒，个别甚至无法入眠。在这种情况下，应考虑是否得了妊娠胆汁淤积症。它的临床表现以皮肤瘙痒为主，严重时出现黄疸，肝功能检查GPT升高，少数患者感到乏力、腹泻、腹胀。孕妇出现了这些警示信号，应该及时就诊，以免病情继续发展。

许多孕妇患了妊娠肝内胆汁淤积症，因临床症状比较轻，所以思想上不重视，虽然皮肤瘙痒、黄疸这些表现在分娩之后都会自然消失，肝功能也恢复正常，但该病对胎儿有很大影响，可引起胎儿窒息、早产、死胎、孕妇产后大出血。据报道，在未发现此病以前，有很多不明原因早产、死胎，其实是因该病引起的，所以孕妇千万不能把它当做"胎气"，疏忽大意，一定要及时去医院诊治。

孕妇一旦患了妊娠肝内胆汁淤积症必须严密观察胎儿情况，勤数胎动，由家属听胎心，发现异常情况及时与医生联系，遵医嘱服用中西药，以确保宝宝安全渡过难关。

重点关注2 孕期胃灼热

不少妇女怀孕后时时觉得胃部麻乱，有烧灼感和口苦，有时烧灼感逐渐加重而变成烧灼痛。这些孕妇以往无胃炎、胃溃疡等胃痛病史，医学上称之为妊娠期胃灼热，这种烧灼样痛通常在妊娠后期出现，分娩后消失。出现妊娠后期胃灼热的主要原因是胃酸返流，刺激了食管下段的痛觉感受器引起。此外，妊娠时巨大的子宫对胃有较大压力，胃排空速度减慢，胃液在胃内滞留时间较长，也容易使胃酸返流到食管下段。

轻微的胃灼热，孕妇大多可以耐受，不需服用药物。但应避免下列可能加重的诱发因素，如过饱、高脂肪饮食、吸烟、饮酒、喝咖啡、浓茶等。病情较严重的孕妇可服用一些降低胃酸药物，如氢氧化铝片（胃舒平）等和减少胃酸返流药物，但应在医生指导下服用，以免增加其他并发症。

孕晚期应避免性生活

孕晚期孕妇的腹部突然膨胀起来，腰痛，懒得动弹，性欲减退。此阶段胎儿生长迅速，子宫明显增大，对任何外来刺激都非常敏感。子宫在孕晚期容易收缩，因此要避免给予机械性的强烈刺激。夫妻间应尽可能停止性生活，以免发生意外。

尤其是临产前4周或前3周时必须禁止性交。因为这个时候胎儿已经成熟。为了迎接胎儿的出世，孕妇的子宫已经下降，子宫口逐渐张开。如果这时性交，孕妈妈极有可能发生严重感染，感染不但威胁着即将分娩的产妇安全，也影响着胎儿的安全，可使胎儿早产，而早产儿的抵抗力差，容易感染疾病。即使不早产，胎儿在子宫内也可能受到母亲感染疾病的影响，身心发育也会受到影响。

对于丈夫来说，目前是应该忍耐的时期，只限于温柔地拥抱和亲吻，禁止具有强烈刺激的行为。

三、本周饮食营养

孕期浮肿的食疗法

营养不良性低蛋白血症、贫血和妊娠中毒症也是孕妇浮肿的常见原因。因此当出现较严重的浮肿时，要赶快去医院检查和治疗，同时要注意饮食调理：

进食足够量的蛋白质 水肿的孕妇，特别是由营养不良引起水肿的孕妇，每天一定要保证食入畜、禽、肉、鱼、虾、蛋、奶等动物类食物和豆类食物。这类食物含有丰富的优质蛋白质。贫血的孕妇每周要注意进食2~3次动物肝脏以补充铁。

进食足够量的蔬菜水果 孕妇每天别忘记进食蔬菜和水果，蔬菜和水果中含有人体必需的多种维生素和微量元素，它们可以提高肌体的抵抗力，加强新陈代谢，还具有解毒利尿等作用。

不要吃过咸的食物 水肿时要吃清淡的食物，特别不要多吃咸菜，以防止水肿加重。

控制水分的摄入 对于水肿较严重的孕妇，应适当的控制水分的摄入。

少吃或不吃难消化和易胀气的食物 如油炸的糯米糕、白薯、洋葱、土豆等，以免引起腹胀，使血液回流不畅，加重水肿。

孕妈妈应多喝酸奶

许多孕妇都习惯早晚喝牛奶，这样对孕妇的身体很有益。然而，却很少人知道孕妇喝酸奶的好处，其实，午饭之后孕妇喝上一杯酸奶，对其健康可以起到很好的作用。那么，具体孕妇喝酸奶的好处有哪些呢？我们不妨一起来了解一下。

专家指出酸奶中含有大量的乳酸、醋酸等有机酸，它们不仅赋予了酸奶清爽的酸味，还可以帮助它形成细嫩的凝乳，从而抑制有害微生物的繁殖，与此同时，使肠道的碱性降低，酸性增加，促进胃肠蠕动和消化液的分泌。

最新一项科学研究发现，酸奶具有减轻辐射的损伤、抑制辐射后人的淋巴细胞数目下降的作用。研究证明，摄入酸奶后的小鼠对辐射的耐受力增强，并减轻了辐射对免疫系统的损害。对于那些长时间面对电脑，长时间置身于电磁辐射中的上班族孕妇而言，在午饭后喝一杯酸奶，有利于抗辐射，对孕妇的身体健康可谓好处多多。

四、本周胎教课堂

巩固胎教的效果

怀孕晚期，孕妇常常动作笨拙、行动不便。许多孕妇因此而放弃孕晚期的胎教训练，这样不仅影响前期训练对胎儿的效果，而且影响孕妇的身体与生产准备。因此，孕妇在孕晚期最好不要轻易放弃自己的运动以及对胎儿的胎教训练。因为，适当的运动可以给胎儿躯体和前庭感觉系统自然的刺激，可以促进胎儿的运动平衡功能。为了巩固胎儿在孕早期、孕中期对各种刺激已形成的条件反射，孕晚期更应坚持各项胎教内容。

此阶段，胎儿各器官、系统发育逐渐成熟，对外界的各种刺激反应更为积极，例如：当用光源经孕妇腹壁照射胎儿头部时，胎头可转向光照方向，并出现胎心率的改变，定时、定量的光照刺激是这个时期的一个胎教内容。

胎教的方法很多，从始至终坚持胎教对夫妇双方或孕妇都不是件容易的事情。但有理由相信，每位计划要小孩的夫妇，都会为了自己的孩子付出爱、耐心与时间，别人能做到的事情，你们也一定能做到。所以在妊娠的最后阶段孕妈妈和准爸爸一定要坚持做好最后的胎教。

继续与胎儿对话

与胎儿对话，是训练听觉能力和建立母子（或父子）亲情的最主要手段。

妊娠晚期，不仅可以在前几个月的基础上继续有计划地进行对话，还可以结合实际生活出现的各种事情，不断扩大对话的内容和对话的范围。

可以把生活中的每个愉快的生活环节讲给孩子听，通过和胎儿共同生活、共同感受，使母子、父子间的纽带更牢固，并且为今后智力发展打下基础；使胎儿对孕妈妈、父亲和其他人有信赖、安全感，生活适应能力强，会感受到人世间的幸福。

针对分娩即将来临的特点，主动进行沟通。比如可以告诉胎儿："我的小宝宝，不久以后你就要出来了，妈妈好盼望这一天。你一定很想和妈妈见面了，是吗？"或者夫妻一起对胎儿说"爸爸妈妈为迎接你的诞生，已经准备了整整10个月。外面的世界很美丽，你一定会喜欢的。"通过对话，促进情感的建立和心灵的沟通。

第31周
沉甸甸的幸福

孕妈妈在兴奋与幸福之余，仍然不能忽视孕期的注意事项，如胎位不正，要及时调整。

一、本周妈妈宝宝

孕妈妈的变化

子宫 子宫底距离脐上11厘米左右，子宫底大约在耻骨联合处上31厘米处。

体重 到本周，孕妈妈的体重应较妊娠前增加9.45～12.15千克。

皮肤 有些孕妈妈的皮肤变得敏感，腰部附近瘙痒，皮下组织增厚。

不适感 孕妈妈会感到呼吸更加困难，喘不上气来，吃下食物后也总觉得胃里不舒服。3周后这种情况会有所缓解。

胎宝宝的生长

胎儿大小 宝宝在继续长大，现在体重为1800克左右，身长可达44厘米左右。

眼睛 眼睛出现了一点颜色，不过真正的颜色要在出生后的第6～9个月才会形成。在此期间，宝宝的眼睛已经开始为出生做准备了。眼睑常常在宝宝活跃时张开，而在睡觉时则关闭。

其他 除了肺和消化管道之外大部分器官都已成熟。脑部的神经连接继续建立。

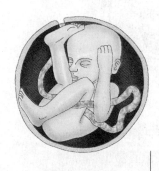

宝宝的眼睑常在活跃时张开，睡觉时闭合。

二、本周保健

怀孕31周，是否现在胎宝宝还有胎位不正的情况，孕妈妈应早发现早纠正，以免影响孕妈妈顺利生产。另外，从现在开始孕妈妈可以做一些有利于顺产的运动了。

重点关注 及早纠正胎位不正

胎儿在子宫中正常的姿势是头位。这种姿势是使胎儿最大的头部先出来，其他的部位才容易出来。假如妊娠8个月以后仍为臀位，则应查清原因。如无其他原因，可在医生指导下进行自我矫正。

胸膝卧位法

胸膝卧位法适用于30周后胎位仍为臀位或横位，无脐带绕颈。具体操作为：孕妈妈于饭前、进食后2小时或早晨起床及晚上睡前，先排空尿液，然后松裤带，双膝分开与肩同宽，跪伏床上，双手平贴床面，胸与肩尽量与床面贴近，脸侧向一边，大腿与床面垂直。借重心的改变来使胎宝宝由臀位或横位转变为头位，每天做2~3次，每次10~15分钟，一周后进行胎位复查。每次矫正前后都应注意胎动和胎心变化，如发现异常，应及时去医院。

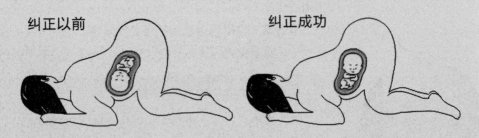

纠正以前　　　　　　　　纠正成功

艾灸穴位法

艾灸穴位法可配合胸膝卧位法一同做，但要在医生指导下进行。具体做法为：孕妈妈采取坐位，脚踩在小凳上，松开腰带，用点燃的艾卷熏至阴穴（双侧脚小趾外缘）。这样，可兴奋大脑的内分泌系统，使雌激素和前列腺素分泌增多，促进子宫活动，从而使胎宝宝转位。每日1次，每次15~20分钟。一周后进行胎位复查。

侧卧位法

侧卧位法适宜于横位和枕后位。具体做法为：侧卧时可同时向侧卧方向轻轻抚摸腹壁，每天做2次，每次10~15分钟。经过以上方法矫正仍不能转为头位，需由医生采取外倒转术。若至临产还不能正常就难以自然分娩，要提前住院，由医生选择恰当的分娩方式。

孕晚期"缓"运动

舒缓体操、孕前瑜伽等

运动方式以稍慢的体操为主。比如，简单的伸展运动：坐在垫子上屈伸双腿；平躺下来，轻轻扭动骨盆等简单动作。这类体操能加强骨盆关节和腰部肌肉的柔软性，既能松弛骨盆和腰部关节，又可以使产道出口肌肉柔软，同时还能锻炼下腹部肌肉。每次做操时间5~10分钟左右即可。

另外，孕前做瑜伽运动对于分娩时调整呼吸很有帮助，而一些棋类活动能够起到安定心神的作用。

本着对分娩有利的原则

临近预产期的准妈妈，体重增加，身体负担很重，这时候运动一定要注意安全，本着对分娩有利的原则，千万不能过于疲劳。在运动时，控制运动强度很重要：脉搏不要超过140次/分，体温不要超过38℃，时间以30~40分钟为宜。不要久站久坐或长时间走。

帮助孕妈妈顺产的运动

担心"顺产不顺"是多数孕妈妈不肯自然分娩的原因。所以，学会一些有利自然分娩的锻炼方法，就能帮助她们打消顾虑。在此提供了4种方法以供孕妈妈练习。

普拉提式的侧腔呼吸

吸气时尽量让肋骨感觉向两侧扩张，吐气时则要让肚脐向背部靠拢。

这种呼吸方法可以使身体深层的肌肉都获得锻炼，有助于加强腹肌和骨盆底部的收缩功能，对孕妇的自然生产很有帮助。此外，对肺活量的锻炼，也能让她们在生产时呼吸得更加均匀平稳。

力量型训练，如蹲举

随着孕妇体重的不断增加，她们的膝盖会承受越来越大的压力，这就需要做些蹲举运动了。它不但可以锻炼腿部耐力，还可增强呼吸功能及大腿、臂部、腹部收缩功能。

运动时，双手自然下垂，两脚与肩同宽，脚尖正对前方，然后吸气往下蹲，蹲到大腿与地面呈水平，吐气站立。下蹲时，应注意膝盖不能超过脚尖，鼻尖不能超过膝盖。每个动作重复12~15次，一周3~4次。

举哑铃、杠铃

可选择一些小重量的哑铃和杠铃，一边双臂托举，一边配合均匀呼吸。这样不但可以锻炼手臂耐力，加强身体控制，还可以增强腹肌收缩功能和腰部肌肉的柔软性。

坐姿划船及坐姿拉背

坐姿划船：平坐在椅子上，双手向后拉固定在前方的橡皮筋，来回水平运动。

坐姿拉背：平坐在椅子上，双手向下拉固定在头顶的橡皮筋。每个动作重复15次左右，每周3～4次。

此运动可以有效增强臂力及背部肌肉力量，令孕妇生产时臂肌和背肌能够均匀用力，有助顺产。

需要注意的是，孕期最好不要做俯卧或仰卧运动，采取坐姿或侧卧较好。此外，在怀孕3个月内和7个月后，或有流产经历、怀有多胞胎、怀孕期间有不明原因流血现象、孕期高血压的妇女，也不宜做运动。

三、本周饮食营养

妊娠后半期补足蛋白质

孕期蛋白质的贮存量随着孕周的增长而逐渐增加，在孕1月时每日仅贮存0.6克，至妊娠后半期每日需贮存6～8克，以满足胎儿组织合成和快速生长的需要。

妊娠后半期蛋白质的补充要更充足，不仅胎儿生长需要蛋白质，而且孕妇本身也需要一定数量的蛋白质供给子宫、增大的乳房以及胎盘、羊水和血容量增加的需要。整个妊娠期母体增加蛋白质贮存约910克，其中约500克由胎儿积累，60克存于胎盘，其余部分存于母体非脂肪组织。

如果孕妈妈蛋白质不足，不但会导致胎儿发育迟缓，而且容易引起流产或者发育不良，造成先天性疾病和畸形，同时产后母体也不容易恢复。实验结果表明，如果孕妈妈孕期缺乏蛋白质，新生儿体重、肝脏和肾脏重量就会降低，有的肾小球发育不良，结缔组织增多，肾功能出现不良。

专家建议，孕妇每日应较非孕妇增加蛋白质摄入量为：孕中期增加15克，孕晚期增加20克。以轻体力劳动的妇女为例，每日膳食蛋白质推荐摄入量为65克，怀孕后则孕中期应增至每日80克，孕晚期应达到每日85克。除数量保证外，其中动物性食品及豆类等优质蛋白质应至少占1/3以上，以提高摄入蛋白质的营养价值。

富含蛋白质的食物很多，有牛肉、猪肉、鸡肉、鲤鱼、肝类、蛋、牛奶乳酪等，豆腐、黄豆粉、百叶、炒花生仁、绿豆、赤小豆、紫菜等植物性食物含蛋白质也较丰富。如果孕妈妈能把以上的动物、植物食品结合食用，将是极好的蛋白质补充方法。

四、本周胎教课堂

胎宝宝进行宫内训练

孕妈妈在妊娠中晚期应定期给胎宝宝进行宫内训练，抚触胎宝宝，轻轻推着胎宝宝转动，人为地使胎宝宝在宫内移动，这样可有利于胎宝宝寻找平衡的感觉，很好地促进胎宝宝脑部的发育，使其更聪明，长大以后对旋转的适应能力更强。这是因为人的前庭系统位于脑干中央，并与内耳紧密相连。胎儿期最早发育的脑神经系统是听觉系统，而前庭系统早在妊娠第16周就开始活动了。

胎教时有规律地缓慢转动胎宝宝，使其耳朵半规管里的液体保持流动，促进其听觉系统发育。转动还刺激了胎宝宝前庭系统的平衡与协调功能，同时也刺激了大脑的发育，使大脑产生更多的树突和联结。经过这种刺激胎教训练的胎宝宝，出生后使其学站、学走都会快些，且身体健壮、手脚灵敏。胎宝宝在出生时大多灵敏，啼哭不多。与未经训练的同龄婴儿比，显得活泼可爱。

一起做"胎教操"

早在第7周，小家伙就开始活动了，小至吞咽、眯眼、咂拇指、握拳头，大至伸展四肢、转身、翻筋斗。孕妈妈和准爸爸可以通过动作和声音，与胎宝宝沟通信息，这样做，宝宝会感到舒服和愉快，出生后也愿意同周围的人交流。在母腹中进行体操锻炼，小宝宝的肌肉活动力增强，出生后翻身、抓、握、爬、坐等各种动作的发展，都比没有进行过体操锻炼的要早一些。

你可以每天在固定的时间给小宝宝一个信号：宝宝，快来和妈妈做操。

躺在床上，全身尽量放松。在腹部松弛的情况下用双手捧住胎儿，轻轻抚触，然后用一个手指轻轻一压再放松。这时胎儿便会作出一些反应。如果此时胎儿不高兴，就会用力挣脱，或者蹬腿反对，你就要停止。在刚开始的时候，胎儿只作出响应，过几个星期后，胎儿对孕妈妈的手法熟悉了，一接触妈妈的手就会主动要求"玩耍"。

胎儿六七个月时，孕妈妈可以感觉出他的形体，这时就可以轻轻地推着胎儿在腹中"散步"了。8个月时，孕妈妈可以分辨出胎儿的头和背了。胎儿如果"发脾气"用力顿足，或者"撒娇"身体来回扭动时，孕妈妈可以用爱抚的动作来安慰胎儿，而胎儿过一会儿也会以轻轻地蠕动来感谢孕妈妈的关心的。

如果能够和着轻快的乐曲同胎儿交谈，与胎儿"玩耍"，效果会更好。

叫宝宝做操比较理想的时间是在傍晚胎动频繁时，也可以在夜晚10点左右。但不要太晚。

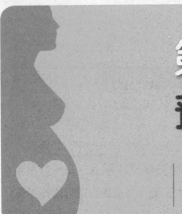

第32周
预防早产

宝宝的呼吸、消化系统发育已接近成熟，但仍不能大意，小心宝宝"着急"出世。

一、本周妈妈宝宝

孕妈妈的变化

子宫 子宫底距耻骨联合处约32厘米，在脐上约12厘米。

体重 在这个时期，孕妈妈的体重每周增加500克左右，因为此时胎儿的生长发育相当快，胎儿正在为出生做最后的冲刺。

尿频 这一阶段孕妈妈阴道的分泌物增多并且会感觉尿意频繁，这是由于胎儿头下降，压迫膀胱的缘故。

妊娠纹 下腹部的妊娠纹更加密集。

下肢水肿 常见，如果上几周已出现，现在或许更严重了。

疲惫感 沉重的腹部令人不愿走动，并感到疲惫，这些都是正常现象，为了分娩更加顺利，孕妈妈还是要适当地活动。

胎宝宝的生长

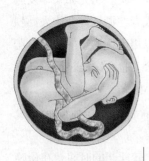

宝宝的四肢躯干比例越来越匀称。

胎儿大小 32周的胎儿身长约46厘米，体重约2000克。

感官 宝宝的五觉功能都已开始展现。

身体 四肢和躯干继续生长，并且身体比例越来越匀称。

毛发等附属物 胎儿已经长出一头的胎发。另外，指甲已经长到了指尖，脚趾完全长出。

体位 作为出生前的准备，宝宝开始出现头朝下的姿势。头位于母亲的骨盆底部，小脚经常会向上踢到母亲的胸腔。

二、本周保健

怀孕32周，接近临产了，孕妈妈可能感觉出现腹痛的次数越来越多，孕妈妈一定要警惕，如有不正常腹痛情况一定要及时就医。此期间也是预防早产的关键时期，孕妈妈也要谨防出现早产的情况。

重点关注1 警惕孕晚期腹痛

孕晚期时，随着胎宝宝不断长大，孕妈妈的腹部以及全身负担也逐渐增加，再加之接近临产，出现腹痛的次数会比孕中期明显增加。

生理性腹痛——子宫增大压迫肋骨

随着胎宝宝长大，孕妈妈的子宫也在逐渐增大。增大的子宫不断刺激肋骨下缘，可引起孕妈妈肋骨钝痛。一般来讲这属于生理性的，不需要特殊治疗，左侧卧位有利于疼痛缓解。

生理性腹痛——胎动

胎动于28～32周间最显著。在20周时，每日平均胎动的次数为200次，在32周时则增加为375次，每日的胎动次数可能介于100～700次之间。自32周之后，胎宝宝逐渐占据子宫的空间，他的活动空间也将越变越小，但是他偶尔还是会用力地踢你。当他的头部撞在你骨盆底的肌肉时，你会突然觉得被重重一击。

病理性腹痛——胎盘早剥

胎盘早剥多发生在孕晚期，发生率为0.5%～1%，一般较易发于有高血压、多胞胎、子宫肌瘤和抽烟的孕妈妈身上，胎盘剥离所产生的痛，通常是剧烈的撕裂痛，多伴有阴道流血。所以在孕晚期，患有高血压的孕妈妈或腹部受到外伤时，应及时到医院就诊，以防出现意外。

病理性腹痛——子宫先兆破裂

子宫破裂常发生于瞬间，之前产妇感觉下腹持续剧痛，极度不安，面色潮红，呼吸急促，此时为先兆子宫破裂；子宫破裂瞬间有撕裂样剧痛，破裂后子宫收缩停止，疼痛可缓解，随着血液、羊水、胎宝宝进入腹腔，腹痛又呈持续性加重，孕妈妈呼吸急促，面色苍白，脉搏弱，血压下降，陷于休克状态。出现持续腹痛或者剧烈腹痛，务必立即上医院。

病理性腹痛——子宫的扭转

在妊娠晚期，多在活动中以突发性下腹部剧烈发痛，疼痛多为持续性，可遍及全腹部，与卵巢瘤蒂扭转的临床症状很相似。遇到突发性腹部疼痛，要及时就医。

重点关注2 孕妈妈谨防早产

早产是新生儿出生后最常见的死亡及致病原因之一，孕妈妈应注意下列事项，增进母子健康，预防早产：

❶早进行产前检查，找出自己的危险因子，评估营养、身心及过去的生产史。

❷补充钙、镁、维生素C、维生素E等营养素。另外，深海鱼油中含有丰富的亚油酸，可以调节免疫功能，预防早产，同时还能大大降低新生儿将来患多动儿症的几率。

❸充分休息，减少压力。

❹如出现下腹不适、分泌物大量增加、膀胱不适、尿频及阴道点状出血或出血等症状，应尽早就医。

❺注意宫缩情况，如果出现不规则收缩增加或疼痛逐渐规则的情形，就应就医。

❻若患有生殖道感染疾病，应该及时请医生诊治。

❼孕晚期最好不要进行长途旅行，避免路途颠簸劳累。

❽不要到人多拥挤的地方去，以免碰到腹部。

❾走路时，特别是上、下台阶时，一定要注意一步一步地走稳。

❿不要长时间持续站立或下蹲。

⓫在孕晚期，须禁止性生活。

⓬怀孕期间，孕妇要注意改善生活环境，减轻劳动强度，增加休息时间。

⓭孕妇心理压力越大，早产发生率越高，特别是紧张、焦虑和抑郁与早产关系密切。因此，孕妇要保持心境平和，消除紧张情绪，避免不良精神刺激。

⓮要摄取合理充分的营养。

⓯孕晚期应多卧床休息，并采取左侧卧位，减少宫腔向宫颈口的压力。

脐带绕颈不可怕

胎宝宝的健康平安是孕妈妈最大的期盼，但是像脐带绕颈、脐带扭转等意外事故，事前毫无征兆，孕妈妈应该对这样的情况有所了解。以便早发现早治疗。

关于脐带的知识

脐带连接子宫的胎盘和胎宝宝的肚脐，脐带是由母体供应胎宝宝氧气与营养成分以及胎宝宝排除代谢废物的专用通道，也可以说是胎宝宝赖以生长发育和维系生存的生命线。一旦脐带血流遭到外力阻碍，直接危及胎宝宝的健康，轻微阻碍者只是产生短暂的缺氧现象，持续严重阻碍者将导致胎宝宝窘迫甚至胎死腹中。

关于脐带绕颈

脐带绕颈是胎儿较常见的情况，脐带内的血管长度比脐带长，血管卷曲呈螺旋状，而且脐带本身由胶质包绕，有一定的弹性，一般绕颈一圈，脐带有一定长度，多不发生意外。而绕颈多周，由于胎动牵拉，导致绕颈过紧，也可引起胎儿缺氧，甚至死亡。

临产时脐带绕颈

在临产时，随着宫缩加紧，下降的胎头将缠绕的脐带拉紧时，才会造成脐带过短的情况，以致不能顺利分娩。这时缠绕周数越多越危险。通过B超检查可在产前看到胎儿是否有脐带绕颈。因此，这时更需要勤听胎心，注意胎动，以便及时采取措施。发现脐带绕颈后，不一定都需要进行剖宫产，只有胎头不下降或胎心有明显异常（胎儿窘迫）时，才考虑是否需要手术。

为母乳喂养做准备

母乳是婴儿最理想、最经济的食物。母乳中除含有婴儿所需的一切营养成分以外，还含有能抵抗疾病的免疫物质。母乳喂养婴儿是每个母亲所期望的，也是当前婴幼儿保健工作中大力提倡的。

要实现母乳喂养，健康完好的乳房及乳头是关键。因此，如何在妊娠期保养和护理好乳房，确实是一个至关重要的问题。

如果决定要用母乳喂养宝宝，那么在孕期就应该为将来的母乳喂养做好各方面的准备。

注意孕期营养

孕妈妈营养不良会造成胎儿宫内发育不良，还会影响产后乳汁的分泌。在整个孕期和哺乳期，都需要摄入足够的营养，多吃富含蛋白质、维生素和矿物质的食物，为产后泌乳做准备。

对乳头和乳房的保养

在孕晚期，可在清洁乳房后用羊脂油按摩乳头，增加乳头柔韧性；使用宽带、棉制乳罩支撑乳房，防止乳房下垂。乳头扁平或凹陷的孕妇，应在医生指导下，使用乳头纠正工具进行矫治。

定期进行产前检查

发现问题及时纠正，保证妊娠期身体健康及顺利分娩，是妈妈产后能够分泌充足乳汁的重要前提。

三、本周饮食营养

孕妇吃火锅注意事项

火锅太远勿强伸手

假如火锅的位置距自己太远，不要勉强伸手灼食物，以免加重腰背压力，导致腰背疲倦及酸痛，最好请丈夫或朋友代劳。

加双筷子免沾菌

孕妈妈应尽量避免用同一双筷子取生食物及进食，这样容易将生食上沾染的细菌带进肚里，而造成泻肚及其他疾病。

自家火锅最卫生

孕妈妈喜爱吃火锅，最好自己在家准备，除汤底及材料应自己安排外，食物卫生也是最重要的。切记，无论在酒楼或在家吃火锅时，任何食物一定要灼至熟透，才可进食。

降低食量助消化

怀孕期间可能会出现呕吐反胃现象，因此胃部的消化能力自然降低。吃火锅时，孕妈妈若胃口不佳，应减慢进食速度及减少进食分量，以免食后消化不了，以致身体不适。

吃火锅还必须讲顺序

涮火锅的顺序很有讲究，最好吃前先喝小半杯新鲜果汁，接着吃蔬菜，然后是肉。这样，才可以合理利用食物的营养，减少胃肠负担，达到健康饮食的目的。

不宜食用糯米甜酒

一些地方有给孕妇吃糯米甜酒的习惯，认为其具有补母体、壮胎儿的作用。实际上，糯米甜酒也是酒，也含有酒精。吃糯米甜酒和饮酒一样，只是糯米甜酒的酒精浓度比普通酒低。

但要知道，即使只含微量酒精，也可以通过母体进入胎儿体内。这是因为酒精可随血液循环以达胎盘，而胎盘对酒精又没有吸收能力，酒精就会通过胎盘进入胎儿体内，影响细胞的分裂过程，进而影响胎儿的大脑或其他器官的发育，导致各种畸形发生。常见的有大头畸形、智力低下、心脏或四肢先天畸形等。

对于母体来说，本身孕期肝脏、肾脏的功能负担就加重了，而酒精在体内主要是通过肝脏的降解，由肾脏排出体外。在孕期摄入酒精，无疑会加重肝脏和肾脏的负担；再者，酒精对孕妇的神经和心血管系统也是有害无益的。糯米甜酒虽然只含有少量酒精，但也会对孕妇和胎儿造成损害。所以，孕妇不宜食用糯米甜酒。

四、本周胎教课堂

消除烦闷情绪的方法

很多孕妈妈在孕期常自诉心情烦闷，情绪不畅，这其实是一种精神上的不适，孕妈妈对此要提高警惕，因为不良情绪会伤害到胎宝宝。

消除烦闷情绪的有效办法是合理安排日常生活，坚持有规律和劳逸结合的生活，制定一个作息时间表，并坚持执行。

孕妈妈每天早晚可到户外散步10~20分钟。同时还要特别注重心理卫生，适当参加一些有益身心的娱乐活动。应该培养一两种业余爱好，比如与书、琴、诗、画、花卉交朋友，使8小时工作之外的生活过得丰富多彩。另外，孕妈妈在身体情况允许的情况下还可以做一些有意义的公益活动，如到养老院探望老人、到孤儿院慰问儿童，这些都是很好的胎教教材，不但丰富了孕妈妈的日常生活，还缓解了不良情绪。

除此之外，准爸爸对孕妈妈的不良情绪也不能袖手旁观，应亲切、细心地照料孕妈妈，要为她的精神生活创造有利条件，并经常与孕妈妈谈心、交流感情，帮助她保持心理平衡和情绪稳定。

倾诉可排解不良情绪

对于孕妈妈来说，其精神状态和心理情绪不好，不仅对自己的身体有害，而且影响胎儿的健康发育，因此，孕妈妈应学会通过各种途径来排除不良情绪。

孕妈妈可以通过诉说的方式，来排解内心焦虑与急躁的情绪，诉说也是一种很好的宣泄渠道，是调节心理情绪的一种好方法。

当然，孕妈妈倾诉心中的担忧、顾虑，进行心理调整，则需要家人耐心地"洗耳恭听"，来配合默契地作好心理因素调整。

一旦孕妈妈把心里憋着的话全都倾诉出来，精神状态就能够有所放松，至少，能改善失眠或晚上睡不踏实的情况。与其让自己的心里憋着、闷着，把自己弄得整天心神不宁、坐卧不安、吃不下、睡不着地难受，不如找到父母、家人或者闺密好友，干干脆脆地全部倾诉出来。一旦说出来，就会发现自己的思想负担减轻了，情绪也改善了。困扰自己睡不好觉的心理暗结，会通过倾诉而淡化掉，生理上的不适感也不至于那么难以忍受了。

孕晚期主动排解不良情绪，提高睡眠质量，是确保母子健康平安的良方。

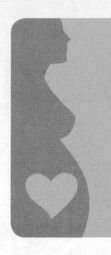

第33周
了解产前异常情况

越接近临产，越可能出现产前异常，孕妈妈应及时了解每个细节，为宝宝的健康出生做好准备。

一、本周妈妈宝宝

孕妈妈的变化

子宫 子宫底距耻骨联合处约33厘米，在脐上约13厘米。

体重 体重到目前为止较妊娠前增加了9.9~12.6千克。

严重水肿 越靠近后期，下肢水肿现象越重，用手指按压脚踝稍上位置，凹陷下去的地方需要一段时间才能平复起来，这是正常的。如果水肿发展至大腿以上，则是病理现象了。

其他 阴道分泌物较多，仰卧时尤其容易出现腰背痛。

胎宝宝的生长

胎儿大小 33周的胎儿身长约48厘米，体重约2200克。

肺 虽然宝宝的肺部能够有节奏地做呼吸样动作，但是肺仍然没有成熟。

骨骼 宝宝身体其他部位的骨骼已经变得很结实，钙、铁、磷等物质仍在骨骼内沉淀，骨质硬度还较软。

皮肤 皮肤变成了粉红色，也不再皱了，脂肪继续堆积。

系统发育 胎儿的呼吸系统和消化系统发育已经接近成熟，调节体温的系统开始运行。

感知能力 宝宝对周围的环境开始熟悉，比如母体外面的各种噪声，或者子宫内部的羊水世界等。

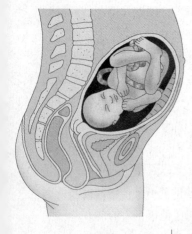

宝宝睡醒时很调皮，会频繁地睁眼、闭眼。

二、本周保健

怀胎十月不容易。妊娠晚期常常会发生一些意外情况，给分娩造成困难，因此，孕妈妈这阶段更应该小心每一个细节。

重点关注1 孕晚期胎盘早剥

胎盘早期剥离（胎盘早剥）是指附着于正常位置的胎盘在胎儿娩出前从子宫壁剥离。虽然发病率并不是很高，但却是妊娠晚期的一种严重并发症，应引起孕妈妈的注意。

胎盘早剥的严重程度

如果剥离严重，大部分胎盘剥离，胎儿就不能得到足够的氧，面临着生命危险。如果只有一小部分的胎盘剥离，危险就会大大地减少。

如果剥离小，正常的做法是卧床休息直到流血停止，在剩余的时间里必须接受密切监控。根据分离严重程度，症状各异，包括：①阴道流血，②腹痛，③贫血及休克。

具有高危因素者应高度警惕

对于有重度妊娠高血压综合征、慢性高血压、慢性肾炎的孕妇，如果出现上述表现，应特别引起重视。有腹部受撞、摔倒等外伤时，出现腹痛及阴道流血时，也要小心胎盘早剥的可能性。凡出现可疑情况，应及时去医院检查。

诊断本病最直接有效的办法是超声波检查。在超声波下，如果见到子宫壁与胎盘之间有异常的占位性液性暗区，可确诊为胎盘早剥。

确诊后应及早终止妊娠

胎盘早剥一经确诊，应及早终止妊娠。选择经阴道分娩或是剖宫产，一般应由医生根据患者的病情、产道情况及胎儿情况来决定。

重点关注2 前置胎盘的危害

正常妊娠时，胎盘附着于子宫体的前壁、后壁和侧壁。如果胎盘部分或全部附着于子宫下段或子宫颈内口上，称之为前置胎盘。那么前置胎盘对母儿有哪些危害呢？

阴道出血

此种出血往往发生于不自觉中。有时孕妇半夜醒来，突然发现自己阴道有出血。阴道出血发生时间的早晚，发作次数及出血量的多少，与前置胎盘的种类有很大关系。完全性前置胎盘初次出血的时间较早，约在妊娠28周。出血次数较频，量较多，往往一次大量出血就可使病人进入休克状态；低置性前置胎盘初次出血多发生在妊娠37~40周或分娩开始时，量也较少；部分性前置胎盘初次出血的时间和出血量界于前二者之间。

早产和难产

完全性前置胎盘若一次出血量较多，且反复发作，治疗无效，往往造成早产，因胎盘附着位置低，阻碍胎儿先露部下降进入骨盆，故常导致胎头高浮和胎位异常，如臀位、横位等，从而造成难产。

产后出血

分娩时由于子宫下段收缩力较差，附着于此处的胎盘不易剥离，剥离后血窦往往不易闭合，故常发生产后出血。同时胎盘附着处的子宫颈或子宫下段血管丰富、组织脆弱。在进行阴道操作时容易发生撕裂，也是导致出血的原因。

贫血和产褥感染

由于妊娠期多次阴道出血，产妇往往出现贫血。机体抵抗力降低。胎盘的剥离面离阴道较近，开放的血窦可成为细菌进入体内的门户，凝固的血液又可以助长细菌的滋生，加之分娩时常需要手术操作，所以产后易发生产褥感染。

羊水栓塞

前置胎盘时，胎膜破裂，羊水由血窦进入血液循环而发生羊水栓塞。这种情况虽然少见，但危害性较大，可以危及产妇的生命。

提示：前置胎盘安胎须知

①绝对卧床休息，尽量左侧位。②绝对禁止性生活。③加强营养，补充蛋白质，让胎儿尽量长大点。④做好有可能早产、剖宫产的准备。⑤如果有流血现象，要立刻到医院检查。

需要提前入院的情况

经系统产前检查，如果发现孕妇有下列情况，就应按医生建议提前入院待产，以防发生意外：

❶ 如果孕妇患有内科疾病，如心脏病、肺结核、高血压、重度贫血等，应提前住院，由医生周密监护，及时掌握病情，及时进行处理。

❷ 经医生检查确定骨盆及软产道有明显异常者，不能经阴道分娩，应适时入院，进行剖宫产。如果孕妇患有中重度妊娠高血压病，或突然出现头痛、眼花、恶心、呕吐、胸闷或抽搐，应立即住院，以控制病情的恶化，待病情稳定后适时分娩。

❸ 如果胎位不正，如臀位、横位等，或属于多胎妊娠，就须要随时做好剖宫产准备。

❹ 有急产史的经产妇应提前入院，以防再次出现急产。

❺ 前置胎盘或过期妊娠者应提前入院待产，加强监护。

❻ 临近预产期。如果平时月经正常的话，基本是预产期前后分娩。所以，临近预产期时就要准备住院。

❼ 高危孕妇应早些入院，以便医生检查和采取措施。

三、本周饮食营养

不宜过量吃的几种水果

荔枝：孕妇体质一般偏热，阴血往往不足。此时，一些热性的水果如荔枝等应适量食用，否则容易产生便秘、口舌生疮等上火症状，尤其是有先兆流产的孕妇更应谨慎，因为热性水果易引起胎动不安。

西瓜：每天吃水果不宜超过250g，适量吃西瓜可以利尿，但吃太多容易造成孕妇脱水。胎动不安和胎漏下血（有早产症状者）要忌吃。而且西瓜含糖量较高，吃多了容易造成妊娠糖尿病。

柑橘：柑橘好吃，不可多食。因为柑橘性温味甘，补阳益气，过量反于身体无补，容易引起燥热而使人上火，发生口腔炎、牙周炎、咽喉炎等。孕妇每天吃柑橘不应超过3只，总重量在250克以内。

柿子：柿子虽然很有营养，但柿子有涩味，吃多了会口涩舌麻，收敛作用很强，引起大便干燥。遇酸可以凝集成块，与蛋白质结合后产生沉淀。所以，孕妇可以吃柿子但是不可以多吃。

猕猴桃：猕猴桃营养丰富，但并非人人皆宜。猕猴桃性寒，脾胃虚寒者慎食，经常性腹泻和尿频者也不宜食用。猕猴桃不宜空腹吃，有先兆流产现象的孕妈妈千万别吃。

含糖量较高的水果：菠萝、香蕉、玫瑰香葡萄、石榴和柿子等水果含糖量都较高，肥胖、有糖尿病家族史的孕妇少吃为妙。如果孕妇贫血还应该少吃石榴和杏。

含糖量较低的水果，如西瓜、苹果、梨、橘子、桃、葡萄等，建议每天别超过500克，而妊娠期糖代谢异常或是妊娠糖尿病患者则要减半，最好等血糖控制平稳后再吃水果。另外，如果喜欢吃香蕉、菠萝、荔枝、柿子之类含糖量较高的水果，就一定要减量。吃水果的时机最好选在两餐之间，这样既不会使血糖太高，又能防止低血糖的发生。

缓解孕期便秘的粥疗法

便秘是孕妇常见病症。因为怀孕期间黄体素分泌增加，使胃肠道平滑肌松弛，蠕动减缓，导致大肠对水分的吸收增加，粪便变硬而出现排便不畅。在怀孕晚期，胎儿和子宫日益增大，对直肠产生一种机械性压迫，也易引起便秘。

下面介绍几款缓解便秘的粥疗方法：

胡桃粥 取胡核仁4个，粳米100克。将胡桃仁捣烂同粳米一起煮成粥。适用于体虚肠燥的孕期便秘患者食用。

芝麻粥 先取黑芝麻适量，淘洗干净晒干后炒热研碎，每次取30克，同粳米100克煮粥，适用于身体虚弱、头晕耳鸣的孕妇便秘患者食用。

酥蜜粥 酥油30克、蜂蜜50克、粳米100克。先将粳米加水煮沸，然后兑入酥油和蜂蜜，煮成稠粥。适用于阴虚劳损等便秘患者食用。

柏子仁粥 将柏子仁30克洗净去杂捣烂，加粳米100克煮粥，服时兑入蜂蜜适量。适用于患有心悸、失眠的孕期便秘患者食用。

无花果粥 无花果30克、粳米100克。先将米加水煮沸，然后放入无花果煮成粥。服时加适量蜂蜜和砂糖。有痔疮的妇女及便秘患者可食用无花果粥。

四、本周胎教课堂

彩色卡片胎教法

孕妈妈可利用彩色卡片引导胎宝宝学习数字、文字、图形等等。孕妈妈通过深刻的视觉印象将卡片上的图像及其色彩传递给胎宝宝。此外，观看一些美好、有趣的景观与图片，传达给腹中的宝宝。

卡片的制作

纸以浅色（纯白色、淡黄、淡粉、淡蓝等）为宜，尺寸约42厘米见方，写字的笔是深色的，可以是彩色，也可以是黑色，这样可以让写上去的字显得清晰，能让孕妈妈在胎教过程中强化意念和集中注意力，并促进孕妈妈获得明确的视觉感。

怎样利用卡片教宝宝

如教"大"这个汉字时，要一边反复地发好这个音，一边用手指写它的笔画。这时最重要的是能通过视觉将"大"的形状和颜色深深地印在脑海里。因为这样一来你发出"大"这一汉字信息，就会以最佳状态传递给胎儿，从而有利于胎儿用脑去理解并记住它。在教胎儿学习的时候，孕妈妈要用真挚的感情和耐心，切忌急躁、敷衍了事。

给宝宝讲一天的生活

孕妈妈可以对腹中的宝宝讲述一天的生活，从早晨醒来到晚上睡觉，自己和家人做了什么，想了些什么，都讲给宝宝听。这既是语言胎教的常识内容，又是牢固母子感情、培养孩子对孕妈妈的信赖感以及对外界感受力和思维能力的好方法。

孕妈妈在早晨起床时，第一句话可以说："早上好！我可爱的小宝贝，让我们一起度过这美好的一天吧！"打开窗户时说："你看，太阳已经升起来啦！真是个晴朗的好天气！"或者是："今天下雨啦！""天上飘雪花啦！"，给宝宝描述风雨的声音、气温的高低或风力的大小。

孕妈妈在洗漱时，告诉宝宝怎样把脸洗干净，怎样刷牙，怎样梳洗打扮。然后继续告诉宝宝起床后要喝一杯凉开水，早晨要去散步，早餐一定要丰盛，给宝宝介绍上班路上看到的高楼、绿树、汽车、行人等等。

只要孕妈妈细心观察周围的事物，以快乐之心感受生活的美好，并把这种美好的感受带给宝宝，必然会对宝宝有非常好的作用。

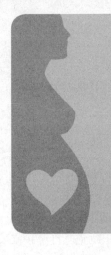

第34周
准备分娩用品

离预产期又接近一周了，宝宝出生后的日常用品你准备好了吗？该准备的还不少呢！

一、本周妈妈宝宝

孕妈妈的变化

子宫 子宫底在脐上约14厘米，子宫底距离耻骨联合处约34厘米。子宫不规则的、无痛性宫缩的次数增多。

腹部 腹部的压力明显增大，有些孕妈妈会觉得盆腔、膀胱、直肠等部位有压迫感，甚至出现"针刺样"的感觉。现在孕妈妈的肚脐凸出在皮肤外面。由于腹壁变薄，有时在孕妈妈的肚皮外面都能看到宝宝在动。

下肢水肿 这时孕妈妈的腿脚肿得更厉害了。

行动 沉重的腹部使孕妈妈更加懒于行动，更易疲惫，但还是要适当活动。

胎宝宝的生长

大小 34周的胎儿身长接近50厘米，体重约2300克。

头骨 宝宝现在头骨很软，每块头骨之间有空隙，这是为在生产时宝宝头部能够顺利通过阴道做准备。

免疫系统 为抵御感染，宝宝的免疫系统正在迅速发育。

动作 由于子宫空间越来越小，宝宝不能继续在羊水上漂浮，宝宝的动作也比以前更加缓慢了。

姿势 这时，宝宝的姿势变为头朝下"倒立"了。

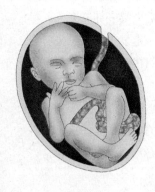

即使在睡觉也会表现出活动性，如转动眼球或做呼吸动作。

二、本周保健

分娩在即，孕妈妈和准爸爸是不是已经迫不及待了，那么本周我们就一起来为孕妈妈准备好入院待产包，为宝宝准备好日用品。为孕妈妈顺利分娩和宝宝的到来做好充足的准备。

重点关注1 准备好入院待产包

分娩前就要将产后住院所需要的物品作好全面、充分的准备，免得到时候手忙脚乱。

证件	准备好你和妻子的身份证、户口本，妻子的保健手册、病历本等
现金	办住院手续时需要用的钱款
卫生巾	日用、夜用多准备几包，要勤更换
衣物	2～3套睡衣，方便更换；拖鞋1双；舒适的帽子1顶；防止乳汁渗漏乳垫2副；哺乳胸罩2个；一次性纸内裤1包
洗漱用品	牙刷、牙膏、毛巾、脸盆等。毛巾至少3条，洗脸、擦身、洗下身各1条；脸盆至少2个，洗脸、擦身各1个
日用品	饮水杯、饭盒等
食物	待产有时是漫长的，要准备一些食物补充能量，可以准备巧克力、果汁（配上弯曲的吸管，可以方便喝水）
宝宝用品	小衣服、被子、小毛巾、纸尿裤、湿纸巾
哺乳用品	吸奶器、奶瓶、奶粉、奶嘴、奶瓶消毒锅、消毒钳，宝宝专用电暖水壶
其他	准爸爸自己的必需物品。还可以准备好相机，拍摄宝宝出生后的珍贵照片

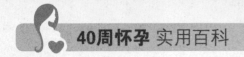
重点关注2 提前为宝宝购买日用品

餐具	奶瓶2个（一大一小，大的240毫升，小的150毫升）	选择微波炉适用且广口的玻璃奶瓶
	奶嘴5个	选择小号、十字开口的
浴具	洗澡盆1个	
	小盆2个	主要用来洗衣服，给宝宝洗脸、洗屁股
	天然海绵	也可以用纱布澡巾，家里有新口罩也可
	浴巾2~3个	除了擦身体，还可以当被子盖，侧着喂奶时还可垫在宝宝身后
	水温计1个	用来测量宝宝洗澡水的水温
衣服	衣服3套	和尚袍、中号、长袖，可以买大点儿
	裤子3条	婴儿经常吐奶，汗湿，衣服和裤子多备点没坏处
	婴儿袜子3双	注意不要选太紧的，避免勒腿
	帽子1~2顶	避免宝宝着凉
	防抓手套1双	避免宝宝双手舞动时指甲划破皮肤
	口水肩3~5条	初生婴儿吃奶、喝水、吃药弄脏了可以马上替换
	布尿片20~40条	可以自制，买白色的棉纱布剪即可
寝具	睡袋1个	不会发生踢了被子着凉的情况
	包被2条	可根据天气购买夏天或冬天用的
其他	小玩具若干	鲜艳、会发声、可悬挂
	指甲钳1个	必须是婴儿专用的，可以防止剪伤手指
	体温计1个	
	纸尿裤1包	小号的即可
	棉签1包，脱脂棉花1包，消毒酒精1瓶	给宝宝清洁面部、脖子、屁股比较卫生、方便

布置婴儿房间三要点

孕妈妈现在可以布置好婴儿房来迎接你的宝宝了，婴儿房的布置有以下几点需要注意。

居室温度适宜

❶婴儿居室应选择向阳、通风、清洁、安静的房间。新生儿体温调节中枢尚未发育成熟，体温变化易受外界环境的影响，故选择既能使新生儿保持正常体温，又耗氧代谢低的环境很重要。婴儿居室的室温在18℃～22℃为佳。

❷寒冷的冬季注意居室保暖，可用暖气取暖，也可用热水袋保暖，切忌烫伤婴儿。

❸夏季炎热时，注意室内通风，可使用电风扇和空调。电风扇不要直接对着婴儿吹，空调不宜将室内温度制冷太低或长时间开放。

居室湿度适宜

空气过于干燥会使婴儿呼吸道黏膜变干，抵抗力低下，也可发生上呼吸道感染，故室内要有一定湿度，湿度在50%～60%为佳。加湿可用空气加湿器，冬季也可在暖气片上放湿布，夏季可向地面洒些清水。

装修布置简洁环保

婴儿居室的装修要简洁、明快，可吊挂一个鲜艳的大彩球及一幅大挂图，以刺激婴儿的视觉。勿将居室搞得杂乱无章，使婴儿的眼睛产生疲劳。不能让婴儿住在刚粉刷或刚油漆过的房间里，以免影响健康。

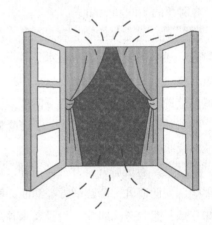

三、本周饮食营养

孕妈妈吃鱼有讲究

鱼的蛋白质远远高于肉类，且属优质蛋白，易消化。鱼还含有丰富的维生素A、维生素D，矿物质含量也较高。鱼肉有利于神经系统发育。因此，怀孕的妈妈应多吃鱼。

各种鱼的不同功效如下：

鲫鱼 有益气健脾、利水消肿、清热解毒、通络下乳等功能。腹水患者用鲜鲫鱼与赤小豆共煮汤服食有疗效。用鲜活鲫鱼与猪蹄同煨，连汤食用，可治产妇少乳。鲫鱼油有利于心血管功能，还可降低血液粘度，促进血液循环。

鲤鱼 有健脾开胃、利尿消肿、止咳平喘、安胎通乳、清热解毒等功能。鲤鱼与冬瓜、葱白煮汤服食，治肾炎水肿。大鲤鱼留鳞去肠杂煨熟分服之，治黄疸。用活鲤鱼、猪蹄煲汤服食治孕妇少乳。鲤鱼与川贝末少许煮汤服用，治咳嗽气喘。

鲢鱼 有温中益气、暖胃、润肌肤等功能，是温中补气养生食品。

青鱼 补气养胃、化湿利水、祛风除烦等。其所含锌硒等微量元素有助于抗癌。

黑鱼 有补脾利水、去瘀生新、清热祛风、补肝肾等功能。黑鱼与生姜红枣煮食对治疗肺结核有辅助作用。黑鱼与红糖炖服可治肾炎。产妇食清蒸黑鱼可催乳补血。

墨鱼 有滋肝肾、补气血、清胃去热等功能。是孕妇的保健食品，有养血、明目、通经、安胎、利产、止血、催乳等功能。

草鱼 有暖胃和中平肝祛风等功能，是温中补虚养生食品。

带鱼 有暖胃、补虚、泽肤、祛风、杀虫、补五脏等功能，可用作迁延性肝炎、慢性肝炎的辅助治疗。肝炎患者用鲜带鱼蒸熟后取上层油食之，久服可改善症状。

鳗鱼 有益气养血、柔筋利骨等功能。

多吃鱼可降低早产概率

研究发现，孕妇吃鱼越多，怀孕足月的可能性越大，出生时的婴儿也会较一般婴儿更健康、更精神。

调查发现，每周吃一次鱼，就可使从来不吃鱼的孕妇早产的可能性从7.1%降至1.9%。

研究人员推断，鱼肉之所以对孕妇有益，因为它富含ω–3脂肪酸，这种物质有延长怀孕期、防止早产的功效，也能有效增加婴儿出生时的体重。

四、本周胎教课堂

自然分娩是最好的胎教

如果你的体质好，产道及胎位都正常，胎儿也不算太大，也就是说，经产前检查确定你关于分娩的条件正常，那么，你最好是顺其自然，产道分娩。因为这是一条正确的分娩途径，对胎儿脱离母体庇护、走上独立生活是十分有益的。

首先，分娩时强烈的子宫收缩造成的压力为胎儿在子宫外世界的生活做好准备。子宫内是由脐带输送氧气的，胎儿的肺并没有担任呼吸任务，肺里还会有少量羊水。在产道分娩中，由于子宫的压力，使胎儿体内分泌出大量激素和一些化合物，促使胎儿肺部液体的吸收，并使胎儿的肺部更容易充气膨胀，为出生后立即启用胎儿的肺部呼吸创造了十分有利的条件。据报道，上述有关激素的分泌还将使胎儿出生后保持一种安静、机灵的精神状态。这些都是剖宫产婴儿所不具备的。

其次，子宫收缩及孕妈妈的产力造成的推力，与母体产道的阻力相对抗，可将胎儿鼻腔及口腔中的黏液挤出，防止呼吸时吸入肺部。同时，在产道分娩时，胎儿头部受压。对其呼吸中枢有一种刺激作用，有助于出生后的呼吸和啼哭，而这些经历都是剖宫产的婴儿所没有的经历。

胎儿通过产道，就是对胎教的总结。

自然分娩助产小动作

❶ 盘腿对脚坐：保持后背腰部挺直，两脚掌合上，将足跟向内侧拉，同时缓慢降低两膝。这可以拉伸大腿与骨盆的肌肉，同时可以改善分娩时的体位，保持骨盆柔韧性，增强下身的血液循环。

如果比较难完成这个姿势，可以靠着床头或墙来支撑着后背来做，还可以在大腿底下放上垫子减少拉伸，增加舒适感。但记住一定要保持后背笔直。

❷ 上下摇摆骨盆：用双手和双膝支撑起身体，头和躯干在同一水平线。收腹，保持该姿势数秒钟，同时轻轻摇摆背部。然后放松腹部和背部，降低背部，尽量保持背部水平，重复上述动作。这可以加强腰部肌肉，帮助减轻分娩时的背痛。

❸ 墙面滑行：背靠墙站立，两脚分开，距离与肩同宽，慢慢靠墙下滑至处于坐姿。保持该坐姿数秒，然后再上滑至站立。反复进行该动作10次。这一动作有助打开骨盆口，以给胎儿更大的空间进入产道。

为了减轻膝盖的压力，可以在后背放个小球，以减少滑行过程中的阻力。你也可以不靠墙来完成该动作，同样需要保持后背笔直，两脚分开同肩宽。

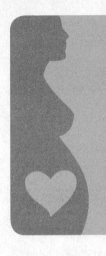

第35周
在忐忑中等待

日益临近的分娩可能会使孕妈妈感到忐忑，甚至有些紧张，可以找朋友聊一聊，缓解压力。

一、本周妈妈宝宝

孕妈妈的变化

子宫　从脐部量起，脐与子宫底的距离约为15厘米，从耻骨联合处量起，其与子宫底的距离约为35厘米。

体重　截至本周，孕妈妈的体重应该较妊娠前增加10.8～13千克。

不适感　由于胎儿增大，并且逐渐下降，相当多的孕妈妈此时会觉得腹坠腰酸。下降到骨盆的胎儿影响肠道蠕动，常发生便秘和痔疮。同样由于胎儿压迫骨盆内侧神经，会引起腹股沟疼痛抽筋，行动变得更为艰难。

情绪　临近分娩时，孕妈妈会出现明显的情绪波动，自控能力差，易怒、易失眠等，对分娩、对腹中宝宝的健康情况，对产后如何带宝宝等，会有些莫名其妙的忧虑。

胎宝宝的生长

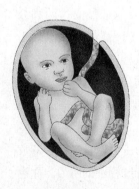

宝宝醒着的时间越来越长了。

胎儿大小　35周的胎儿身长近50厘米，体重2500克左右。

体形　随着脂肪的增加，胎儿现在开始变胖，胎儿的皮下脂肪形成后将会在宝宝出生后调节体温。

系统发育　随着神经中枢系统的发育成熟，宝宝比过去更易惊醒。消化系统的发育即将完成，肺部也已近乎完善。

二、本周保健

整个孕期，孕妈妈都会感受到子宫零星且不规则的收缩，这种宫缩强度不大，孕晚期了，孕妈妈一定要小心，防止外力导致的一些异常宫缩。对于胎儿出现的一些危险信号，孕妈妈也应及时分辨，采取相应的措施。

重点关注1 防止外力导致的异常宫缩

孕晚期子宫会自然出现零星且不规则的收缩，这种宫缩通常强度不大，是孕期正常现象，不必担心。但要尽量避免一些外力导致的异常宫缩，因为这可能会对胎宝宝不利。

避免外力撞击腹部

孕妈妈跌倒或腹部不慎受到撞击时，不但会压迫到子宫内的宝宝，也会因疼痛、惊吓导致子宫内血液供给变少，引起宫缩，严重的撞击甚至还会造成胎盘早期剥离，危及妈妈与胎宝宝的生命，这时应及时就医。

不要提重物

在孕晚期，提搬重物时，会在腰及下腹部用力，引起腹部的压迫及子宫的充血，引起宫缩。孕妈妈要及时躺下休息，保持安静，会很有效。

避免进行激烈运动

身体处于长期的摇晃状态、进行激烈的运动，常会不自觉地出现宫缩，疲倦时躺下休息，保持安静，会很有效。

放松心情

孕妇长期处于过度紧张与疲劳的环境下也较容易出现频繁的宫缩，压力积攒后也容易出现腹部变硬，最好能做到不要积存压力，身心放松。

防止着凉

夏季使用空调要注意，其凉风会使下肢和腰部过于寒冷，也容易引起宫缩。可以穿上袜子，盖上毯子。

重点关注2 注意胎儿六大危险信号

孕妈妈孕育宝宝的过程，既充满希望和快乐，又潜伏着危险。孕妈妈需要随时注意胎儿传递的危险信号。

阴道出血

如果孕妈妈发现自己在妊娠尚未满28周时发生阴道流血，表明有先兆流产的可能。这时孕妈妈也不必太过紧张，最简单的方法就是左侧位卧床休息，精神放松。如果情况没有改善，反而严重，则需要及时就医。

不明原因的腹痛

孕妇在某些阶段会感觉轻微的腹部闷痛，这种状况大都正常。但如果是突如其来的腹部疼痛，并且是痉挛性的，这就需要引起重视。

胎动减少

当胎盘功能发生障碍、脐带绕颈、孕妇用药不当或遇外界不良刺激时，则可能引起不正常的胎动。若在1小时以内胎动少于3次，或12小时胎动少于10次，则说明胎儿有宫内缺氧危险，应去医院检查，及时处理。

子宫增长过缓

宫底达不到孕周应有的高度，这是胎儿宫内生长受限的信号。一般认为，胎儿宫内生长受限与遗传因素、胎盘与血管因素、母亲营养及母体妊娠合并症或妊娠并发症有关。孕妇体重从孕13周起至足月，体重以平均每周增加350克的速度增长。从孕13~28周起，体重的增加是以自身重量增加为主，孕28周后则以胎儿的体重增加为主。

临产提前

怀孕中晚期，如果出现腹部胀痛、破水，或者阴道见红，子宫强烈收缩并引起下坠感，肚子明显变硬，这些是早产的迹象。早产儿因未成熟，出生后容易出现各种并发症。

因此，孕妈妈要定期进行产前检查，对可能引起早产的因素给予充分重视，尽量避免早产的发生。

预产期超过两周

孕妇在接近预产期时应到医院进行产前检查，如果超过预产期仍未出现宫缩，应到医院进行胎盘功能检查和胎儿状况的检查。如超过预产期10天仍未分娩，则应住院引产。确诊为过期妊娠，且胎儿大、颅骨较硬、羊水较少，尤其是对于有其他妊娠并发症者，医生可能会建议以剖宫产的办法来终止妊娠。

职场妈妈适时停止工作

孕妈妈在怀孕期间同样可以做到怀孕工作两不误，但在投入工作的同时，千万别忘了有宝宝的存在，量力而为，适时停止工作。

如果孕妈妈的工作环境相对比较安静清洁，也不存在什么潜在的危险性，或是长期在办公室里工作，同时身体状况良好，那么，就可以一直工作到预产期的前三周或两周再回到家中，静静地等待宝宝的诞生。

如果孕妈妈的工作是饭店服务人员或销售人员，或每天至少需要4小时以上的行走时间，建议孕妈妈在预产期的前两周半就离开工作岗位回到家中待产。

如果孕妈妈是工作在工厂的操作间，或是暗室等阴暗嘈杂的环境中，那么建议孕妈妈在怀孕期间调动工作，或选择暂时离开工作岗位，待在家中。

在孕晚期，孕妈妈可能会感觉到行动特别不便。如果孕妈妈的工作量相当大，或者工作十分超心劳神，建议至少提前一个月开始休产假，以免发生意想不到的情况。如果孕妈妈的工作不属于体力劳动，工作强度又不是很大，那么，孕晚期还可以坚持多工作1～2周，只是要避免上夜班、长期站立、拾重物及颠簸较大的工作。

按照有关规定，育龄妇女可享受不少于90天的产假。怀孕满36周的上班族孕妈妈就可在家中休息，为临产做准备。

生产观念的误区

很多孕妈妈对生产存在一定的偏见或错误观念。对于这些错误的生产观念，如果过于相信，很可能会给孕妈妈和胎宝宝造成危害。因此，应及时予以纠正。

剖宫产比自然分娩好

剖宫产和自然分娩孰轻孰重，其实并没有最终的定论，但是将近40%的孕妈妈却错误地认为剖宫产比自然分娩好。事实上，凡是适合孕妈妈的分娩方式才是最好的，但是究竟应该选择哪种分娩方式，需要依据孕妈妈的身体素质和胎宝宝的具体情况而定。

高龄产妇必须剖宫产

相对年轻孕妈妈来说，高龄产妇分娩的危险性会比较大，但是并不一定非要进行剖宫产。是否进行剖宫产主要根据孕妈妈的身体状况而定，产妇的年龄只是其中一个非常次要的因素，不足以构成孕妈妈必须采取剖宫产的必然条件。一般情况下，高龄产妇的身体状况良好，且骨盆大小、子宫收缩的强度均正常时，孕妈妈还是适合自然产的。

屁股大的女人一定会顺产

常言道"屁股大的女人好生养"，近25%的孕妈妈深有同感。这种想法是武断的，屁股大的女人一般骨盆也比较大，但是生孩子容不容易并不取决于骨盆的大小，而是由骨盆的宽度及斜度、骨盆的出口宽度等决定的。

三、本周饮食营养

不宜过多摄入高糖食物

众所周知，糖是热能的主要来源，具有保护肝脏和解毒的作用，是构成细胞质和细胞核的重要成分，也是构成软骨、骨骼等其他组织的成分，故孕妇适当摄取糖类食物有利于母体健康与胎儿正常发育，但孕妇也不宜长期采用高糖饮食。

医学专家发现，血糖偏高的孕妇生出体重过高胎儿的可能性、胎儿先天畸形的发生率分别是血糖偏低孕妇的3倍、7倍。另一方面，孕妇在妊娠期肾的排糖功能有不同程度的降低，如果血糖过高，则会加重孕妇的肾脏负担，不利孕期保健。

多盐饮食不利于健康

孕期孕妈妈需要注意的东西比较多，其中，食盐的摄入就是不可忽视的一条。孕妈妈摄入食盐要适量，如果过量则很容易造成妊娠高血压等病症，同时还会增加肾脏负担、加重妊娠浮肿。

我们日常饮食和餐桌上还有一些看不见的盐，通常各种各样的食品和调味品中都含有盐的成分。往往在孕妈妈还没有注意到的时候，盐的摄入量就已经超标了。如腌制食品、卤制食品、罐头食品、糕点食品、冷冻食品、熟食、调味品等等。食用前，都要考虑到其中盐的含量，避免用盐过度。

平时孕妈妈可以通过以下的方法，减少盐的摄入量。

❶ 多用天然的调味品，如葱、姜、蒜、肉桂、五香粉、香草片等，或者购买低盐或无盐酱油。

❷ 在烹饪的过程中注意盐的用量，千万不要因为一时的味道喜好而过度用盐。同时，烹饪方法可以多采用蒸、炖、烤等多种方法，保持食物的鲜美，而不要加入太多的调料。

❸ 选择本身就含有甜味的蔬菜，如西红柿、瓜类、芋头、新鲜的甜玉米等，即使不加入调味品，味道也很可口。

❹ 不要选择含钠量较高的蔬菜，如胡萝卜、发芽的蚕豆等。这些蔬菜含钠量比较高，应该少量食用。

四、本周胎教课堂

产前爱抚很重要

抚触胎教是促进胎宝宝智力发育、加深父母与胎宝宝之间情感联系的有效方法。特别是在临近分娩的孕晚期，父母在抚触胎宝宝的时候谈谈心，交流一下感情，憧憬一下宝宝出生后的美好生活，营造出温馨、甜蜜的气氛，这样有利于加深一家三口的感情。

胎宝宝在父母的爱抚下，更加向往着外面的世界，想着赶紧出来与父母见面。因为这时候的胎宝宝已经是个有知觉的小人儿了，孕妈妈的腹壁已经很薄，而宝宝又已经大到几乎贴近子宫壁，因此，胎宝宝对外界的刺激和感受是相当灵敏的，他能强烈地感受到父母的安抚，并做出相应的反应，比如拳打脚踢，或者静静地吸吮着自己的小手指，倾听父母的谈话，享受着父母的爱抚。

要注意的是，进行抚触胎教时动作一定要轻柔，如果有不良产史的孕妈妈（比如流产、早产、产前出血等），则不适合采用抚触胎教的方式。

听些摇篮曲

在妊娠晚期，因接近临产，孕妇有些急躁，这时期可多听些摇篮曲、幼儿歌曲，以增加母爱，使孕妇感受到为人之母的幸福。例如勃拉姆斯的《摇篮曲》："安睡吧！小宝贝，你甜蜜地睡吧！睡在那绣着玫瑰花的被里；愿上帝保佑你，一直睡到天明。"这类歌充满母爱，充满做孕妈妈的自豪感，语言优美，旋律轻柔，是孕妇和胎儿都能接受的。

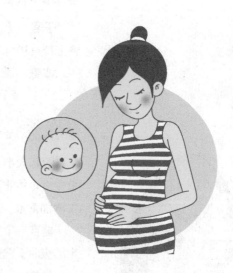

第36周
了解分娩方式

再过几周就能见到宝宝了，孕妈妈应了解分娩知识，以便于选择正确的分娩方式迎接宝宝。

一、本周妈妈宝宝

孕妈妈的变化

子宫 子宫底在耻骨联合处上缘约36厘米处，子宫底在脐上15～16厘米处，现在子宫可能就在孕妈妈的肋弓下缘。

体重 截至目前，孕妈妈体重较妊娠前已经增加了11.2～13.5千克。

胎宝宝的生长

胎儿大小 36周的胎儿仍然在生长，本周宝宝身长51厘米左右，体重2800克左右。这时，宝宝在绝大部分时间里用来增加重量，在这周之内，宝宝将增加大约200克。

器官 宝宝的肾脏已经发育完毕，肝脏也开始处理血液中的废物。

动作 子宫内空间更加狭小，宝宝的移动越来越困难，但踢腿的动作却更加有劲了。

其他 借助超声扫描仪，通过一系列的面部表情可以看出，宝宝的脸蛋儿已经圆润饱满手指甲已经完全覆盖了指尖。

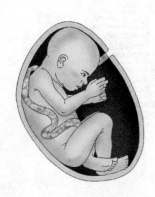

宫内空间越来越狭小，
胎儿很难四处移动。

二、本周保健

临近分娩，孕妈妈可能在考虑是自然分娩还是剖宫产。其实两种分娩方式不要人为选择，要视具体情况而定，才有利于孕妈妈和胎儿的健康。

重点关注 自然分娩PK剖宫产

1.自然分娩的优缺点

瓜熟蒂落，这是一个自然法则，自然分娩是女性怀孕之后再自然不过的事情了。但是不少孕妈妈对于自然分娩的优缺点还无法衡量。专家指出：自然分娩的优点在于恢复快，对胎儿有很大的好处。缺点就是会导致阴道松弛。

自然分娩的优点：

❶分娩的过程中子宫有规律的收缩能使胎儿肺脏得到锻炼，肺泡扩张促进胎儿肺成熟，小儿生后很少发生肺透明膜病。

❷经阴道分娩时，胎头受子宫收缩和产道挤压，头部充血可提高脑部呼吸中枢的兴奋性，有利于新生儿出生后迅速建立正常呼吸。

❸分娩时腹部的阵痛使孕妇大脑中产生内啡肽，这是一种比吗啡作用更强的化学物质，可给产妇带来强烈的欢快感。另外产妇的垂体还会分泌一种叫催产素的激素，这种激素不但能促进产程的进展，还能促进母亲产后乳汁的分泌，甚至在促进母儿感情中也起到一定的作用。

自然分娩的缺点：

❶这种产前到生产的持久阵痛，是许多产妇选择剖宫产的首要原因。

❷其次是可能会有骨盆腔子宫膀胱脱垂的后遗症。

❸伤害到会阴组织，因此会造成感染，或者是外阴血肿等情况。

❹同时产后感染也是比较容易发生的，尤其是早期破水，产程延长者。

2.剖宫产要谨慎选择

剖宫产手术，除了麻醉方面的风险外，还可能在术中或术后出现一些相应的并发症。此外。剖宫产还可能对新生宝宝和孕妈妈产生一系列的伤害。

对宝宝可能的伤害

锁骨骨折：见于小儿前肩娩出不充分时，即急于抬后肩，使前锁骨卡在子宫切口上缘，造成骨折。

股骨或肱骨骨折：股骨骨折多见于臀位，是因为术者强行牵拉下肢所致。肱骨骨折则是术者强行牵引上臂所致。

颅骨骨折：多见于小儿已进入骨盆入口较深的部位，或胎位异常，娩头时术者在胎头某一局部用力过猛。

软组织损伤：在切开子宫时，由于子宫壁过薄或术者用力过猛，致使器械划伤胎宝宝的先露部位。

对妈妈可能的伤害

膀胱损伤：多见于分离膀胱层次时有误，或剖宫产术后再孕时，子宫切口瘢痕与膀胱粘连造成的损伤。

肠管损伤：如患者曾有过开腹手术或炎症造成肠管粘连，剖宫产时，易将肠壁误认为腹膜，造成误伤。

子宫切口裂伤漏缝而致产后大出血：剖宫产手术中常会出现切口延裂，边缘不齐，缝合时止血不完全，术后出现腹腔内出血。

后期疼痛剧烈：虽然无须经历自然分娩的剧痛，但手术后的疼痛绝不亚于分娩时的疼痛，而且手术后的恢复比较缓慢，不同于阴道分娩宝宝生下来后疼痛消失，而是随着麻醉药作用渐渐消退，一般在术后几小时便开始感觉疼痛。此时，医生会安排术后镇痛，多数情况下不需要再用其他止痛药物。过量应用镇痛药物会影响肠蠕动功能的恢复。所以，要对疼痛作好一定的精神准备。

子宫永远存留疤痕：剖宫产术后，应特别注意避孕问题，万一避孕失败而做人工流产术时，会增加手术难度和危险性。若是继续妊娠，则无论在妊娠或分娩过程中，都存在子宫疤痕破裂的可能性，因此孕妈妈要谨慎选择剖宫产。

3.必须实施剖宫产的情况

分娩前

❶ 胎宝宝过大造成头盆不称，产妇的骨盆口无法容纳胎头；

❷ 超过预产期2周仍未分娩；

❸ 胎位异常，如胎宝宝臀位、横位；

❹ 胎盘早剥或前置、脐带脱垂；

❺ 健康状况不佳，分娩时可能出现险情，如骨盆狭窄或畸形、患有严重的妊

娠高血压疾病、高龄产妇初产、有过多次流产史或不良产史及其他因素。

分娩时

❶ 胎宝宝的腿先娩出；

❷ 分娩过程中，胎宝宝出现缺氧，短时间内无法通过阴道顺利分娩；

❸ 分娩停滞：宫缩异常或停止，又无法用宫缩药物排除；

❹ 下降停滞：胎宝宝的头部或臀部没有进入产道；

❺ 胎宝宝窘迫：临产时胎宝宝心音发生病态改变，或血液化验显示过度酸化，胎宝宝严重缺氧。无法以自然方法进行快速分娩；

❻ 胎膜破裂延迟：已超过24～48小时，分娩仍未开始。

无痛分娩的镇痛方法

　　无痛分娩是几乎没有疼痛的自然分娩。大多数孕妇期望自然分娩，但却担心分娩疼痛、胎儿安全。也正是基于这些担心，很多产妇及其家人选择了剖宫产。但剖宫产毕竟是一种手术，有可能对新生儿和产妇自身造成不必要的损伤。

　　自然分娩的产妇产后恢复快，自然分娩的婴儿有经过产道挤压的过程，因此在呼吸系统等方面的发育也较好。两者利弊显而易见，无痛分娩为害怕生产疼痛的产妇提供了自然分娩机会。

　　产程中镇痛的方法主要有以下几种：

精神安慰分娩法

　　给产妇及家属讲解有关分娩的知识，使她们对分娩中所发生的阵缩痛有所理解，对分娩的安全性建立信心，这可以消除恐惧心理和顾虑，使产妇在分娩时产生的宫缩会强而有力，有助于产程顺利进展。还要指导产妇在宫缩增强以后，做缓慢的深呼吸，以减轻阵缩时的疼痛感觉。

药物镇痛

　　药物镇痛可起到镇痛、安眠、减轻惧怕及焦急心理的作用。临床常用的镇痛药物有安定、度冷丁等，但不可大量使用，尤其是胎儿临近娩出前3～4小时内，以免影响宫缩和抑制新生儿呼吸。

使用镇痛分娩仪

　　当产妇出现规律性宫缩后，可使用镇痛分娩仪，临床中已收到良好效果。

硬膜外腔阻滞镇痛

　　镇痛效果较为理想的是硬膜外阻滞镇痛，通过硬膜外腔阻断支配子宫的感觉神经，减少疼痛，由于麻醉剂用量很小，产妇仍然能感觉到宫缩的存在。产程可能因为使用了麻醉剂有所延长，但是可以通过注射催产素加强宫缩，加快产程。

　　硬膜外阻滞镇痛有一定的危险性，如麻醉剂过敏、麻醉意外等等。由于在操作时程序比较繁琐，在整个分娩过程中需要妇产科医生与麻醉科医生共同监督、监测产妇的情况。

三、本周饮食营养

不宜长期摄入高蛋白质食物

医学研究认为，蛋白质供应不足，易使孕妇体力衰弱，胎儿生长缓慢，产后恢复健康迟缓，乳汁分泌稀少。但是，孕期过量的高蛋白质饮食会影响孕妇的食欲，增加胃肠道及肾脏的负担，并影响其他营养物质的摄入，使本周饮食营养失去平衡。研究证实，过多地摄入蛋白质，人体内可产生大量的硫化氢、组胺等有害物质，容易引起腹胀、食欲减退、头晕、疲倦等现象。同时，蛋白质摄入过量，不仅可造成血液中的氮质增高，而且也易导致胆固醇增高，加重肾脏肾小球滤过的压力。因此，孕妇不宜长期食用高蛋白质食物。

不宜过多摄入高脂肪食物

在日常生活中，孕妇不仅要重视加强营养，适量多吃些营养丰富的食物，而且在膳食结构、饮食烹调、饮食卫生及食品选择等方面也应当注意，不宜长期采用高脂肪饮食，以保证自身健康及优生。

在妊娠期，孕妇肠道吸收脂肪的功能有所增强，血脂会相应升高，体内脂肪堆积也有所增多。但是，妊娠期能量消耗也比较多，而糖的贮备减少，这对分解脂肪不利，因而常因氧气不足而产生酮体，容易引发酮血症，孕妇可出现尿中酮体、严重脱水、唇红、头昏、恶心、呕吐等症状。

四、本周胎教课堂

听音乐配合身体运动

现代围产医学研究成果推广应用快而广泛，一般都有在产房中播放音乐，来缓解产妇分娩疼痛的试验。熟悉、优美、能唤起愉快情绪的音乐，能放松肌肉、减轻疼痛，这种试验的效果已经被认可。

最好在产前就进行音乐训练，以便在产程中挑出产妇最喜欢、最熟悉、最能唤起愉快情绪的音乐，起到最佳的镇痛效果。

通常，产前训练部分最好在妊娠36周开始，可以每周训练3~4次，包括听音乐、配合身体运动练习和音乐配合呼吸练习（腹式呼吸和哈气练习）等。

听音乐配合身体运动练习，目的是使孕妈妈在音乐的带领下，把身体各个部位活动开来。此外，还有助于改变对分娩的消极期待心理。

在音乐的节奏中，用手依次轻轻拍打大腿、腰部、手臂、手腕和头部，并让全身都活动起来。

这是一种比较轻度的运动，可以采用坐姿进行。在选择乐曲上，最好挑一些速度稍快、节奏均匀、轻松的音乐类型，比如克莱德曼的《爱的协奏曲》，有轻快节奏的轻音乐、室内乐也可以采用。

音乐配合腹式深呼吸，可以帮助产妇放松身体，进入到一种舒适的状态。训练时，先慢慢将气吸入腹部，然后再缓慢张嘴吐出。吸气和吐气各自占4拍节奏。

哈气练习，可以帮助产妇能够在生产过程中迅速换气，有助于分娩时向下用力。在这个练习当中，孕妈妈要保持躺卧的姿势，随着音乐节奏哈气，寻找向下用力的感觉，但不要真的用力。进行练习时，应该选用一些长拍子、轻松、速度在每分钟60拍左右的音乐，比如巴赫的《勃兰登堡协奏曲》等乐曲，一般巴洛克音乐作品就非常适合。

当然，如果熟悉和了解音乐，这些训练可以自己练习做，如果条件允许，还是最好找专业音乐治疗师指导。

第37周
相见为时不远

快和宝宝见面了，孕期时光是宝贵的，细细品味十月怀胎的最后一个月吧，耐心等待分娩。

一、本周妈妈宝宝

孕妈妈的变化

子宫 子宫底仍处在前两周的位置附近，在耻骨联合处上缘约37厘米，在脐上16~17厘米处。不规则宫缩频率增加。

乳房 有些孕妈妈的乳房会开始分泌少量乳汁，为哺乳做准备。

腹部 这时胎儿在母腹中的位置仍然不断下降，所以孕妈妈会感到下腹有坠胀感。

尿意和便意 由于子宫压迫，孕妈妈常感到有尿意和便意，便次增加，阴道分泌物也更多了。

胎宝宝的生长

胎儿大小 37周的胎儿仍在生长，本周宝宝身长51厘米多，体重3000克左右。

毛发 除了头发，大部分的胎毛已经褪去。宝宝的头发不再仅仅是后脑上稀少的几缕，而是长成约25毫米长的浓密乱发。

动作 宝宝却不能像过去那样伸展四肢，但通过蠕动身体也能达到活动的目的。

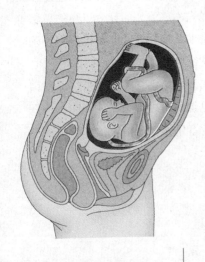

宝宝的身体仍在生长，大脑在不停地发育。

二、本周保健

临近分娩了，孕妈妈应该了解一下分娩的过程，及影响分娩的一些因素，做到心中有数，能从容应对，以保证顺利生下宝宝。

重点关注 了解分娩三产程

分娩能否顺利，关键取决于四个方面的因素，即产力、产道、胎儿和产妇精神心理因素。要想在这四方面都做好，了解分娩的三产程很有必要。

胎儿离开母体要经过三个阶段，医学上称为三个产程。这三个产程就是从子宫有节奏地收缩到胎儿、胎盘娩出的全部过程。三个产程所需要的时间为：初产妇12～16小时，经产妇6.5～7.5小时。下面介绍三个产程。

第一产程 子宫颈开口期	从子宫有规律地收缩开始，到胎儿的头逐渐下降，直至露出阴道口，宣告小生命即将出世。一般孕妈妈往往要经历12～14小时的阵痛；生产过的孕妈妈因为子宫颈较松，容易扩张，需要6～8小时。	在这一阶段孕妈妈要保持安静，尽量忍住疼痛，不要大喊大叫白白消耗体力，可运用之前练习的呼吸方法缓解阵痛，或者接受亲人的安慰、聊聊天、听听音乐、想象宝宝的样子来转移注意力。如果把体力提前消耗掉，反而会减缓产程，疼痛也会变本加厉。
第二产程 胎宝宝娩出期	从宫颈口开全至胎儿娩出为止。初产妇这个过程要持续1～2小时，经产妇可在1小时内完成。此时，子宫颈已扩大为能让胎儿完全通过的程度。随着胎儿继续下降，胎膜开始破裂，羊水流出。子宫收缩已进展为每2～5分钟1次，收缩更为强烈，每次持续1分钟以上。由于胎头压迫到直肠和肛门，会产生向下憋气排便的感觉	由于宫缩变得频繁和腹压的增加，使产力大为增强。待宫口全开，阴道口充分撑开时，宫缩疼痛减轻。孕妈妈将感到有一个很大的东西堵在那里，这就是即将分娩的状态，此时一定要施加腹压。但是，在胎头即将娩出的那一刹那，不可用尽全力，以免造成会阴撕裂或损伤。应张开嘴"哈气"，使会阴肌肉充分扩张，再让胎头慢慢娩出。
第三产程 胎盘娩出期	胎儿娩出后，宫缩会有短暂停歇，产妇会一下子感到轻松。相隔10分钟左右又会出现宫缩，将胎盘及羊膜排出，分娩过程宣告结束。这个过程需要5～15分钟，一般不超过30分钟。	筋疲力尽的孕妈妈要静静地卧床休息，千万不要乱踢乱动，以免引起感染。

影响分娩的四大因素

第一要素——产力

产力指将胎儿从子宫内逼出的力量，最主要的是子宫肌肉的收缩力量。

正常的宫缩有一定的节律性，并且临近分娩时逐渐增强。宫缩不管是过弱还是过强，都有可能造成难产。

第二要素——产道

产道是指分娩时的"通道"，包括骨通道和软产道。

软产道是由子宫下段、子宫颈、阴道及盆底软组织构成的弯曲管道。软产道通常是紧闭的，当分娩时，由于宫缩以及胎头挤压，软产道被动地慢慢扩张，当扩张到直径10厘米时，宝宝就可以顺利通过。

通常说的产道是指骨产道。骨产道是一个仅8～9厘米长、形态不规则的弯曲通道，而且中间还设立两个路障（坐骨棘），宝宝只能从二者中间通过，可真不容易啊！

第三要素——胎儿情况

产道和产力正常，如果宝宝在子宫中的位置不正常（臀位、横位等各种胎位异常），或者宝宝长得过大（体重大于4公斤的巨大儿），以及脑积水、联体胎儿等畸形儿和先天性有巨大肿瘤的胎儿，这些情况都会影响正常的分娩过程。

第四要素——精神因素

精神因素很重要。焦虑紧张会消耗体力，使疼痛的敏感性增加，使大脑中枢指令的发放紊乱，从而导致产力过强或过弱，影响宝宝的下降及转动，延缓产程。

避免尿频、尿失禁

妊娠的最后一个月，胎头在这时已经入盆，并因此压迫到膀胱；增大的子宫也会压迫到膀胱。膀胱在挤压下，储尿量明显减少，排尿次数明显增多，大约1～2小时排尿一次，甚至更短。这种现象就叫孕晚期的尿频现象。

孕晚期尿频是正常的生理现象。有尿意时千万不要憋着，应立即去卫生间。如果发生尿频的同时伴有尿急、尿痛、尿液浑浊则是异常现象，应及时就医。

除了排尿次数增多，还有些人可能会由于盆底肌肉呈托力差而出现压力性尿失禁。压力性尿失禁也是孕晚期一个正常且常见的生理现象，在大笑、咳嗽或打喷嚏等增大腹压的情况下是不可避免地会发生压力性尿失禁。

要避免发生尿失禁的尴尬，建议：

❶ 使用卫生巾或卫生护垫，避免关键时刻出现尴尬情形。

❷ 常做骨盆放松练习，这有助于预防压力性尿失禁。做骨盆放松练习前应咨询医生，如果你有早产征兆，就不要做了。具体动作如下：四肢跪下呈爬行动作，背部伸直，收缩臀部肌肉，将骨盆推向腹部，弓起背，持续几秒钟后放松。

临产十忌

一忌害怕 不少孕妈妈由于缺乏常识，对分娩有不同程度的恐惧心理。这种不良心理，不仅会影响孕妈妈临产前的饮食和睡眠，还会妨碍全身的应激能力。

二忌着急 没到预产期就焦急地盼望分娩，到了预产期，更是终日寝食不安。

三忌粗心 平时大大咧咧，到了妊娠晚期仍不以为然，结果临产时由于准备不充分，弄得手忙脚乱，甚至出差错。

四忌劳累 是指身体或精神上的过度劳累。到了妊娠晚期，特别要注意休息好，睡眠充足。

五忌懒惰 有些孕妈妈早期担心流产，晚期担心早产，因而整个孕期都不敢活动。实际上，孕期活动量过少的产妇，更容易出现分娩困难，所以，孕妇在孕晚期不宜生活得过于懒惰，也不宜长时间地卧床休息。

六忌忧虑 孕妈妈在生活、工作上遇到较大的困惑，或者是发生了意外的不幸事件等，都会使孕妈妈产前精神不振，这种消极的情绪会影响到顺利分娩。

七忌孤独 一般情况下，孕妈妈临产前都会出现一定程度的紧张心理，此时她们非常希望能得到来自亲人安慰，尤其是丈夫的鼓励和支持。所以，作为丈夫在妻子临产前应该尽可能拿出较多的时间陪伴妻子。

八忌饥饿 孕妈妈分娩时会消耗很大的体力，因此孕妈妈临产前一定要吃饱、吃好。

九忌远行 一般在接近预产期的前半个月后就不宜远行了，尤其不宜乘车、船远行。因为旅途中各种条件都受到限制，一旦分娩出现难产是很危险的事情，有可能威胁到母子安全。

十忌滥用药物 分娩是正常的生理活动，一般不需要用药。因此，孕妈妈及亲属万不可自以为是，滥用药物，更不可随意注射催产剂，以免造成严重后果。

三、本周饮食营养

孕晚期无须大量进补

孕晚期无须大量进补，孕妇的过度肥胖和巨大儿的发生对母子双方健康都不利。孕期的体重增加10～15千克正常，如果体重超标，极易引起妊娠期糖尿病。

新生儿体重并非越重越好，3～3.5千克为最标准的体重。2.5千克是及格体重。从医学角度看，超过4千克属于巨大儿，巨大儿产后对营养的需求量大，但自身摄入能力有限，所以更容易生病，此外巨大儿母亲产道损伤，产后出血概率也比较高。

孕晚期补铜防胎膜早破

近年来，随着对微量元素认识的加深，人们发现胎膜早破产妇的血清铜值均低于正常破膜产妇，说明胎膜早破与血清铜低水平有一定关系。如果孕妇体内铜水平过低，极易造成胎膜变薄、脆性增加、弹性和韧性降低，从而发生胎膜早破。

为预防胎膜早破和早产儿的出生，孕妇应多食用一些含铜量高的食物，如坚果类、海产品、动物肝脏、小麦、干豆、根茎蔬菜、牡蛎等。

四、本周胎教课堂

用胎教放松紧张情绪

孕晚期，孕妈妈时常出现焦虑情绪，建议孕妈妈用各种胎教方法来缓解这种负面情绪，让心灵得到放松。

听音乐

在你感到情绪焦躁不安的时候，不妨借助音乐来使心灵恢复平静。采取一种你觉得最舒服的姿势，躺在床上，或者靠墙而坐，静静地聆听自己喜欢的音乐，让自己的情感充分融入音乐的美妙意境中去。

倾听自然之声

清晨睁开眼睛之前，先聆听窗外的声音：风声、鸟鸣，或雨点敲打窗棂的声音，这些大自然的天籁会彻底放松你的心情。

想象

也是一种很好的消除紧张的方法，当然，前提是你要想象一些美好的事情，或是美好的事物。比如，想象一下宝宝未来的样子、你和老公恋爱时快乐温馨的场景等。

唱歌

俄罗斯的科学家们就鼓励孕妇大声唱歌，他们认为歌声不仅能平复心中的焦虑，而且对于胎宝宝来说也是很好的胎教方法。

分娩前坚持胎教

预产期越是临近，越盼望孩子早一点儿降生。到了预产期，分娩会令人显得迫不及待。这种心情不难理解，但不宜为此焦急。两百多天都过来了，不必急于这么几天。

十月怀胎，一朝分娩，是一件瓜熟蒂落、水到渠成的事，急不可耐的时候，要劝诫自己，漫长的孕期就要结束，能享受到的母子一体时间已经很有限，值得珍惜。

在分娩前的最后一段时间中，坚持像怀孕数月以来那样，每天给胎儿说一说话，听一听熟悉的胎教音乐，或高唱或低吟几句心爱的歌曲，咏诵朗读几句诗词名句，一方面继续坚持对胎儿的胎教，另一方面，也对自己在孕期中这几个月来学到的知识，做一个全面梳理回顾。当然，找个新的故事讲讲也不错。

别小看这样天长日久一点一滴的积累，等到胎儿真正降生到世间来，你和准爸爸开始正式荣任宝宝的"第一任教师"的时候，才会发现，自己前几个月的工夫，还是很有成效的。

第38周
关注分娩讯号

孕妈妈了解正确的分娩讯号，就能分辨"假临产"，这样即不会耽误分娩，又不至于手忙脚乱。

一、本周妈妈宝宝

孕妈妈的变化

子宫　此时脐与子宫底的距离为16～18厘米，从耻骨联合处到宫底的距离为36～38厘米。

食欲　胎头下降后，孕妈妈胃部的压迫感减轻，呼吸也顺畅多了，食欲好转，时有饥饿感。

腹部　每天几乎都有无痛性的、不规则的宫缩，导致腹部出现强烈紧绷感。

胎动　因为胎头进入骨盆，孕妈妈感觉胎动会减少。

其他　阴道里白色透明的分泌物增多，并且常有尿意。

胎宝宝的生长

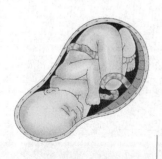

宝宝的头现在已经完全入盆，活动变少。

胎儿大小　胎儿身长52厘米左右，体重3200克左右。

头部　宝宝的头现在已经完全入盆，宝宝的头部在盆内摇摆，周围有骨盆的骨架在保护，这样会很安全。这样的位置也有利于宝宝有更多的空间放自己的小胳膊、小腿。

皮肤　现在胎儿身上覆盖的一层细细的绒毛和大部分白色胎脂逐渐脱落，胎儿的皮肤开始变得光滑。

二、本周保健

临产时，可能会出现一些"假临产"的现象，这样就不利于孕妈妈了解是否临产的情况，孕妈妈一定要学会分辨。同时，孕妈妈也应了解一些分娩时的讯号，这样不会耽误分娩时间，也不至于慌张失措。

重点关注1 分娩的讯号

怀胎十月，终于到了令人兴奋的一刻，宝宝要出生了！宝宝出生时，会给孕妈妈讯号，这些讯号主要有3项，表示孕妈妈要分娩了！

开始阵痛

产妇在怀孕20周以后，偶然会感到子宫的不规律收缩，这种收缩的情形，在分娩前几天会变得强烈，频率也增加。

当原本不规律的子宫收缩，开始间隔一定时间，反复出现，这就是阵痛，最初阵痛每隔20～30分钟出现一次，孕妇会感到腹部紧绷或下坠感，维持的时间为10～20秒，渐渐每次阵痛的间隔会缩短，而每次阵痛持续的时间会变长。在开始阵痛前后，子宫颈渐渐变短张开，可见夹着血液的分泌物出现。如果是初次生产，由开始阵痛至胎儿诞生为止，大约要花十多个小时，所以不必慌张入院。

见红

当你的宫颈扩张后，原先封堵宫颈的黏液栓从阴道排出，通常不止一块，呈粉红色，称"见红"。这是由于宫颈管扩张、宫颈内膜血管的破裂造成的。许多孕妇没有见红现象，但有些孕妇在妊娠早期和分娩过程中有这种现象。分娩前的见红，和平日的出血不同，表现为黏液状出血，容易区分。不过也因人而异，有出现见红后很长时间才开始阵痛的孕妇，也有不出现见红现象的产妇，出现见红时要及时就医。

破水

当胎儿头向下压迫羊膜囊时，就会造成破水（通常是在分娩时破膜，胎儿娩出后，胎膜仍然完整未破的情况罕见）。羊水会突然涌出来，但通常是慢慢地流出来。羊水无味透明，或呈乳白色，有些产妇误以为是小便失禁。通常是在破水后

12～24小时之内分娩，如孕妇破水，最好去医院就医，以预防感染。

当出现生产的征兆时，要立即和医院联络，具体地告知开始阵痛的时间、阵痛强度和持续的时间、是否有见红或破水等症状出现等。随后便要听医护人员指示准备入院，外阴部要垫好清洁的脱脂棉。

重点关注2 分辨"假临产"

有一点你必须知道的就是"假临产"。在分娩前2～3周，孕妈妈会自觉轻微腰酸，有较频繁的不规律宫缩——其特点是收缩力弱、持续时间短，常少于30秒且不规则，强度也不会逐渐增加，常常在夜间出现，清晨消失；子宫颈不随宫缩而扩张，不伴有血性粘液及流水。

由于假临产多在夜间出现，最大的不利因素在于影响休息，使孕妈妈彻夜难眠、疲劳不堪，增加不安或焦虑。所以辨别假临产迹象是很有必要的。那么怎样分辨假临产或者说真假宫缩呢？请看下面真假宫缩的对比情况。

分娩前宫缩（假性宫缩）

不规则；连续几个小时都没有明显的规律出现。

没有进展；强度、持续时间、频率都没有增加。

大部分出现在前面、腹部下方。

有轻微的不舒服，比较像是压力，而不是痛。

如果你改变姿势、走动、躺下、泡个热水澡或淋浴，反应就不那么剧烈，也不那么难过。

感觉子宫像一个很硬的球。

分娩宫缩（也称为真的宫缩或真实宫缩）

有规律（虽然不至于分秒不差）。

有进展；越来越强、持续更久、次数更多。宫缩的时间变长（持续20～30秒），间隔则缩短（5～6分钟）。

大部分出现在腹部下方，但是会扩散到背部下方。

从不舒服的压力到紧绷、拉扯的痛。但是通过有意义地放松其他部分的肌肉，这种痛是可以克服的，甚至可以减轻的。

如果你是躺着的，维持这个姿势；如果不是，就改变姿势。走动可能会更痛。

通常会见红。

做好分娩前的检查

孕妈妈正在焦急地等待分娩，往往会对医生要求的各项检查表现得不耐烦，但是分娩前的各项检查都是例行检查，是保证孕妈妈和胎宝宝生命健康的前提和基础，为了自己和胎宝宝的健康，孕妈妈应积极配合。

配合医护人员的询问

医护人员在分娩前询问有关孕妈妈的基本情况和自我感觉，属于基本检查之一，尤其是当负责接生的医生与诊察医师不同的时候，孕妈妈有无妊娠中毒症或胎盘是否前置等，甚至妊娠的全部过程都是医生需要详细了解的情况，孕妈妈要耐心地和医生说明，让医生在接生的过程中可以做到有备无患。

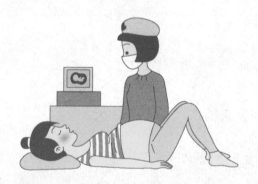

检查分娩监视装置

孕妈妈分娩前，医生会把分娩监视装置放在孕妈妈的腹部上，用以观察阵痛情况、胎儿的心脏搏动情况、确认分娩有无出现异常等。这些设备的好坏都应该事先确认好，以免给分娩造成不必要的麻烦。

最后一次产检的各项检查

为了正确地选择分娩方式、安排分娩时的各项事宜，孕妈妈还必须做产检时的各项检查，包括身高、体重、血压、体温、尿蛋白、腹围等的测量和胎心、阵痛、超声波检查等。

内生殖器官检查

自然分娩、引产或剖宫产等分娩方式的选择，都需要医生给孕妈妈做进一步的检查后再确定，主要包括宫颈的状况、胎位的正常与否、胎儿下降情况、骨盆的大小等，这些检查基本都需要通过超声波或X光透视来完成。

孕妈妈所做的上述分娩前的检查，很琐碎，也很麻烦，但都是出于对孕妈妈和胎宝宝生命安全的考虑，孕妈妈应该理解，并主动要求做各项检查。

三、本周饮食营养

临产前饮食注意事项

进入孕期最后的加油阶段，孕妈妈胃部不适会有所下降，食欲也有所增加，因此营养的摄取是足够的，只要调整情绪，正确膳食就没有问题。

◎这个时候应该限制脂肪和糖类等热量的摄入，以免胎宝宝过大，影响顺利分娩。

◎为了储备分娩消耗的能量，孕妈妈应多吃富含蛋白质等高能量食物，最好选择一日多餐，保证食物的消化吸收及营养全面。

◎孕妈妈尽量避免在外就餐，要保证食物的干净卫生，因为若不小心食物中毒或腹泻都会对宝宝造成不良的影响。

◎此时宝宝的发育已基本成熟，服用钙剂和鱼肝油的孕妈妈应该停止了，多吃些蔬菜水果，保证产前充足的营养。

临产前吃什么

保证各种必须营养素

◎孕妇应多吃新鲜的瓜果蔬菜，可提供孕妇对维生素A、维生素C以及钙和铁的需求。

◎孕妇要多吃粗粮，少食精制的米、面，因为玉米、小米等粗粮含B族维生素和蛋白质比大米和面多。

◎多吃谷类、花生等，因为这些食物中含有大量易于消化的蛋白质、B族维生素和维生素C、铁和钙质等。

◎每天可加食1~2个鸡蛋，因为蛋类含有丰富的蛋白质、钙、磷和各种维生素。

◎多晒太阳，使机体产生更多的维生素D，以保证胎儿骨骼生长的需要。

◎注意多补充微量元素，如锌、镁、碘、铜等，在动物类食品、豆类、谷类、蔬菜中含有铁、锌、铜等，海味食品中含碘量高。

营养不良症状的食疗方法

孕妈妈营养不良，往往会引起贫血、水肿、高血压等并发症。这时可进行适当食补。

◎若血红蛋白低，可多吃些蛋黄、猪肝、红豆、油菜、菠菜等含铁量高的食物。

◎若发生水肿、高血压，应吃些红豆粥、冬瓜汤、鲤鱼汤等少盐、利尿的食物。

其他

如出现小腹坠胀、宫缩频繁时，可服桂圆鸡蛋羹（以桂圆肉15克放入碗内，打鸡蛋1个，加凉水适量，蒸成蛋羹，食前加红糖少许，每日服1~2次）。

此外，还应多吃大豆、虾皮、海带、粗纤维蔬菜、水果等。

四、本周胎教课堂

临产前的胎教

胎儿生长到第10个月时，由于胎头已经进入母体盆腔，活动减少，睡眠增多，因此，这个阶段的胎教应当以孕妈妈保持良好的情绪，不宜实施过多接触式胎教。

怡情养性

由于临近生产，孕妈妈难免心理紧张、情绪抑郁，这种对胎儿不利。这段时间胎教重点是，调整自己的心态，怡情养性，把美好的情绪传导给胎儿。孕妈妈可以通过欣赏音乐、阅读诗歌、鉴赏艺术作品、在自然美景中放松心情、呼吸新鲜空气来怡养性情，达到对胎儿产生良性影响的效果。

适度的语言、音乐

临产前，不必过多地采用刺激性较强的胎教方法，像光照胎教、运动胎教、游戏胎教等，最好是孕妈妈经常听一些平时喜爱的音乐，尤其是表现自然景色、天籁之声，还有虫鸣、鸟啼、溪流、海浪一类比较舒缓、平稳、节奏变化不强的乐曲，都有安抚孕妈妈精神状态、松弛紧张情绪的作用。语言胎教以孕妈妈喃喃自语和轻声吟咏、诵读、哼唱为主，还可以温习一些古典诗词、儿歌、童话，为未来对孩子实施早期教育和智能开发作好准备。

调整好分娩的心态

临近产期，大多数初产孕妇内心日益忐忑不安，过多地想象分娩时的疼痛，担心分娩不顺利，忧虑胎儿不健全，甚至还会担心胎儿的性别等，以至于使自己终日处于惶恐不安之中，这种心态对于即将出世的胎儿是十分不利的。

一方面，孕妇的焦虑不安将导致母体内的激素改变，对胎儿产生不良刺激；另一方面，伴随着焦虑和恐惧而引起的神经性紧张往往会产生许多不适的感觉，如肌肉紧张、疲惫等，还会导致分娩时子宫收缩无力、产程延长及滞产等现象，甚至造成难产，进而影响胎儿的智力。

因此，在分娩前孕妇应做好心理准备。阅读一些有关分娩的书刊，了解分娩的过程，做到心中有数。要想到你的情况并不特殊，全国每天大约有5万多名婴儿出世，而其中的一名则是由你所创造的。

所以，产妇不必紧张和忧虑，要相信自己是完全能够胜任这个使命的，这样，当阵痛开始时，孕妇就会意识到，这正是腹中的小生命在投奔光明世界冲破重重阻力时向自己发出的求援信号，此时，产妇应以必胜的信念和爱心迎接新生命的到来。

第39周
充分调养和休息

其实预产期并不是宝宝出生的准确时间，此时应该进行充分地调养，随时准备着。

一、本周妈妈宝宝

孕妈妈的变化

子宫 这周耻骨联合处至子宫底的距离为36～40厘米，脐到子宫底的长度为16～20厘米。此时子宫变得更加柔软，子宫颈管逐渐张开为分娩做准备。

体重 现在到了妊娠的最后阶段，孕妈妈的体重变化不是太大，较妊娠前总共增加11.5～14.5千克。

阴道 此时阴道也变得更加柔软，由于子宫颈管张开，阴道分泌物也因此增多。

一般情况下阴道分泌物是白色的，一旦出现茶色或红色分泌物，就意味着进入临产阶段了。

胎宝宝的生长

胎儿大小 胎儿身长53厘米左右，体重3200～3400克。

器官 截至本周，胎儿除了肺需要进一步发育外，其余各个组织器官已经发育完善。

身体 胎儿现在继续长胖，这些脂肪储备将会有助于宝宝出生后的体温调节。

动作 因为胎儿的头部已经固定在骨盆中，所以宝宝在本周的活动越来越少了，似乎安静了很多。

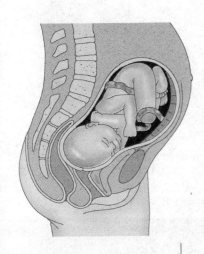

宝宝似乎安静了很多，胎动很少了。

二、本周保健

　　临近分娩，孕妈妈应了解一些分娩前的注意事项，做好分娩前的准备。另外还应该了解一些分娩时的常见意外。

重点关注1　分娩前的注意事项

　　预产期越来越近，你最好提前为入院作好物质准备，如换洗的内衣、内裤，加长加宽的卫生巾或加药的卫生巾。还要准备一些鸡蛋、红糖、巧克力、脸盆及洗漱用具。

　　此外，还要准备婴儿用品。许多医院为婴儿配备了衣服被褥和尿垫最好提前打听清楚，以免重复。住院期间，宝宝需要被褥1~2套，针织衬衣2~4件，睡袍2件，小方巾、小毛巾各2条，脸盆一个，爽身粉一瓶及婴儿奶具、一次性尿垫等。

　　为宝宝准备的衣服应该是纯棉的，式样宽松，穿脱方便。衣服的后背和腋下不要有纽扣和暗扣等，没有领子的衣服较好。

　　去医院时，还需带住院押金、孕期检查记录本、身份证。

　　住院物品放在一起，随时都可以拿起去医院。

　　注意清洁卫生，每天洗会阴一次，尽可能全身沐浴一次。充分休息，积蓄体力。一个人不要走得太远，以免发生意外。严禁性生活，以免造成早产或产后感染。

重点关注2　了解分娩时的常见意外

　　孕妈妈在分娩时总会出现各种各样的风险和意外，但是随着现代医疗水平的提高，大大降低了分娩的风险。孕妈妈们根本无须过于担心和忧虑。保持轻松的心情，并做好应对准备，对顺利分娩大有益处。

　　会阴裂口 孕妈妈分娩时，因为会阴受力过大，难免会出现裂口，只要听从医生的指导正确用力，并及时采取会阴侧切术，是可以避免或缓解裂口增大的。

　　产后出血 孕妈妈分娩时子宫强烈收缩，会使其过度乏力而不能正常收缩，通常会发生产后大量出血的情况。孕妈妈最好及时遏制出血的迹象，提前入院观察并医治。

难产 难产是孕妈妈分娩过程中常见的意外，多由胎位不正和胎儿偏大，孕妈妈骨盆过窄等原因所致。妊娠期间，孕妈妈最好适当运动，及时控制体重，并坚持按时做产检。即使难产发生也要从容面对，减轻产痛。

子宫破裂 多次人流手术会使子宫壁变薄，从而容易导致子宫破裂的意外，分娩时产道不通畅、子宫壁上有明显的淤痕或者分娩前不恰当地使用催产素，都会造成子宫破裂。如出现子宫破裂，孕妈妈也不要过于惊慌，要从容面对。

导乐分娩的优点

孕前两周，几乎所有的孕妈妈，都会感到心情变得紧张不安，或因对分娩的焦虑，或因对分娩的期待。几乎100%的产妇都期望在分娩时能有人陪伴在身边，专门的人员正好满足了产妇的这种心理需求。

临床统计表明：生产过程中有陪伴的产妇，其产程平均缩短了2～3个小时。其生产和产后的出血量也会减少，需要手术助产的比率降低，新生儿的发病率也呈降低趋势，更加有利于母婴健康。

"导乐分娩"是目前国际妇产科学界倡导的一种妇女分娩方式，其特点为：在产妇分娩的全过程中，都由一位富有爱心、态度和蔼，善解人意，精通妇产科知识的女性始终陪伴在产妇身边，这位全程陪伴的女性称为"导乐"。

"导乐"在整个产程中给分娩妈妈以持续的心理、生理及感情上的支持，帮助分娩妈妈渡过生产难关。

导乐分娩的方法

① 以谈心方式。亲切的交谈，了解产妇在孕妈妈学校所学的有关妊娠和分娩的知识；讲解产妇身体各个系统已为产妇做好了准备，使产妇对分娩充满信心。

② 采取各种方法使产程按正常节律进行。教会产妇如何在宫缩期间分散注意力，如何运用深呼吸、按摩法、压迫法、第二产程呼吸法；进行穴位按摩并轻轻敲击产妇肩、手、脚，帮助产妇更换和改变体位，使产妇处于最舒适状态；鼓励产妇进食和饮水，保持足够的营养和能量；利用胎心监护的节律声音，使产妇听到胎儿有力的胎心音，加深做母亲的幸福感和责任感。

③ 密切观察产程进展，让产妇了解目前产程进展情况，及时发现产程异常。导乐作为医生和产妇间的桥梁，使产妇由被动转为主动，提高产妇对产痛的耐受力，激励和鼓励产妇，形成良好的心理状态。

④ 必要时，可以酌情给予适量镇静剂或镇痛剂。

三、本周饮食营养

锌：有助自然分娩

最近，国外有研究表明，产妇分娩方式与其妊娠晚期饮食中锌含量有关，每天摄锌越多，其自然分娩的机会越大，反之，则只能借助产钳或剖宫产了。

锌对人体许多正常生理功能的完成起着极为重要的作用。据专家研究，锌对分娩的影响主要是可增强子宫有关酶的活性，促进子宫肌收缩，把胎儿驱出子宫腔。当缺锌时，子宫肌收缩力弱，无法自行驱出胎儿，因而需要借助产钳、吸引等外力，才能娩出胎儿，严重缺锌则需剖宫产。因此，孕妇缺锌会增加分娩的痛苦。

此外，子宫肌收缩力弱，还有导致产后出血过多及并发其他妇科疾病的可能，影响产妇健康。

所以孕妇要多进食一些含锌丰富的食物，如肉类中的猪肝、猪肾、瘦肉等；海产品中的鱼、紫菜、牡蛎、蛤蜊等；豆类食品中的黄豆、绿豆、蚕豆等；硬壳果类的有花生、核桃、栗子等，均可选择入食。特别是牡蛎，含锌最高，每100克含锌为100毫克，居诸品之冠，堪称锌元素宝库。

维生素K：止血功臣

维生素K是一组化学物质，能被人体利用来产生血浆中的凝血物质。维生素K还是影响骨骼和肾脏组织形成的必要物质，主要参与一些凝血因子的合成，有防止出血的作用，因此，维生素K有"止血功臣"的美称。它经过肠道吸收，在肝脏生产出凝血酶原及一些凝血因子而起到凝血作用。

若孕妇（一般指患有肝病的孕妇）维生素K吸收不足，血液中凝血酶原减少，易引起凝血障碍，发生出血。孕妇妊娠期如果缺乏维生素K，就会增加流产的概率。胎儿即使存活，孕妇也会由于其体内凝血酶低下，易发生生产时大出血。

孕妇应摄食富含维生素K的食物，以预防新生儿因维生素K缺乏而引起的颅内、消化道出血等。所以，孕妇在预产期前一个月，尤其要注意每天多摄食富含维生素K的食物，如菜花、白菜、菠菜、莴笋、芜菁叶、干酪、肝脏和谷类食物等，必要时可口服维生素K。这样可预防产后出血及增加母乳中维生素K的含量。

姜饭姜茶：为生产打气

孕妇在临盆前一至两星期，可吃一碗姜饭或喝一碗姜茶，使生产时更有力气；由于孕妇产后阳气虚，容易在生产时入风，而导致一些身体疾患，所以，在产前食姜饭、饮姜茶都有助于祛风。

四、本周胎教课堂

告诉宝宝要和妈妈配合

阵痛是来自胎儿的信息，仿佛告诉孕妈妈："妈妈，我已准备好要出来了。"要用努力和爱帮助胎儿诞生。

快临产了，该和宝宝聊聊如何出世的话题。可以多和胎儿说话。告诉他，父母会爱他，保护他，会给他以安全和保障，孕妈妈在热切地等待他的安全降生。

可以对胎宝宝说："宝宝，你就要离开妈妈到这世界上来了，妈妈和爸爸可想早日见到你，你一定要和妈妈配合好，勇敢地走出来。"

准爸爸贴近妈妈的肚皮说："宝宝，爸爸妈妈非常欢迎你，时刻等待你降生，你看爸爸给你准备了床、衣服和被子，还有你爱玩的玩具，出来吧，全家都欢迎你。"

准爸爸耐心实施最后胎教

父母的乐观性格，会影响到胎儿性格的形成。母亲如果豁达乐观，每一天良好的情绪必然会有助于小生命的健康成长，更有助于出生以后形成活泼开朗的性格。

作为准爸爸，不仅要周到呵护孕妻和胎儿，更加需要用自己的乐观、大度、临危不乱的胸怀，来影响母子双方。

临近分娩，孕妈妈难免会有些急不可待，作为准爸爸的丈夫，何尝又不盼望早一些见到自己的宝宝！

这个时候，准爸爸更要显示出为人之夫、初为人父的宽广大度胸襟来，要掩藏起自己焦虑的心情，劝导、安抚妻子，陪着她愉快地度过妊娠最后冲刺的这一段时光，携手走向迎接新生命的最后关头——分娩。

有不少宝宝出生以后，似乎会更加喜欢爸爸的声音一些，这与胎儿在母体中，喜欢低沉、宽厚的准爸爸的声音有很大的关系，因此，每天多对着胎儿说一说话，可创造出与出生后宝宝建立密切、浓厚感情的基础条件。

由于孕妈妈行动不便，要多方面细致、耐心地呵护和照料她，做到体贴入微。而且，耐心地坚持施行最后的胎教课内容的重任，主要靠准爸爸来完成。每一天，要陪同孕妈妈散步、活动，帮助按摩不适的腰、颈、腿部，陪同她一起温习分娩呼吸方法、做孕前体操，还要悉心观察、掌握尺度，不要让孕妈妈太疲倦。此外，还要充分关注她的营养，让她保持充足体力来迎接临产。

必须明白，在这个关键的时刻，准爸爸的乐观态度和关爱精神，正是孕妈妈的坚强后盾。

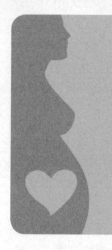

第40周
天使如期而至

经过40周甜蜜与苦涩交织的旅程，小宝宝终于出生了，如同天使一样飘然而至。

一、本周妈妈宝宝

孕妈妈的变化

子宫　从耻骨联合处到子宫底长36～40厘米，从肚脐至子宫底长16～20厘米。子宫颈和会阴变得更加柔软，以利于宝宝通过。

体重　此时孕妈妈的体重不会有太多的变化。

不适感　孕妈妈会觉得等待的日子格外漫长，不规则的腹痛、下肢浮肿、静脉曲张等症状更加明显。

胎宝宝的生长

胎儿大小　胎儿身长53.2厘米左右，体重3200～3400克。

骨骼　宝宝的骨骼数量比成人的206块要多。出生后，部分骨骼会随着成长逐渐融合到一起。

身体　此时宝宝腹部的周长要比头部稍大，身体内所有的系统都已经发育成熟，脂肪占体重的15%。

反射能力　现在宝宝已经具备了70多种不同的反射能力，已做好迎接子宫外面新生活的准备。

羊水　40周时清澈透明的羊水变得浑浊，量也开始减少。

胎盘　胎盘功能开始退化，传输营养物质的效率在降低。

胎便　宝宝的肠道里堆积了一种墨绿色黏性物质，是胎儿的胎毛等物质的代谢废物，即胎便。

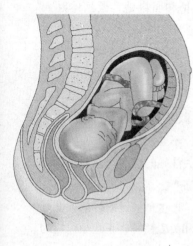

胎儿已经完全发育成熟，等待出世。

二、本周保健

分娩的过程由于艰辛而显得漫长，孕妈妈应提前了解关于分娩的呼吸方法，减轻分娩疼痛的方法，这样才能缩短分娩的时间，也可减轻产妇的痛苦，让胎宝宝顺利出生。

重点关注1 分娩时的呼吸方法

分娩对于第一次生孩子的孕妈妈来说，虽然确实会有些困难，但只要配合医生，并掌握分娩时的正确用力法，便会顺利很多。下面就教你分娩时呼吸的方法：

第一产程的呼吸法

分娩主要是靠呼吸来调节气力，因此，呼吸技巧掌握的与否，直接关系到分娩是否能顺利进行。因为分娩时产程不同，因此，医生就会要求产妇不断变换呼吸法，以适应分娩的需要，一般有以下这些呼吸技巧：

❶助产呼吸：上胸式

阵痛末期阵痛程度会加剧和增长，次数亦会转频繁。每次阵痛开始和结束都用全胸式呼吸，中间部分用上胸式呼吸，以便尽量放松下腹，减轻疼痛。

◎半坐卧，双膝屈曲，手放于上半胸前。

◎口微微张开，用口轻吸气，然后轻吹气。

◎只用肺上半部像吹熄小蜡烛，不需太用力。

❷助产呼吸：腹式

◎阵痛停止时，用腹式呼吸保持放松。

◎曲起双脚仰卧，手放于上腹位置。

◎用鼻吸气，感觉腹部同时胀起，然后将手放松。

◎口轻轻呼气，腹部同时慢慢回复原位，手轻轻按下。

第二产程的呼吸法

❶助产呼吸：全胸式

此时期子宫完全扩张，相当于10厘米。子宫收缩变得更加强烈，配合全胸式呼吸有助于将胎儿推出母体之外。

◎半坐卧，双脚屈起，类似全胸式呼吸姿势，分开膝头用力。

◎当感觉子宫收缩时，先做两次深呼吸。

◎第三次吸气时，身体向前并低头，下巴贴着上胸，尽量放松面部同阴部肌肉，忍着呼吸大概10～15秒，出力向前和向下推。

❷助产呼吸：回气式

◎回气时迅速地再大力吸气，大概要重复以上动作三次。

重点关注2 减轻分娩疼痛的方法

分娩的时候，肌肉做生理性收缩时，并不会产生那么剧烈的疼痛，只是，如果长时间持续收缩，无法充分放松的话，就会因为缺血而引起疼痛。而这种疼痛在分娩过程中可以通过正确的方式减轻的。

第一产程这样做

第一产程（至子宫口开10厘米为止），以轻松的姿势缓和紧张。子宫一收缩，子宫内部压力就会上升，子宫颈和子宫口随之打开。压迫子宫颈部的神经，疼痛因而产生。

此时，如果身体紧张、腹部用力的话，只会使得子宫颈附近的神经更紧张，承受压力更强大，疼痛当然有增无减。这个阶段宜用最轻松的姿势，蹲位或躺下休息，以缓解身心的紧张。

如果觉得越来越痛，越来越紧张的话，可做生产的辅助动作（腹式深呼吸、按摩、压迫等），以减轻痛苦。

第二产程这样做

第二产程（至胎儿出生为止）跟着子宫收缩一起用力。此时，阵痛越来越强烈，间隔缩短为2～3分钟，每次持续40～60秒。胎儿一面做回旋运动，一面降下，不久就会破水。子宫收缩使胎儿受到压迫，胎儿又压迫到骨盆底部、外阴部和会阴等处，结果造成子宫颈和盆腔等处发生严重的局部疼痛。

随着子宫的收缩，做腹部用力的动作，不但可缩短分娩时间，而且还可以减轻疼痛。不妨试试生产的辅助动作（用力、放松和深呼吸）。

现在也有用药物或做硬脊膜外麻醉（无痛分娩）来减轻痛苦。

新生宝宝的健康测评

　　一般来说，宝宝出生后5分钟之内，就可以对宝宝做出生检查并试着打打分，看看自己的宝宝是否健康活泼。

　　评分标准：每一项的分值为0分、1分和2分，最高分是2分。一般来说，当然是分数越高，宝宝就越健康啦！评分的主要内容如下：

测评项	测评结果	测评分值
胎心	无法听到宝宝心跳	0分
	胎心率<100次/分钟	1分
	胎心率>100次/分钟	2分
宝宝的呼吸情况	宝宝的呼吸微弱	0分
	宝宝的呼吸缓慢且没有任何规律	1分
	宝宝呼吸良好	2分
宝宝肌肉的伸展能力	宝宝的四肢软弱无力	0分
	宝宝的四肢不能全部弯曲，较少运动	1分
	宝宝活泼好动	2分
宝宝被外界事物刺激后所做出的反应	宝宝对刺激毫无反应	0分
	对刺激，宝宝只是表情有所改变	1分
	受到刺激后，宝宝大声哭闹	2分
宝宝的皮肤颜色	宝宝脸色苍白或是青紫色	0分
	宝宝只有四肢为青紫色，身躯为粉红色	1分
	宝宝全身肤色粉红	2分
总分		

三、本周饮食营养

产前吃巧克力好

临产前要多补充些热量，以保证有足够的力量，屏气用力，顺利分娩。很多营养学家和医生都推崇巧克力，认为它可以充当"助产大力士"，并将它誉为"分娩佳食"。

产前吃巧克力的益处：

❶ 巧克力营养丰富，含有大量的优质碳水化合物，而且能在很短时间内被人体消化吸收和利用，产生出大量的热能，供人体消耗。

❷ 巧克力体积小，发热多，香甜可口，食用方便。产妇只要在临产前吃一两块巧克力，就能在分娩过程中产生足够的热量。

因此，让产妇在临产前吃些巧克力，对分娩十分有益。

临产时要重视食物补充

生产相当于一次重体力劳动，能量供给充足，才能有良好的子宫收缩力，才能将孩子娩出。如果产妇在产前不好好进食、饮水，就容易造成脱水，引起全身循环血容量不足，供给胎盘的血量也会减少，容易使胎儿在宫内缺氧。

分娩过程中，产妇要消耗极大的体力，而且时间较长，整个分娩一般要经历12～18小时，分娩时子宫每分钟要收缩3～5次，这一过程消耗的能量相当于走完200多级楼梯或跑完1万米所需要的能量，可见分娩过程中体力消耗之大。

这些能量仅靠产妇原来体内贮备的能量是不够的，必须在分娩过程中适时给予补充，才能适应顺利分娩的需要。如不在分娩中及时补充，产妇的产力就不足，分娩就有困难，甚至延长产程或出现难产。

孕妈妈两个产程的饮食

第一产程的饮食

第一产程中，由于不需要产妇用力，所以产妇可以尽可能多吃些东西，以备在第二产程时有力气分娩。所吃的食物应以碳水化合物性的食物为主，因为它们在体内的供能速度快，在胃中停留时间比蛋白质和脂肪短，不会在宫缩紧张时引起产妇的不适或恶心、呕吐。食物应稀软、清淡、易消化，如蛋糕、糖粥等。

第二产程的饮食

第二产程中，多数产妇不愿进食，可适当喝点果汁或菜汤，以补充因出汗而丧失的水分。由于第二产程产妇需不断用力，应进食高能量、易消化的食物，如牛奶、糖粥、巧克力等。如果实在无法进食，也可通过输入葡萄糖、维生素来补充能量。

四、本周胎教课堂

将胎教进行到底

临产前的情绪调整

分娩确实是一关。孕妈妈感到不安，甚至惊慌，都是正常的，也是很普遍的。

临产的孕妈妈一定记两点：

第一，这种情绪没有任何作用，相反会消耗体力，造成宫缩无力、产程延长，还会对胎儿的情绪带来较大的刺激。

第二，生育是女性的本能，分娩的阵痛是不可避免的，但并非不可忍受，而且医学上有很多保障措施。

坚韧和勇敢会传递给孩子

生育是对生命的考验，也是自然给予的神圣礼物，这一时刻将终生难忘。

母亲的承受能力和勇敢心理，会传递给即将出生的孩子，是孩子性格形成的最早期的教育之一。勇敢地把握好最后的时刻，给宝宝一次最好的胎教。

临产前的聊天胎教

妈妈可以和宝宝沟通一下如何协同作战。你可以摸着肚子说："宝宝，你就要到这世界上来了，妈妈和爸爸早就想见到你了，你一定要和妈妈配合好，勇敢地走出来。"只要做了，就会有效果，这不仅仅是心理暗示，宝宝也应该能感应到的。十月怀胎，早就心有灵犀了。

给新生儿的胎教"加时课"

脑细胞增殖另一高峰

按常识，分娩后胎教结束。但新生儿前6个月是大脑细胞增殖的另一高峰期，因此产后除哺乳、护理外，应给予宝宝适宜的信息刺激，进一步促进神经系统的发展。建议灵活运用出生前的胎教方法，直到与正常的早期教育衔接上。

需要感觉刺激

新生儿大脑的大小和重量只达成人的1/3，神经细胞尚未成熟，神经纤维也没有形成完善的髓鞘，而相互间的联系几乎没有形成，所以，在出生后的初期，需要感觉刺激，促进神经细胞的成熟。

胎教的"加时课"

尽管宝宝还不懂语义，但还是要给予语音刺激，要多和宝宝说话、逗乐，也可以给宝宝听一些舒缓的音乐。除听觉刺激外，适宜的触觉刺激也需要，抚摸小宝宝的皮肤，让宝宝练习抬手、踢腿等动作。视觉方面，可用鲜艳的带响声的小玩具吸引宝宝注意，让宝宝慢慢学着追视。

这些胎教"加时课"将衔接早期教育，全程胎教到此可画上句号了！

图书在版编目（CIP）数据

40周怀孕实用百科/刘慧主编.—北京:中国人口
出版社,2014.7

ISBN 978-7-5101-2624-6

Ⅰ.①4… Ⅱ.①刘… Ⅲ.①妊娠期－妇幼保健－基
本知识 Ⅳ.①R715.3

中国版本图书馆CIP数据核字（2014）第133517号

符合科学、同步讲解
内容细致而全面

40周怀孕实用百科

刘慧 主编

出版发行	中国人口出版社
印　　刷	北京世汉凌云印刷有限公司
开　　本	710毫米×1020毫米　1/16
印　　张	16
字　　数	160千字
版　　次	2015年1月第1版
印　　次	2015年1月第1次印刷
书　　号	ISBN 978-7-5101-2624-6
定　　价	32.80元

社　　长	张晓林
网　　址	www.rkcbs.net
电子信箱	rkcbs@126.com
电　　话	(010)83519390
传　　真	(010)83519401
地　　址	北京市西城区广安门南街80号中加大厦
邮　　编	100054